자연치유력 · 면역력은 장내세균

# 난치병, 4권
## 암을 극복한 체험담

예술미디어

자연치유력·면역력은 장내세균

# 난치병, 암을 극복한 체험담

초판인쇄 : 2008년 4월 23일
초판발행 : 2008년 4월 26일

번　　역 : 최자현, 박미주, 박정소, 이선희,
펴낸이 : 김 칠 규
펴낸곳 : 예술미디어

출판등록 : 1997년 6월 3일 (제303-1997-000013호)
주소 : 서울시·동대문구 신설동 18번지 진성빌딩 402호
전화 : 0505-770-0079
팩스 : 02-923-8035

E-mail : cgkim@hanmail.net
ISBN 978-89-476-0040-8

\* 잘못된 책은 바꾸어 드립니다.
　 값은 표지에 있습니다.

자연치유력·면역력은 장내세균

# 난치병, 암을 극복한 체험담

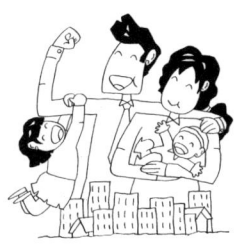

## 책을 펴낸 이유

저는 30여년 전 친형님이 경영하시는 요구르트 회사에 근무하면서 풀지 못한 의문이 있었습니다. 그것은 요구르트를 마시면 유산균이 입 안에서부터 이미 산이나 열에 의해 죽어버리는데 어째서 장기 복용을 하는 사람들이 만성 설사병이 호전되었다고 하는지, 장도 좋아졌다고 하는지 30년이 지난 후에도 풀리지 않는 숙제로 남아 있었습니다. 그런데 이러한 의문이 2007년 1월 중순 경 지인의 소개로 유산균 대사산물인 〈세이겐〉을 소개받고 지금까지 복용해오면서 풀리기 시작했습니다. 그것은 살아있는 '생균(生菌)'이 아닌 유산균의 대사산물(代謝産物)을 이용하는 것이었습니다. 그제서야 거짓으로만 인식되던 만병통치라는 말이 현실적으로 가능할 수도 있겠구나……. 라는 생각이 들었습니다.

제 자신 스스로가 〈세이겐〉을 복용하면서, 현대 의학을 창시한 히포크라테스의 불멸의 건강 진리인 "음식으로 고치지 못하는 병은 의사도 고치지 못한다, 음식을 통해 자연치유력으로 고쳐라"라는 진리를 실감하고 있습니다. 약은 약을 부릅니다. 복용하는 약의 부작용으로 또다른 약을 먹게 됩니다. 결국 약이 약을 먹는 악순환의 고리를 끊기 위해서는 자연면역력을 높여 자신의 체질을 개선하는 것이 최선의 방책입니다.

"암, 난치병을 극복하기 위한 첫 단계는 장내세균을 유익균으로 다스려 자연치유력(면역력)을 높이는 것입니다."

일본, 미국 등의 선진국에서는 이미 오래 전에 장내세균의 중요성에 대해 깨달았으며, 지금으로부터 약 1세기 전 일본의 시혼간지(西本願寺)파 제 22대 법주인 오오타니 코우즈이(大谷光瑞)법사는 불교 경전인 대반열반경(大般涅槃經) 속에서 '제호'와 그것을 제조하는 과정을 발견하였습니다.

이 제조법을 바탕으로 68년 전에 공서배양법(共棲培養法)을 국제발명특허하고 국제적 연구 기관인 일본 국립 이화학연구소, 미국 뉴호프 의학연구소, 일본 국내 5개 대학 및 연구소, 중국의 유명한 화동의원에서 모든 환자 200명을 대상으로 임상 실험한 결과 그 효과에 대해 18년 동안 과학적으로 증명되었다는 점, 애용자들을 통해 암 등 난치병까지도 극복했다는 수많은 체험담을 우리 나라의 환우들과 공유해야겠다는 사명감으로 본 책을 출판하기에 이르렀습니다.

아무리 훌륭한 의사를 만나도 내 몸에 자연치유력이 없다면 병을 이길 수 없다고 공감하시는 분들께 참고가 되실 수 있기를 바랍니다.

(주) 세이겐코리아
회장 이 준 호
010-2040-4789

## 목차

**책을 펴낸 이유**

1. 쾌면, 쾌식, 쾌변은 유산균 생산물질로 ················· 12
2. 유산균 생산물질로 병원 단골 타이틀 반환 ············· 14
3. 말려 들던 손발톱, 생리통, 건조한 피부, 화상도 ········ 15
4. 유산균 생산물질을 누구에게나 권하고 싶습니다 ········ 18
5. 피로 회복에는 유산균 생산물질이 최고 ················ 22
6. 내 머리카락에 기적이 일어났다 ······················· 26
7. 호전 증상을 몰라 포기할 뻔 ·························· 29
8. 치매 예방이 되는 유산균 생산물질 ···················· 31
9. 각막 헤르페스 ······································· 32
10. 등 중앙에 종양을 제거해도 마비 증세가… ············ 34
11. 길랑바레 증후군을 극복하고… ······················ 36
12. 이하선암, 망막박리도 이겼다. ······················· 38
13. 세균성 수막염이 K.O패 ···························· 43
14. 파킨슨병이 쾌차 ··································· 45
15. 구내염 재발과 각종 염증 반응이 제로 ················ 50
16. 파킨슨병, 구내염도 사르르 ·························· 52
17. 갑상선 기능항진증을 극복 ··························· 54
18. 재생불량성 빈혈, 악성 림프종도 이기고 있다.. ········ 58
19. 악성 림프종의 항암제 고통 ·························· 62

20. 악성 중이염, 맛도 소리도 되찾았다.. ......................... 64
21. 후두암 수술 후 소리도 되찾았다. ............................ 68
22. 정맥 돌출, 목의 부종이 너무 쉽게… ......................... 71
23. 당뇨병, 걱정하지 마세요. ....................................... 73
24. 유산균 생산물질을 먹고 당뇨병이 쾌유 ................... 75
25. 당뇨는 물론 변비까지… ........................................ 77
26. 고혈압, 당뇨병을 동시에 해결 ................................ 78
27. 요로 결석이 단번에 해결 ....................................... 80
28. 결석이 사라졌다. ................................................. 82
29. 담낭 수술도 가볍게 끝냈습니다. ............................. 84
30. 신우암 환우가 이 글을 읽었으면… ........................... 87
31. 천식, 만성 간염, 위궤양도 사라졌다. ....................... 90
32. 아내는 알레르기성 천식이, 남편은 비후성 비염이,
    손자는 소아 축농증이, 할머니는 당뇨병이… ............. 91
33. 축농증 환자도 냄새를 맡을 수 있다. ........................ 95
34. 피부암을 고친 유산균 생산물질은 세기 말의 보물 ..... 96
35. 아토피성 피부염과의 전쟁에서 이기고 있다. ............. 99
36. 아들은 아토피가, 딸은 자폐증이 만족스럽게… .......... 104
37. 무균 피부병을 극복 .............................................. 107
38. 건성 피부도 매끈 매끈하게 .................................... 108
39. 교원병(경피증) .................................................... 109
40. 한 달 걸릴 골절이 5일만에… .................................. 113
41. 골절된 손목도 빨리 아물었다. ................................ 115
42. 통풍을 물리치는 유산균 생산물질의 힘 ................... 117
43. 물이 찼던 발목도, 무릎 통증도 가라앉았다. ............. 119
44. 무릎 통증, 저도 믿을 수 없네요. ............................. 121
45. 15년 간의 통증이 사라졌다. ................................... 124
46. 복합 골절이 경이적으로 회복 ................................. 126
47. 경추 추간판헤르니아, 요통이 눈 녹듯 사라졌다. ....... 128
48. 간 기능 장애, 골다공증, 류머티즘의 약골이… ........... 131
49. 20년이나 고생하던 요통이 순식간에… ..................... 134

50. 류머티즘의 고통 10년 ······················································ 136
51. 류머티즘은 진단도 어려웠다. ········································· 137
52. 3개월 먹었는데 류머티스 통증이 사라졌다. ················ 140
53. 류머티즘에서 기인한 폐선증 ········································· 142
54. 류머티즘 관절염이 저절로 나았다. ······························· 145
55. 20년의 고통, 관절 류머티즘을 이겼다. ························ 149
56. 요산성 관절염의 통증을 잊었다. ··································· 152
57. 요산성 관절염도 완치되었다. ········································· 154
58. 류머티즘 통증이 사라졌다. ············································· 156
59. 유방암 수술 후의 변비도 해결 ······································· 157
60. 유방암 수술 후의 불면증도 해결되었습니다. ·············· 160
61. 유방암 수술 후 불면증이 눈 녹듯 ································· 161
62. 유방암 항암제 투여도 부작용이 없었다. ······················ 165
63. 유방암, 난소암, 전립선암 환자를 지켜 본 체험담 ······ 168
64. 난소 종양을 극복하고… ·················································· 174
65. 혈소판 감소성 자반병과 악성 난소 종양을 이겼다. ··· 178
66. 돌발성 혈소판 감소성 자반병에 걸려서… ···················· 184
67. 특발성 혈소판 감소성 자반병과 아토피 체험담 ·········· 186
68. 뇌경색을 극복 ···································································· 190
69. 남편은 뇌경색, 아내는 무증상경색을 극복 ·················· 193
70. 뇌경색에 의한 구음 장애도, 고혈압, 당뇨병도 동시에 ··· 196
71. 뇌종양 후유증, 위암도 극복 ··········································· 198
72. 뇌경색, 신장 수치도 정상으로 ······································· 201
73. 뇌출혈 후유증, 하수체선종 후유증도 말끔히 ·············· 203
74. 심한 현기증, 메니에르병으로부터 해방 ························ 205
75. 원인모를 어지러움증을 극복했다. ································· 209
76. 끈질긴 편두통으로부터 구해 준 나의 왕자님 ············· 211
77. 원인모를 두통도 사라졌다. ············································· 212
78. 지주막하출혈에서 다시 살아나다. ································· 214
79. 지주막하출혈을 극복 ························································ 217
80. 지주막하출혈로부터 살아 돌아왔다. ····························· 220

81. 지주막하출혈도 장애를 모른다. ········································ 224
82. 만성신장염으로 보낸 긴 투병생활이 끝났습니다. ············ 226
83. 조기 골암, 진균성 패혈증, 급성 신부전, 호중구
    기능저하증, 〈세이겐〉으로 생명있는 날들이 돌아왔다 ······ 228
84. 신부전도 정상인과 같이… ·············································· 232
85. 극심한 만년 설사 증세에서 해방되다. ····························· 234
86. 의사인 남편이 만성 설사증 ············································· 237
87. 설사와 출혈 섞인 배변을 극복 ········································ 238
88. 혈변이 쾌변으로 ····························································· 240
89. 위장 불량, 상악동염도 이기고 있습니다. ························ 244
90. 위장 장애로 먹기 시작했는데… ······································ 247
91. 변비가 해결되어 행복합니다. ········································· 249
92. 설사도, 변비도 유산균 생산물질로 관장해 보세요. ········ 253
93. 관장은 습관성이 될 우려가 있습니다. ····························· 254
94. 위 부종 진단받고 수술도 안했는데 ·································· 256
95. 3개월 시한부의 위암도 극복 ··········································· 260
96. 전이된 위암 4기도 극복 ·················································· 262
97. 위암 수술 후 항암제 부작용도 모르고 ···························· 265
98. 대장암 수술 후유증도 몰라… ········································· 267
99. 폐암과 함께 살아 온 10년 ··············································· 268
100. 폐결핵, 암을 이기고… ··················································· 271
101. 폐기종, 흉막염, 빠른 회복에 놀라… ····························· 275
102. 특발성 확장형 심근증도 살 맛이 난다. ························· 276
103. 심징에 괸한한 종합환자 ················································ 279
104. 심근경색, 병원 생활이 끝났습니다. ······························ 282
105. B형 말기 간경변, 7개의 정맥류 수술도 OK ················· 283
106. 20년 간 앓아온 C형 간염, 간암 수술도 13일만에 퇴원 286
107. C형 간염 때문에 오는 경련 ·········································· 289
108. C형 간염 개선 ······························································· 291
109. 고혈압, 간장, 당뇨, 동시에 해결 ··································· 293
110. 놀랄 만큼 좋아진 간 기능 ············································· 297

111. 간 기능 저하는 저절로 ······ 299
112. 신기한 인연으로 이어진 〈세이겐〉과의 만남 ······ 301
113. 참새가 가르쳐 준 유산균 생산물질의 힘 ······ 303
114. 중상인 비둘기도 ······ 307
115. 〈세이겐〉이 구해 준 사랑하는 나의 토끼 ······ 308
116. 애견 주디의 자궁내막증도 극복 ······ 313
117. 개 심장 안의 필라리아 제거도 기적적으로 ······ 315

### 부록 1. 〈세이겐〉의 성분과 효과
   1) 〈세이겐〉의 성분 ······ 320
   2) 〈세이겐〉의 효과 ······ 321
   3) 임상실험 데이터(중국 화동의원) ······ 322

### 부록 2. 〈세이겐〉의 역사
   1) 메치니코프의 유산균 요법 ······ 324
   2) 기원은 불교 경전으로부터 ······ 326
   3) 오오타니 코우즈이 농예화학연구소의 업적 ······ 328
   4) 미생물과 공생공존 ······ 330
   5) 사사키 카즈요시의 약력 ······ 334

감수를 마치며 ······ 337

# 〈세이겐〉 체험담

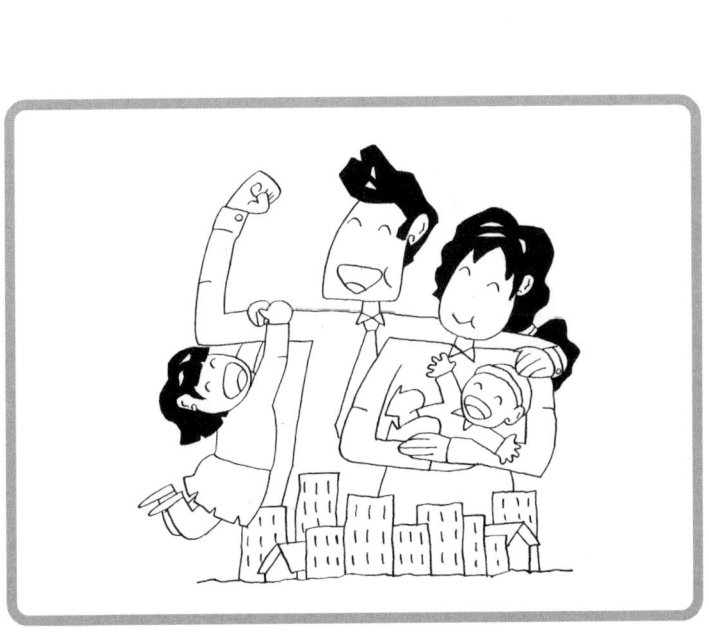

## 1. 쾌면, 쾌식, 쾌변은 유산균 생산물질로

나가사키현 나가사키시
히노 유이치

　사람들은 나이가 들어갈수록 책임져야 할 것은 많아지지만 체력은 저하되어, 사회적, 가정적으로 건강에 대한 의식이 높아지는 것은 당연합니다.
　'쾌면, 쾌식, 쾌변'은 건강의 척도라고 합니다. 그러나 저는 젊었을 때는 소 귀에 경 읽기식으로 흘려 듣고, 폭음, 폭식 등 건강에 좋지 않은 것을 계속했지만 아무 지장이 없었습니다. 따라서 건강유지를 위해서는 사고로 입원하지 않는 것만을 생각하게 되었고, 그것에만 주의를 기울이는 생활을 했습니다.
　그 후 40대 후반까지 그러한 생활이 계속되었습니다. 그러던 어느 날 술을 과음한 후 몸이 좋지 않아서 인간독에서 바리움 위투시 검사를 받았습니다. 그런데 다음 날 변비 증세가 있어서 배변 때 항문에 상처가 났습니다. 갑작스런 통증과 출혈에 놀라기는 했지만, 저는 가정 의학서를 읽은 후 안정하면 괜찮겠지 라는 어설픈 생각을 하고 방치했습니다.
　그런데 매일 변을 볼 때마다 날마다 통증이 더해가는 것이었습니다. 비밀스러운 곳이었기 때문에 집에는 조금 아픈 정도라고 애기했지만, 사실 매일 매일이 고통의 연속이었습니다. 하루 하루 증세는 악화만 되어 밤에 잠도 잘 수 없었고, 식욕도 감퇴되었으며, 더욱이 보행에도 조금씩 지장을 초래하게 되었습니다. 아내와 의사 선생님에게도 말할 수 없어, 상당 기간 동안 고통과 인내의 세월을 보내야 했습니다.

그 후 1996년 여름 어느 날, 아내가 <세이겐>을 만드는 재료인 유산균 생산물질의 효용을 듣고 저에게도 먹어 보라고 했습니다. 마침 회사의 여름 휴가를 이용해서 입원해 수술을 하려고 하던 때였습니다. 저는 반신반의하면서도 화목한 가정을 위해 수술을 포기하고, 아내의 설명대로 <세이겐>을 먹기 시작했습니다. 복용량은 하루에 <알파> 3포, <골드> 6포였습니다. 그러자 얼마 되지 않아 이전처럼 쾌면, 쾌식을 할 수 있게 되어, 저는 너무 놀랐습니다. 얼마 동안 잊고 있었던 통증이 없는 아침을 맞이할 수 있게 된 것입니다.

덕분에 지금도 <세이겐>을 애용하며 쾌면, 쾌식, 쾌변을 즐기는 생활을 보내고 있습니다. <세이겐>의 대단한 효용에 놀라움을 느끼며, 제품으로 만들어 주신 관계자 분들께도 감사드립니다.

그리고 봉증을 동반한 외과 치료를 피하고 싶은 분들에게 꼭 이 <세이겐>의 복용을 통한 내과적 치료를 추천하고 싶습니다.

앞으로도 <세이겐>을 저에게 추천해준 아내에게 감사하며 건강을 잘 지키고, 더불어 체력 유지와 스트레스 해소에도 힘쓰면서, 밝고 건강한 제2의 인생을 보내기를 염원하고 있습니다.

## 2. 유산균 생산물질로 병원 단골 타이틀 반환

가나가와현 요코하마시
시마다 츠에

저는 어렸을 때부터 병약했습니다. 만성방광염, 냉증, 빈혈, 저혈압 등에 계속적으로 걸려, 저의 별명이 병의 단골이었습니다. 사계절 내내 감기에 걸려 고열로 호흡곤란이 되면, 평소 다니던 병원에서 특별히 산소통을 빌려주곤 했습니다.

그 때 네모토씨가 <세이겐>에 대해 얘기를 해 주셨지만, 가격도 결코 만만하지 않았고, 집에 빚도 조금 있는 어려운 상태여서, 저와는 인연이 없는 물건이라고 생각했습니다. 그러나 네모토씨가 제 병을 걱정해주는 진심에 감동은 받아 1993년에 회원이 되었습니다. 건강해지기 위해서는 <세이겐> 밖에 없다는 네모토씨의 말을 믿고 복용하는 사이에 몸의 상태가 좋아졌기 때문에, <세이겐>은 진짜 좋은 것이라고 확신했습니다.

그 때 꽃 알레르기로 힘들어 하던 시집간 장녀가 임신을 하게 되었습니다. 제 딸은 임신 때문에 약을 먹을 수도 없었고, 밤에는 눕지도 못해 장롱에 기대 앉아서 잘 수 밖에 없었습니다. 그래서 딸에게도 <세이겐>을 계속 먹였더니 제 딸도 체질을 개선할 수 있었습니다. 저는 병의 단골이라는 이름을 반환하고, 지금은 노래방, 훌라댄스, 사교댄스, 요가, 체조 등을 하면서 건강하게 지내고 있습니다. 그래서 과거에 많이 신세를 진 병원 선생님께서 외로워하실 것 같습니다. 매일 <세이겐>과 네모토씨에게 감사한 마음 뿐입니다. 저는 병의 단골인 분을 만난다면 꼭 <세이겐>을 가르쳐 주고 싶습니다.

## 3. 말려 들던 손발톱, 생리통, 건조한 피부, 화상도 OK

도쿄도 오오타쿠
가와세 아이코

저는 올해 성인식을 치뤘습니다. 아직 어린 만큼 몸에 대한 고민거리나 몸의 상처도 꽤 많습니다. 이러한 고민을 통해 체험한 <세이겐> 바이오 퍼멘틱스가 가진 탁월한 효능에 대한 저의 4가지 경험에 대해 말씀을 드리겠습니다.

첫 번째는 고등학교 이후부터 줄곧 고민해왔던 손톱이 말려 들어가는 증상입니다. 양쪽 발 엄지 발가락이 특히 심했고, 왼쪽 엄지 발가락은 뿌리를 뽑아내는 수술을 했습니다. 그러나 오른쪽 발은 너무 많이 부어 있었고, 화농도 있어 수술을 할 수 있는 상황이 아니었습니다. 진통제도 소용이 없어 목발을 짚고 생활을 하던 어느 날, 어머니가 바이오 퍼멘틱스를 권해 주셨습니다. 설마 이런 하얀 가루를 먹기만 한다고 해서 뭐가 낫겠냐는 생각도 들었지만, 여러 가지 병에 좋은 결과를 얻었다고 들었기 때문에 아침, 저녁으로 하루에 2포씩 먹었고, 또 <세이겐 골드> 반 포를 물에 녹여서 작은 분무기 병에 넣고 환부에 직접 뿌렸습니다.

  이틀 후에는 고름이 더 심해져 속았다는 마음이 들었지만, 호전 현상으로 나쁜 게 모두 빠져 나가는 것이라는 엄마의 말을 믿고 계속 사용했습니다. 그로부터 5일째되는 날 아침이 되자 붓기가 빠지고, 고름도 사라진 것을 보고 매우 놀랐습니다. <세이겐 골드>를 먹고 오른쪽 발도 효과가 있었는지 일주일 후에는 목발을 짚지 않아도 될 정도까지 회복되었습니다. 수술을 하지 않고 깨끗이 회복된 오른발 엄지 발가락을 보고 가족들보다 의사가 더 놀랐을 정도였습니다.

  두 번째는 젊은 사람들에게 자주 나타나는 생리통입니다. 예전부터 저는 생리통이 심해서 학교를 쉬는 날도 있었습니다. 진통제를 먹어도 생리통이 조금 가라앉을 뿐 하루에 3번이나 진통제를 먹어야 했습니다. 그러나 <세이겐> 바이오 퍼멘틱스를 먹기 시작한 후부터 생리를 할 때도 생리를 하고 있다는 것을 잊어버릴 정도로 몸 상태가 좋아졌습니다. 지금은 생리가 시작되면 바로 그날 <세이겐> 2포를 먹는데, 그러면 일주일 간 전혀 몸이 아프지 않습니다. 제가 이 제품에 완전히 빠지게 된 것은 제 몸이 갖고 있는 악순환을 개선해 준 체험을 했을 때부터 입니다.

  세 번째는 항상 신경이 쓰였던 건조한 피부입니다. 저는 밤에 욕실에 들어가 세안을 끝낸 얼굴이 너무나 건조하여 항상 푸석 푸석했습니다. 크림이나 로션을 바르면 되었지만 그 끈적거림이 너무 싫었습니다. 그래도 어쩔 수 없이 사용할 수 밖에 없었습니다.

그러나 저희 어머니가 매일 밤 분무기로 얼굴을 촉촉하게 하게 하는 것을 보고, 나도 한 번 따라해 보자는 마음에 계속 해보았습니다. 그러자 어느 샌가 자기 전에 언제나 푸서푸석했던 얼굴이 말끔하게 좋아졌습니다. 끈적거림도 없이 피부가 깨끗해지는 느낌을 받았고, 아침에 일어나 얼굴을 씻는 것이 아까울 정도였습니다. <세이겐 골드>를 녹여 분무통에 넣어 두면 아주 편리합니다. 상처를 입었을 때나, 일하다 얼굴이 건조해졌을 때, 화장을 고칠 때 등에 간편하게 사용할 수 있기 때문에 저는 언제나 가지고 다니고 있습니다.

그리고 마지막 네 번째는 젊은 혈기로 인한 실수로 화상을 입었을 때의 일입니다. 오토바이 뒤에 타고 있던 저는 발을 잘못 디디는 바람에 오토바이 소음기에 그만 허벅지 화상을 입고 말았습니다. 그 날 하루 동안 방치를 했더니 밤에는 빨갛게 부어 올라 잠을 못잘 정도로 화끈거렸습니다. 화상 부위를 얼음으로 식히면서 물에 젖은 피부에 직접 <세이겐 골드>를 뿌렸습니다. 많이 스며들지는 않았고, 열이 더 나는 듯 했지만, 그로부터 3일 간은 통증도 많이 완화되었습니다.

나흘 째부터는 피부에 물집 같은 것이 잡혔고, 드디어 일주일이 지나자 그 물집이 갈색으로 변했습니다. 하루 동안 그대로 방치한 것을 후회하면서 이대로 화상 흉터가 남는 것은 아닐까 걱정했지만, 2주일이 지나자 피부가 딱딱하게 말라 딱지가 떨어지는 것이었습니다. 모두에게 그 화상 흉터를 자랑스럽게 보여줄 수 있었던 것은 그로부터 한 달 정도가 지난 뒤였습니다. 어디에 화상을 입은 건지 모를 정도로 깨끗하게 피부가 돌아왔습니다.

저는 <세이겐> 바이오 퍼멘틱스와 만나서 제 몸 속부터 변화하는 것을 경험했습니다. 저를 포함하여 나이와는 상관없이 건강으로 인해 고민을 하고 계시는 분들이 많이 있을 것입니다. 그렇다고 의료용 약이나 수없이 많은 건강 보조 식품을 모두 믿을 수 있는 것도 아닙니다. 특히 젊은 사람들은 더욱 믿기 어려울지도 모르지만, 저는 건강에 문제가 있는 사람을 한 사람이라도 더 도와주고 싶은 마음입니다. 저처럼 직접 몸으로 경험을 하시는 분이 계셔서 고민거리를 해결할 수 있다면 저는 너무나 기쁠 것 같습니다. <세이겐> 바이오 퍼멘틱스로 인해 저출산화, 고령화도 한방에 해결될 수 있다고 믿습니다. 가족 모두가 건강한 생활을 하실 수 있기를 바랍니다

## 4. 유산균 생산물질을 누구에게나 권하고 싶습니다.

오카야마현<br>
유아사 쿠니오씨

저는 20대 초반 한 회사에 입사한 이후 약 1년 동안은

야근을 밥 먹듯이 하였고, 때로는 주말도 없이 일에 몰두하며, 바쁜 매일을 보냈습니다. 과로와 스트레스에 시달리며 만성 위염을 앓기도 했었지만, 그 때마다 약국에서 약을 사먹거나, 자양강장 드링크제를 마시며 하루 하루를 버텨왔습니다. 하지만 시간이 지날수록 몸 상태가 악화되는 느낌이 들어 결국 병원을 찾게 되었습니다.

예상대로 건강에 적신호가 켜진 저는 복막염으로 수술을 받게 되었고, 30대에 들어서는 디스크 수술도 받았습니다. 40대 후반에는 진폐증과 폐렴의 합병증으로 인해 2년 6개월이라는 긴 시간 동안 입원 치료를 받게 되었습니다.

이후 직장에 복귀했다가 65세에 은퇴를 한 저는 2002년에 비강염 수술을 받게 되었을 때, 수술 절차를 밟으며 지금까지의 병력서를 작성하게 되었습니다. 수술 시간을 기다리며 스스로의 병력서를 읽어보던 저는 그 때까지 5번의 입원과 퇴원을 거듭하며 병원에서 지낸 날들이 1,121일에 달했으며, 큰 수술을 4번이나 받았고, 그에 따른 전신 마취 시간이 16시간이나 된다는 사실을 새삼 알게 되었습니다. 온 몸에 영광의 상처를 남기며 긴 시간을 마취로 인해 잠들어 있었고, 거기다가 수도 없이 엑스레이를 찍어댔으며, 상상하기도 싫을 만큼 많은 주사약이 투여된 내 몸을 들여다 보았습니다. 저는 병원 침대에 누워 막연하게 병에도 걸리지 않고, 약도 먹지 않고 건강해 질 수 있는 방법은 없을지 골똘히 생각에 잠겼습니다. 그리고 퇴원 후에도 제 머리 속에는 건강한 삶을 위한 생각이 떠나지 않았습니다.

 그럭저럭 1년 정도가 지나 오랜만에 고향으로 돌아가 동창회에 참석하게 되었습니다. 그러나 술자리에서도 건강이 염려되어 술을 많이 마시지 않았던 저는 일찌감치 돌아가 쉬기로 마음먹고 호텔 방으로 올라가 잠을 청했습니다. 다음 날 아침 일찍 호텔 로비에서 신문을 읽고 있던 저에게 한 동창이 제가 술자리에서 술도 많이 마시지 않고, 기운이 없어 보여 걱정했다며 말을 걸어왔습니다. 저는 건강이 좋지 않아 걱정이라고 털어놓자, 그 친구는 3년 전부터 바이오 퍼멘틱스 〈세이겐〉이라는 건강 보조 식품을 먹고 있는데 정말 효과가 좋다면서, 저도 한 번 먹어보라고 권하며, 자신의 체험담을 들려주었습니다. 저는 그의 건강 비결은 바로 〈세이겐〉이었다고 확신하게 되었습니다. 왜냐하면 예전부터 그는 저와 동갑임에도 불구하고 혈색이나 체력 등에 있어서 저보다 훨씬 건강이 넘쳐 보였으며, 다른 친구들 사이에 섞여 있을 때에도 그 친구만큼은 항상 활기차 보였던 터라 평소에도 이를 신기하게 여겼기 때문입니다.

 저는 이 바이오 퍼멘틱스 〈세이겐〉이야 말로 저의 체질을 개선시키고, 제가 항상 추구해 오던 약을 먹지 않고도 건강해질 수 있도록 도와주는 동반자가 될 수 있을 것이라는 생각이 들어, 그 즉시 〈세이겐 골드〉를 구입하여 복용하기 시작했습니다. 처음에는 하루에 6포씩 복용했고, 몸이 좋지 않을 때는 복용하는 양을 조금씩 늘려 많을 때에는 10포 이상씩 복용하기도 했습니다. 50여년에 걸쳐 축적되어 왔던 약 성분들에 익숙해진 몸이 하루 아침에 개선될 수는 없을 뿐만 아니라, 복용 초기에 몸 속에서 여러 가지 저항이나 트러블이 있는 것이 당연하다는 각오를 하고 꾸준히 <세이겐>을 복용했습니다.

몸에서 가장 먼저 변화를 보인 것은 내장 기관이었습니다. 위장이 활성화되어 몸 속에서부터 기운이 생겨나는 것이 느껴졌습니다. 또 20년 이상 앓아 왔던 오십견도 어느 샌가 완치되어 팔을 마음대로 움직일 수 있게 되었던 것에는 스스로도 매우 놀랐습니다.

또 언젠가는 양쪽 팔에 발진이 생겼는데 빨갛게 부어 오르고, 하도 가려워서 저도 모르게 긁었다가 증상이 악화되었던 적이 있었습니다. 이 때 <세이겐>이 피부 트러블에도 효과가 있다는 말을 떠올리고, 소량의 <세이겐>을 물에 개어서 환부에 발라 두었습니다. <세이겐>이 마르면서 상처 위에 얇은 막을 형성했는데, 이 때부터 신기하게 가려움이 잦아 들었습니다. 이후 하루에 두 번씩 이틀에 걸쳐 똑같은 방법으로 <세이겐>을 발라두었더니 발진이 씻은 듯이 나았습니다.

저의 신기한 체험은 이 뿐만이 아닙니다. 하루는 잇몸이 부어올라 음식을 잘 씹지 못할 정도로 통증이 심했는데, <세이겐 골드>를 직접 하루에 두 번씩 이틀 동안 잇몸에 발라 치료했더니 붓기도 가라앉고, 통증도 사라졌습니다. 꾸준히 <세이겐>을 복용해 왔기 때문에 제 몸 안의 면역력이 개선되고, 자연치유력이 향상되어 이렇듯 좋은 효과를 본 것이 아닐까 생각합니다.

제대로 된 건강 관리를 시작한 시기가 조금 늦은 감이 없지 않지만, 작년 8월부터 1년 간에 걸쳐 제가 경험한 내용을 토대로 주위 분들께도 도움을 드렸고, 앞으로도 <세이겐> 체질개선연구회에 열심히 참석하여 보다 많은 지식을 얻고 싶습니다.

## 5. 피로 회복에는 유산균 생산물질이 최고

사이타마현 코다마군
스즈무라 야헤이

1991년의 일입니다. 사촌이 전화를 해서 좋은일이 있다며 들으러 오라고 했습니다. 그러나 그 때가 빨간모자 경화물 운송회사를 개업하고 2년이 되는 해로 일이 매우 바빴던 시기였기 때문에 그 당시에는 가지 않았습니다.

그리고 10년 정도 지난 2001년 8월, 운송회사가 잘 될 때에 찾아뵙겠다는 생각으로 차일 피일 미뤄오다가 추석 연휴 기간에 약 200km 떨어져 있는 본가에 갔습니다. 벌써 나이가 72세가 되니 앞으로는 스스로 운전해서 찾아가는 것도 불가능할 지 모르기 때문에 숙모님이 아직 건강하실 때 찾아뵈야겠다는 생각에 숙모님 댁에도 들렀습니다. 숙모님도 웃는 얼굴로 이제야 겨우 얼굴을 보게 되었다며 마중을 나오셨습니다. 어린 시절의 추억이나, 돌아가신 어머니 생각 등 이런 저런 그리운 추억들이 떠올랐습니다.

그 때 저에게 먹어보라며 건네 주신 것은 파란색 스틱 같은 것에 들어 있는 <세이겐>이었습니다. 이야기를 나누면서 20포 정도는 먹은 것 같습니다. 그리고 오후 8시에 자려고 누웠는데 이상하게도 잠이 안 와서 30분만에 일어났습니다. 그래서 운전하고 가면서 잠시 쉬던가 할 생각으로 8시 30분에 집으로 출발했습니다. 화장실을 가기 위해 2번 휴게소에 들른 것 외에는 단번에 사이타마의 집에 도착했습니다. 보통 고속도로를 이용해도 6 ~ 7시간 걸리는 거리를 일반 국도를 이용해 8시간만에 도착했습니다. 눈도 말똥말똥하고 왠지 모르게 평상시와는 달리 몸이 가볍고 피곤하지 않았습니다. 왜 그런지 신기했지만, 이해가 가지 않았습니다.

그 날 밤 저는 기운이 넘쳐서 잠을 잘 수 없었습니다. 이 아저씨, 너무 야한 것 같다는 생각은 하지 말아 주십시오. 남성에게는 이것이 인생의 원동력이라고 생각할 수도 있습니다. 이놈이 건강을 뽐내며 서있는 것이 아닙니까? 장거리 운전으로 피곤한데…라고 생각하면서도 용기 백 배했습니다. 오랜만에 한 귀향 덕분에 40대의 감각을 맛 볼 수 있었기에 상당히 기뻤습니다.

그 해에 곧바로 <세이겐> 회원이 되었고, 체질개선연구회에 참석하게 되었습니다. 회장에서 여러 번 강연을 들으며 건강 관리의 중요성과 건강의 고마움을 알게 되었습니다. 나이를 먹으면 컨디션이 나빠지는 것은 어쩔 수 없다고 생각했지만 60대, 70대에도 병으로 쓰러지지 않은 이상 원기 왕성한 건강한 몸으로 돌아갈 수 있다는 것을 알게 되었습니다. 처음에는 좀처럼 받아 들이지 않았던 아내도 지금은 <세이겐>의 팬이 되어 열심히 먹고 있습니다. 그 해, 6개월 동안 18번이나 회장을 찾아 강연을 들으며 열심히 공부했습니다. 그리고 그 공부를 토대로 사람들에게 <세이겐>의 장점에 대해 이야기해 주고 있습니다.

작년 8월, 저는 졸음 운전을 하다가 전신주를 들이 받는 사고를 냈습니다. 한 동안 전신을 잃고 있다가 눈을 뜨자 차는 도로 한 가운데 비스듬히 서 있었습니다. 충돌로 인해 조수석은 납작하게 찌그러졌고, 운전석도 40%는 망가졌고, 정면의 유리는 산산조각이 나있었습니다. 게다가 쓰고 있던 안경은 어디로 갔는지 찾을 수도 없었고, 휴대폰도 3m 앞으로 날라가 있었습니다.

구급차에 실려 병원에 이송되어 18장의 X-ray를 찍었지만, 골절도 없었고, 뼈가 휜 곳도 없었으며, 뼈에 금이 간 곳도 없었습니다. 단지 타박상만 조금 입었을 뿐이었습니다. 그래서 의사 선생님은 다리의 찰과상 치료만 하면 되기 때문에 입원은 안해도 된다며 진통제와 항생제 3일분을 주었습니다.

단지 왼쪽 갈비뼈가 핸들에 부딪혀 심장이 압박을 받아 3일 정도 큰 호흡을 할 수 없었기 때문에 파스에 <세이겐>을 뿌려서 붙였습니다. 다음 날 통증이 있지는 않을까 걱정했지만, 완전히 나았습니다. 몇 일 후 조금씩 큰 호흡을 할 수 있게 되었지만, 다른 곳으로 통증이 옮겨

갔습니다. 경부의 통증이었습니다. 언제 다시 영업을 재개할 수 있을지 걱정이 되었지만, <세이겐>을 바르기 시작하고 10일 정도 지나자 서서히 통증이 가시기 시작해 서둘러 새 차를 주문하고 다시 일을 할 준비를 했습니다. 차가 나오는 날이 9월 중순으로 잡혀 다시 일을 시작하는 날짜도 정해졌습니다.

회원이 된 지 1년이 되는 8월, 일주일 정도 에나에 있는 사촌의 별장에 쉬러 간 적이 있었습니다. 마침 <세이겐>을 권해 주신 숙모님도 넘어져서 허리에 골절을 입게 되어 요양차 쉬시고 계셨습니다. 90세 가까운 연세에 얼마만에 회복하셨다고 생각되십니까? 단지 <세이겐>을 먹었기 때문이라고 밖에는 생각할 수 없을 정도로 숙모님의 회복이 빨라서, 놀랍게도 1개월만에 퇴원하셨다고 합니다.

저도 마미야 에나 요양소에서 매일 온천 목욕탕에 몸을 담그고, <세이겐>을 먹고 바르는 생활을 계속하자 건강을 충분히 회복하게 되어, 마침내 9월 15일부터 영업을 다시 시작할 수 있었습니다. 이 모든 것이 숙모와 사촌 형제, 그리고 <세이겐> 덕분이라고 생각합니다. 진심으로 감사합니다.

"이것은 <세이겐>의 효과 외에는 달리 아무 것도 생각할 수 없다. <세이겐>을 먹어 본 사람만이 알 수 있다." 이 말은 당시 저와 제 사촌이 대화를 나눌 때마다 했었던 말입니다.

## 6. 내 머리카락에 기적이 일어났다.

군마현 이세다구
아오키 다카시

1993년 10월(69살 8개월) 어느 아침, 일어날 때 베게에 머리카락이 많이 빠져 있는 것이 보였습니다. 그리고 머리를 감을 때마다 세면기에 떠다니는 머리카락이 많아졌습니다. 그래서 저는 큰일났다는 생각이 들어 영양제, 발모제를 사서 아침, 점심, 저녁으로 열심히 마사지를 계속했습니다. 11월에는 51만엔을 투자하며 두발 클리닉에도 다니기 시작했습니다. 그 때가 겨울이어서 얼어 붙은 산길을 추운 눈바람을 맞으며 마에바시에 있는 클리닉까지 24km의 길을 왕복하곤 했습니다. 그 사이 순환기 전문의에게 진찰도 받았습니다. 그리고 두피에는 육모를 위해 아픈 주사까지 맞았지만, 머리가 빠지는 것은 멈추지 않았습니다.

다음 해 정월, 산은 신록의 싹을 틔우는데 제 머리는 완전히 반짝거리는 대머리가 되었습니다. 그래서 저는 고희를 대비해서 제 대머리에 빛을 내고, 치장을 하기 시작했습니다. "머리가 멋지십니다.", "인품과 관록이 있어 보이십니다." 는 말을 들으며, 율부리너인 척 지내는 동안 4년이 흘렀습니다.

그런 제 머리에 기적이 일어났습니다. 1996년 11월, 딸의 시아주버니가 운영하는 무라야마 치과에 치료를 받으러 갔더니, 부인께서 몸에 좋다며 <세이겐>을 주었습니다. 차를 마시며 한 포 먹었는데, 집에 올 때 부인께서 제 주머니에 몇 포를 더 넣어 주었습니다. 그래서 부인의 친절한 마음에 끌려 구입해 먹기 시작했습니다.

　해가 바뀌고 1997년 1월, 머리 곳곳에 솜털이 나기 시작해서 손질할 때마다 캐미솔을 사용했습니다. 그러나 깨끗한 대머리가 지저분해지면 안된다는 생각에 면도를 시작했습니다. 2월에 들어서면서 털이 슥슥 밀리는 느낌이 나서 머리 면도를 잠시 멈춰 보기로 했습니다. 생각해 보니 컨디션도 좋아지고 있는 것 같았습니다. 연일 계속되는 스키 지도에도 불구하고 피로가 덜 느껴졌고, 식사도 맛있었습니다. 아침 저녁으로 두 번 변을 봐서인지 몸도 가벼웠습니다.

　모르는 사이에 제 체질이 개선되어 모발이 다시 나게 된 것입니다. 그 해 4월, 4년만에 이발소에 갔습니다. 이발소 주인은 눈이 휘둥그레져 "이런 일은 처음이에요. 대머리가 되기 전보다 백발도 더 적고 모발도 많이 났네요."라고 했습니다. 드디어 우리 집 식구 전부가 <세이겐 당>을 만들게 됐습니다. 딸은 20년 동안 고생했던 아토피 발진이 없어졌고, 둘 째는 5월에 준텐도병원에서 담낭, 담관, 췌관 적출이라는 대수술을 받았는데, 3년 예정이었던 요양 기간이 3개월로 줄어, 직장에 복귀에서 지금은 이전보다 건강하게 일하고 있습니다. 이것은 기적이라고 생각됩니다.

　6월에 여관 욕실 개장 수리를 아는 목공에게 부탁했던

적이 있었습니다. 그러나 그는 당뇨병으로 인해 일을 할 수 없다는 것이었습니다. 그 당시 그의 얼굴은 마르고, 눈도 푹 들어가고, 생기 없는 얼굴이었습니다. 그래서 저는 바로 <세이겐>을 권했습니다. 그는 먹기 시작한 지 4일 후 병원에서 검사를 받았는데 혈당치가 400에서 200으로 떨어졌다고 했습니다. 10일 정도 지나 일을 하고 싶다고 찾아왔습니다. 처음에는 쉬어가며 했지만, 7월 20일에는 마침내 수리를 끝냈고, 체중은 6kg 늘었다고 했습니다.

마에바시의 일도, 병도 매우 좋아져 8월 말에 집에 돌아왔을 때는 "이제 병원도, 약도 끊었습니다. 목숨을 구해 주시고, 시원한 산에서 요양하면서 일까지 할 수 있게 해 주신 은혜 잊지 않겠습니다." 라고 기도하면서 눈물이 날 것 같은 기쁨도 맛보았습니다. 도와주시는 2분의 아주머니도 여름 성수기에는 이틀 일하고, 하루 쉬었지만, 올 여름은 하루도 쉬지 않고 일해 주었습니다. 그리고 "발과 허리의 피로가 사라졌다. 흰머리가 줄었다. 얼굴색이 좋아졌다."라며, 쉬는 시간에는 이런 담소를 자주 나누었습니다. 70살인 아내도, 딸도 접객에 주방 일까지 맡고 있지만, 건강하게 일하고 있습니다.

몸이 활성화되면 기분이 좋아지고, 생각도 긍정적으로 하게 됩니다. 컨디션이 좋으면 매사에 모든 것을 바로 실행에 옮길 수 있습니다. 요즘 저는 행복이라는 것은 심신이 모두 건강한 것이라고 실감하고 있습니다. 그리고 우리 가족이 건강해져서 화복해지면 저 또한 활력이 솟아

납니다. 친구와 지인에게도 〈세이겐〉의 효과를 소개하고, 같이 먹으며 이 건강의 기쁨을 다 함께 나누고 싶습니다.


## 7. 호전 증상을 몰라 포기할 뻔…

시즈오카현 하마마쓰시
와타세 나루미

먼저 제 병력을 말씀드리자면, 저는 22, 23년 동안 수많은 병에 시달려 왔습니다. 우선 이마의 말단 신경 위에 헤르페스가 생겨, 의사 선생님은 목숨을 잃던지, 안면 신경통을 앓던지 둘 중 하나가 될 상황이었다고 나중에 말씀하셨습니다. 다음으로 2층 계단 맨 위에서 거꾸로 떨어져 오른쪽 뺨과 등이 강한 충격을 받아 검사를 위해 입원했던 적이 있습니다. 그 때 약진이 발생하여 일주일 입원 예정이었던 것이 40일 간으로 길어졌던 적도 있었습니다

또한 1994년에는 교통 사고를 당했습니다. 운전 중에 추돌 사고가 발생하여 경추에 손상을 입었지만, 재활 훈련을 거듭한 결과 겨우 운전은 가능하게 되었습니다. 그러나 목을 45도 밖에 돌릴 수 없었고, 억지로 시선을 올리면 어지러움과 구토 증상이 있었습니다. 하지만 현재는 재활 훈련 덕분에 윗쪽도 볼 수 있게 되었습니다.

제가 바이오 퍼멘틱스와 연을 맺은 것은 스트레스로 인해 식사도 수면도 취하기 힘든 상황일 때였습니다. 공복감조차 느껴지지 않아 10kg이나 체중이 줄었습니다. 유일한 구세주는 일이 있다는 것이었습니다. 직장에서는 "와타세씨, 날씬해지셨는데요?"라는 말을 듣고, "응, 다이어트를 좀 했어."라고 대답하곤 했습니다. 하지만 점차 얼굴색이 검어지고, 피부의 윤기가 없어져 푸석 푸석해졌습니다. 분을 뿌린 것 같은 느낌이었습니다. 너무나도 얼굴이 변하자, "날씬해지셨는데요?"에서 "괜찮아요?"로 질문이 바뀌었습니다.

　그 때 20년 간 친구로 지낸 하루카씨가 오래간만에 집에 들렀습니다. 저를 본 하루카씨의 첫 마디가 "무슨 일 있었어?"였습니다. 그렇다면 이걸 한 번 먹어보라며 검은색 스틱을 꺼내 차에 타 주며, 레몬향이 나기 때문에 먹기 편할꺼라며 마시라고 했습니다. 돌아가기 전에 계속 먹으면 식사도 할 수 있게 될꺼라며 박스째 저에게 주고 갔습니다.

　그런데, 이것을 먹고 있는 동안 제 몸에 큰 변화가 일어 났습니다. 배 속에서 축제가 벌어진 것입니다. 며칠 후 하루카씨에게 전화가 와 "변화는 좀 있었어?"라고 물었습니다. 저는 망설임 없이 "그 안에 하제 들어있지?"라고 묻자, 하루카씨는 "다행이다. 장이 움직이기 시작한거야. 이제 식사도 할 수 있게 될꺼야. 계속 먹어."라는 겁니다. 그 일이 있고 얼마 후부터는 장소를 가리지 않고 졸음이 몰려오는 증상이 나타났습니다. 또 다시 하루카씨에게 "그 안에 수면제가 들어 있지?"라고 묻자, 답변은 "다행이다. 몸을 쉬게 하라는 지령이 나온거야. 이제 밤에도 푹 잘 수 있게 될꺼야. 계속 먹어봐."라는 겁니다. 투덜거리면서도 믿는 친구의 말이었기에 참고 계속 먹었습니다.

그런데 언제부턴가 배가 고파 식사도 하게 되었고, 밤에도 잘 잘 수 있게 되었습니다. 당시 저의 고통을 덜어준 〈세이겐〉에 대한 고마움이란 말로 표현할 수 없을 정도였습니다. 제가 이런 저런 불만을 토로할 때마다 격려하고, 조언을 해주며, 건강을 회복하는 계기가 되어준 하루카씨에게 진심으로 감사한 마음입니다.

요즘은 체질개선연구회에도 친구와 같이 참석하여, 강사의 말을 열심히 듣고 있습니다. 또한 "건강한 가족이야. 건강한 가족은 조화가 중요해."라는 하루카씨의 말이 저에게는 따뜻하게 들립니다. 저도 하루카씨를 본받아 이를 실천하고자 합니다.

## 8. 치매 예방이 되는 유산균 생산물질

가나가와현 요코하마시<br>
네모토 후지꼬

시부야에 있는 한 레스토랑에서 미야다씨와 재회한 것은 만난 지 10년 남짓 시간이 흐른 1992년 10월 경이었습니다.

　오랜만에 만나 즐겁게 얘기를 나누던 중에 치매를 예방할 수 있는 유산균 생산물질이 있다는 것을 알게 되었습니다. 치매에는 약도 없고, 수술도 불가능한데, 좋은 것을 알게 되었다고 감사 드리며, 그 자리에서 회원 신청을 했습니다. 당시 저는 77살로 머리가 백발이었지만, 1년 정도 <세이겐>을 먹는 사이에 후두부부터 서서히 백발이 검게 되면서 회춘을 했습니다. 정말로 놀랐습니다.

　지금까지 8년 동안 꾸준히 먹어서인지 정말로 건강해져 매일 즐겁게 여기 저기 다니고 있습니다. 외출을 할 때면 85살인데도 불구하고 건강한 제 모습을 보고 새로운 회원이 생겨납니다. 새 회원과는 서로 신뢰하며 자주 행동을 같이 합니다. 이렇게 즐거운 일은 없습니다.

　<세이겐>은 약은 아니지만 약보다 훨씬 좋은 최상의 것이라고 확신하고 있습니다. <세이겐>을 가르쳐 주신 미야다씨와 <세이겐>에 진심으로 감사하며, 남은 여생 동안 회원 여러분과 사이좋게 즐겁게 살겠습니다.


## 9. 각막 헤르페스

오사카 다이토<br>
히사노리 다미

　제 아들은 현재 14살입니다. 유치원 때 모래와 진흙 장난을 하던 중에 눈이 충혈된 걸 보고 병원에 데려갔더니, 각막 헤르페스라고 했습니다. 그 때 의사 선생님은 중고등학생이 될 때쯤에는 자연히 낫는다고 걱정하지 말라고 말씀하셨습니다.

그렇지만 남자 아이라서 말도 잘 듣지 않았고, 제대로 된 처치도 못했기 때문에 만성이 되어 버려 스테로이드계(린데론)의 눈약에 의존할 수 밖에 없었습니다. 스테로이드는 많이 쓰면 안 된다는 것은 알고 있었지만 사용하지 않을 수 없었습니다.

그런데 1년 정도 전에 <세이겐>을 알게 되었습니다. <세이겐>을 물에 녹여 눈약으로 사용해 보라는 권유에 따라 병원에서 타오는 눈약에 <세이겐>을 아주 조금 넣어 사용해 보았습니다. 맨 처음에는 하루에 5번 정도 눈에 넣었고, 나중에는 <세이겐>으로만 눈약을 만들어 아침과 밤에 넣었습니다.

1년이 지난 지금은 의사한테 받는 눈약도 약한 것으로 바뀌었고, 게다가 이 순한 눈약도 3일에 한 번 넣으면 될 정도로 제 아들의 상태가 좋아졌습니다. 복용하는 것도 처음에는 <세이겐 골드>를 4포 먹였는데, 지금은 <세이겐 골드> 5포와 <세이겐 알파> 1포를 먹이고 있습니다. 현재는 병원에도 가지 않습니다.

저는 제 아들에게 눈약이 필요 없는 날이 가까운 시일 내에 반드시 올 것이라고 굳게 믿고 있습니다. 그래서 지금도 <세이겐>을 제 아들에게 먹이며 열심히 병과 싸우고 있습니다.

## 10. 등 중앙에 종양을 제거해도 마비 증세가…

아이치현 츠시마시
나카무라 쇼코

　지금으로부터 19년 전, 갑자기 허리에 강한 통증을 느껴 병원에 가서 검사를 받았지만, 특별한 이상은 없었습니다. 그러나 고통은 점점 심해져 병원에서 받은 진통제를 먹으면서 일을 하곤 했습니다. 그러한 나날이 무려 5년 동안이나 계속되었습니다.
　그런데 어느 날 다리가 마비되는 증상이 나타나서, 이번에는 나고야의 큰 병원에서 MRI를 찍어 보았습니다. 그 결과 등 중앙에 종양이 생겨, 그것이 신경을 건드린다는 것을 알게 되어 바로 종양을 떼내는 수술을 받았습니다. 그러나 허리의 아픔은 어느 정도 안정되었지만, 허리 밑의 중압감과 마비 증세는 조금도 나아지지 않았기 때문에 우울한 나날을 보내고 있었습니다.
　그 당시 지압, 침, 온욕 치료법 등 좋다는 모든 것을 시험해 보았고, 효과 있다는 건강 식품은 모두 먹어도 보았지만, 전혀 효과가 없어서 반쯤 포기 상태에 있었습니다.
　"엄마, 이제 이것 밖에 없어. 일단 말이라도 들어봐."라는 딸의 권유로 가 본 곳이 체질개선연구회였습니다. 강연 중에 "장을 정상적으로 유지하는 것만으로 모든 질병을 방지할 수 있습니다."라는 말을 듣고 저는 큰 충격을 받았습니다.

강연 종료 후 2포의 유산균 생산물질을 받아서 바로 먹어 보았습니다. 한 시간만에 몸이 왠지 모르게 가벼워진 느낌이었고, 두통도 사라져 그 날은 푹 잘 수가 있었습니다. 다음 날 아침 느꼈던 상쾌한 기분은 아직도 잊을 수가 없습니다.

지금까지 먹은 것들과는 뭔가 틀린다는 생각이 들어 바로 <세이겐>을 구입했습니다. 이전부터 혈압은 높으면 150, 낮으면 120이었기 때문에, 처음 일주일 동안은 매일 <골드> 2포를 먹었고, 2주일째부터는 <골드> 3포, <알파> 1포를 먹기 시작했습니다.

<세이겐>을 먹고 1달 정도 지날 무렵, 갑자기 왼쪽 어깨에 담이 생긴 듯한 느낌이 들었고, 호흡도 곤란해져 헐레벌떡 병원에 갔습니다. 병원에서 혈압을 측정하자, 최고가 230, 최저가 130으로 높은 편이었지만 다른 이상은 전혀 없었습니다.

다음 날 몸도 가볍고, 기분도 상쾌했던 저는 한 번 더 병원에 가서 혈압을 체크했더니, 최고가 168, 최저가 80으로 정상치였습니다. 결국 전날의 증상은 일종의 호전 반응이었다고 이해하게 되었습니다.

그리고 허리 밑의 중압감도 다리의 마비도 거의 없어져 마음도 안정을 되찾았기 때문에, 1998년 9월 16일부터 반 년 간 휴직했던 직장에 복귀하여, 현재도 열심히 일하고 있습니다. 소개해 준 딸에게 고마운 마음을 가지며, 이제부터는 몸이 불편하신 분들께 이 유산균 생산물질의 훌륭함을 전하고 싶습니다.

## 11. 길랑바레 증후군을 극복하고…

오이타현 오이타시
다카세 류지

지금으로부터 4년 전인 32살 때의 6월, 갑자기 다리 힘이 빠지는 것을 느껴 병원을 찾았지만 아무 이상이 없다고 했습니다. 그러나 그 증상이 계속되자 여러 병원을 전전하던 중 5번째 찾아간 병원에서 길랑바레 증후군이라는 병명으로 겨우 판명되었습니다. 원인은 감기 바이러스로 보이는데, 피로와 스트레스가 겹칠 때 그것이 척수로 들어가 전신의 말초 신경을 마비시키고, 발병 후 28%는 후유증이 남거나, 죽음에 이른다고 했습니다.

제 경우 오른쪽 다리→왼쪽 다리→오른쪽 팔→왼쪽 팔→얼굴 전체→호흡기→심장 순서로 마비, 감각 장애가 나타났습니다. 병원에서 스테로이드 호르몬제를 통상 3년 동안 사용할 분량을 3일 동안 사용할 만큼 대량으로 투여해 증상은 조금 개선되었지만 그 후유증 때문에 고생했습니다.

이후 재활 치료도 시작하고, 한방약과 모든 방법을 동원했지만, 여전히 휠체어와 지팡이를 짚은 생활에서 벗어날 수 없었습니다. 게다가 혈액 중의 칼륨이 갑자기 저하되어 혈압맥 이상 상승에 의한 호흡 곤란이라는 발작을 일으켜, 몇 번이나 구급차로 옮겨졌습니다. 가라앉으면 다시 발작을 하곤 했기 때문에 저도 제 간호를 하는 아내도 몸과 마음이 모두 지쳤습니다. 아내는 내과 간호사인데, 직장에서는 환자를 상대하고, 집에 와서는 저를 돌보는 일로 마음 편히 쉴 수 있는 곳이 없었을 겁니다. 매일 그런 아내와 가족을 위해서도 하루라도 빨리 건강해지고 싶어서 마음만 조급해졌습니다.

〈세이겐〉의 하타케나카 선생님과 인연을 맺은 것은 1994년 11월이었습니다. 선생님의 소개로 〈세이겐〉을 먹고 10일 정도 지나자 몸에 발진이 일어났습니다. 신기한 일이 일어난 것도 그 때쯤부터 였습니다.

2년 반 동안 다리에 힘이 들어가지 않았는데, 어느 새 느리지만 혼자 힘으로 일어날 수 있게 됐습니다. 그런 저를 보고 가장 놀란 것은 2년 반 동안 쉬지 않고 간병을 해 준 아내였습니다. 역시 아내는 간호사였기 때문에 이 후유증과 증상이 얼마나 무서운 것인가 알고 있었음에 틀림없습니다. 그렇기 때문에 점점 건강해지는 제 모습에 놀라고 기뻐하며, 다시 한 번 〈세이겐〉의 대단함에 감사하는 마음을 가집니다. 그 후로도 〈세이겐〉을 계속 먹어 이제는 휠체어는 물론이고, 지팡이도 필요 없을 정도의 상태로까지 회복되었습니다.

또 병원에 같이 있었던 분(현재 다카츠키병으로 입원 중)에게 〈세이겐〉에 대해서 말을 해줬더니, 그 분 역시 복용하게 되었습니다. 그러자 나을 기미가 안보였던 변비가 거짓말처럼 싹 나아 의사 선생님도 "이완제를 사용하지 않아도 괜찮아지다니 신기합니다."라고 말하며 놀랐다고 했습니다.

이런 불가사의한 일이 일어나는 것은 인간 뿐만은 아닙니다. 우리 집 아이들이 좋아하는 금붕어 중 1마리가 수면에 가로 놓인 채 떠 있어서, <세이겐>을 약간 입 안에 넣어주고 남은 것을 물 안에 녹여 넣었습니다. 그러자 다음 날 죽기 직전이었던 금붕어가 다른 금붕어와 같이 건강하게 헤엄쳐 다니고 있었습니다.

<세이겐>과 만나지 못했더라면 저는 아직도 휠체어 생활을 하고 있을 것입니다. 앞으로는 한 명이라도 많은 분이 <세이겐>과 연을 맺을 수 있도록 도우며 은혜를 갚고 싶습니다.

## 12. 이하선암, 망막박리도 이겼다.

미에현 츠시
나카다시 요시노리

제 아내는 3~4년 전부터 <세이겐>을 애용하고 있으며, 모임에서의 여러 가지 활동에도 적극적으로 참가하고 있습니다. 그렇게 되기까지는 상당히 시간이 소요되긴 했지만, 딸과 친구가 말한 대로 믿는 것이 아니라 자기 스스로 조사하고 공부해서 얻은 결과인 것 같습니다. 납득이 되지 않으면 받아들이지 못하는 성격 때문일 것입니다. 이런 연유로 남편인 저는 요즈음 아내로부터 여러 번 <세이겐>을 먹을 것을 권유받았지만, 귀찮기도 했고, 만병통치약 같은 그런 식품은 믿을 수 없다는 생각이 강했기 때문에 아주 최근까지 아내의 활동을 제3자의 입장에서 지켜보고 있었습니다.

아내의 부탁으로 재작년에는 히라이시 선생님이 강연하신 체질개선연구회에 참가했고, 작년에는 아스카 크루즈에도 참가해 모든 선생님의 말씀을 듣게 되었고, 많은 분들과도 알게 되었습니다. 그런데도 고집스럽게 <세이겐>을 먹는 것은 내 신조에 반한다고만 생각해 거부했습니다.

작년 12월, 바야흐로 한 세기가 바뀔 무렵 오사카에서 건축업을 경영하고 있던 한 명 뿐인 동생이 이하선암이라는 진단을 받고, 다카츠키에 있는 오사카의과 대학병원에서 수술을 한다는 연락을 받았습니다. 참고로 제 동생은 저와는 3살 차이로 47살입니다. 큰일은 아니길 바라며 아버님, 아내와 3명에서 수술 전 날 오사카에 갔습니다. 아내는 동생의 수술 시간이 오후에서 오전으로 변경된 것을 보고 간단히 끝날 수술이 아니라는 것을 직감한 것 같았습니다. 5, 6시간 동안의 수술이 끝난 후 담당 의사 선생님의 친절한 설명에 의하면, 암세포는 처음 진단과 달리 상당히 악성이었던 것 같았습니다. 귀 밑의 안면 신경에 겹칠 정도로 커져 있었기 때문에 제거하는데 시간이 걸렸다고 했습니다.

수술 후, 의사 선생님께서 재발 및 전이의 가능성도 충분히 보이기 때문에 방사선 치료나 항암제 투여를 위해 계속 입원 치료를 할 것을 제안하셨습니다. 그러나 저는 동생의 체력 저하가 두드러지게 나타난 점, 그런 치료의 위험성, 본인이 병과 맞서 싸울 의지나 각오가 별로 없어 보이는 점 등을 말하며, 입원 치료를 받는 것에 마음이 조금씩 기울기 시작했던 동생의 마음을 바꿔 놓았습니다. 아내는 수술 전과 후에 자연의학 임상예방연구소의 강사 선생님, 의사 선생님으로부터 가끔 조언을 듣고 있었는데, 이것은 하늘의 계시라고 생각될 만큼 마음이 든든했던 것도 사실입니다.

동생은 수술 전부터 <세이겐 알파>와 <골드>를 먹기 시작해 하루 30포를 먹었고, 현재도 계속 먹고 있습니다. 동생은 연말에 퇴원했는데, 올해 2월에는 못알아 볼 정도로 건강해졌습니다. 수술 때 안면 신경의 손상으로 얼굴이 비뚤어지기도 했지만, <세이겐>을 발라서 많이 좋아졌다고 제수씨가 기쁜 목소리로 전화를 했습니다. 동생은 4월에 같은 곳이 재발하여 현재 재입원해 있습니다. 그러나 동생은 정신적, 체력적으로 이전과는 크게 달라져 <세이겐>을 복용하며 이후의 암에도 충분히 견뎌내 건강해질 것이라고 믿습니다.

친동생에게는 <세이겐>을 권하면서도 그 때까지 저는 <세이겐>을 먹지는 않았습니다. 그래서 천벌을 받은 것일까요? 4월 중순 경, 3일 동안 갑자기 눈이 잘 안보여서 미에현에서 가장 유명한 안과로 급히 갔습니다. 오른쪽 눈이 망막박리라는 판정을 받았고, 바로 수술을 해야 한다고 했습니다. 망막박리라는 병에 조금만 더 지식(비문증, 시야 결손 등)이 있었더라면, 그것은 조기 발견,

조기 치료로 비교적 간단하게 끝나는 병이었습니다. 소 잃고 외양간 고치는 꼴이었습니다. 1시간 반 정도의 수술을 받았고, 입원 중에 아내가 만들어 준 <세이겐> 탄물을 처음으로 마셨습니다. 의외로 먹기 쉽다고 생각했습니다.

 그러나 역시 그 정도 별로 부족한 것이었을까요? 정월 초에 슬슬 일에 복귀하려고 생각하고 있던 때 다시 망막이 박리되었습니다. 즉시 재차 수술을 받았습니다. 그 때의 제 마음은 초조함과 불안과 낙담과 공포를 한 데 섞어놓은 것 같았습니다. 2번 다시 받고 싶지 않은 수술이었지만, 그런 수술도 2번째는 여유가 생기는 것인지 비교적 편한 느낌이었습니다. 그래도 처음보다 시간이 오래 걸렸습니다. 그 때 이후로 저는 매일 식후에 <골드>를 2포씩 총 6포를 정확히 먹고 있습니다. 그러나 <세이겐>을 상용했지만, 유감스럽게도 많은 분들의 체험담에 있는 일들을 실감하지는 못했습니다. 굳이 말하자면 거의 매일 있다시피한 설사가 사라진 정도였습니다.

 그러던 어느 날 왼쪽 다리의 엄지 발가락이 욱신거리며 심하게 아파오기 시작했습니다. 발톱 무좀에 걸린 것 같았는데, 엄지 발가락의 발톱이 변형되어 살로 파고들게 되어 염증을 일으킨 것 같았습니다. 엄지 발가락은 새빨갛게 부어올랐고, 슬리퍼에 살짝만 닿아도 욱신욱신 쑤셨습니다. <세이겐>의 효과를 좀처럼 믿을 수 없었던 저도 밑져야 본전이라고 생각에 <골드> 2포를 소량 물에 녹여 멸균 솜에 흠뻑 묻혀서 대놓고 잠자리에 들었습니다. 밤 중에 통증으로 잠이 깨서 조금 실망스러웠지만, 이상하게도 아침에 눈을 뜨니 쑤시던 게 싹 진정이 되어 있었습니다. 그래서 기분이 좋아 그 날 하루에 3번을 똑같은 방법으로 치료했습니다.

그리고 다음 날, 어쩌면 하고 바라던 일이 일어나고야 말았습니다. 쑤시는 것도 통증도 거의 없이 완치되었습니다. 대단한 상처는 아니었지만 정말로 감사했습니다.

모든 선생님들은 큰 병이 생겼을 때 <세이겐>을 복용하면서 나을 수 있다는 믿음이 가장 중요하다고 말씀하십니다. <세이겐> 뿐만 아니라 담당 의사 선생님과 그 치료법, 투여되는 약을 믿고, 그리고 무엇보다도 "병에 지지 않는다. 건강해진다."는 본인의 강한 의지를 갖고 병과 싸우는 자세가 필요한 것 같습니다.

저는 이번 체험으로 아무도 <세이겐>을 믿지 않는다 하더라도, <세이겐>이라면 이 정도의 것은 치유하겠지라는 생각을 가지게 되었습니다. 저는 앞으로 <세이겐>과는 평생 같이 갈 것 같습니다.

마지막으로 지금까지 <세이겐>에 관한 체험담, 아내를 포함한 많은 분들이 경험한 <세이겐>의 효능에 대해서 많이 보고 듣고 해왔지만, 기적이니, 빠른 개선이니, 조금만 먹어도 금방 좋아진다는 식의 얘기만이 기억에 남아 있습니다. 병에 걸리고 나서는 늦는다는 생각을 해야 합니다. 병에 걸리면 완치되지 않는 경우도 있습니다. 최악의 경우는 죽음에 이를 수도 있습니다. 그렇기 때문에 건강한 때에 끈기 있게 <세이겐>을 생활화해 생명의 친구로써 길게 사귀는 것, 그것이야말로 가장 강조해야 할 중요한 것이라고 생각합니다.

## 13. 세균성 수막염이 K.O패

돗토리현 니시카즈
사카타 코즈에

 현재 고등학교 2학년생인 둘 째 아들이 중학교 1학년 때의 일입니다. 감기를 심하게 앓아 고열이 있었는데도 시험이 있다며 무리하게 학교에 간 것이 증상을 악화시켜 폐렴으로 발전했습니다.
 7월 17일, 병원에 입원을 했고, 아이니까 회복이 빠르겠지 라고 생각하면서 퇴원을 기다리고 있었습니다. 그러나 증상은 좋아지지 않았고, 더욱 나빠져 24일 밤부터는 눈이 빨개질 정도로 두통이 심해졌습니다. 좌약을 사용해도 열은 전혀 내려가지 않았고, 잠도 잘 잘 수 없게 되었습니다.
 다음 날 아침 일찍 원장 선생님이 오셔서 수막염인 듯 하니 국립병원으로 가는 것이 좋을 것 같다고 하셔서 그 날 병원을 옮기게 되었습니다. 휠체어가 없으면 움직일 수 없었던 아들은 침도 나오지 않게 되었고, 머리에는 방석을 하고 겨우 휠체어에 탈 수 있었습니다. 병원에서 검사를 한 결과 세균성 수막염이라는 진단이 내려졌습니다. 수막염에는 2종류가 있는데, 일반적인 것은 바이러스성 수막염으로 그것은 척수에서 척수액을 꺼내 점적을 하면 후유증도 없고 건강해지지만, 제 아들은 세균성 수막염이라는 것이었습니다. 세균성 수막염이라는 것은 척수에 세균이 들어가 걸리는데, 항생 물질이 듣지 않는 경우 뇌성마비가 될 수 있는 정말 무서운 병이었습니다.

저희 부부는 주치의로부터 병명을 들었을 때 몸의 떨림이 멈추질 않았고, 아들의 야구하던 때의 모습이 눈 앞에 떠올라 "그렇게나 건강했던 아들이 왜 이렇게 된거지."라는 생각이 들었습니다. 너무나 억울하고 화가 나서 눈물만 흘렸고, 온 몸에서는 힘이 다 빠져나갔습니다.

이제 더 이상 어떻게 해야 할 지 몰라 울면서 언니에게 전화를 했더니, 언니는 깜짝 놀라 바로 병원에 <세이겐>을 가지고 뛰어왔습니다. "대체 <세이겐>을 몇 포씩이나 먹여?", "하루에 3포 정도…"라고 말하자 언니는 굉장히 화를 냈습니다. 언니는 바로 <세이겐> 15포를 녹여 눈도 뜨지 못하는 아들에게 빨대를 이용해 먹였습니다. 면회 절대 사절의 상태인 아들을 필사적으로 계속 간병하면서 참을 수 없는 눈물을 아들에게 들키지 않도록 주의하며, 매일 15포의 <세이겐>을 먹였습니다. 남편도 일주일 간의 휴가를 내고 와 열심히 간병을 하면서 몇 번씩이나 복도에 나가 울었습니다. 4, 5일이 지났을 즈음, 주치의가 수액에서 세균을 채취해 그것에 맞는 항생 물질을 투여해야 하는데, 세균을 발견할 수 없다는 말을 했습니다. <세이겐>으로 기적이 일어난 것입니다. 주치의도 간호 부장도 신기해하며 마지막에는 "샬레 안에 세균이 있었던 것 맞나?"라고 말할 정도로 아들은 빨리 회복되었습니다. 의사 선생님들은 기적이라고 말씀해 주셨고, 같은 병동의 사람들은 제가 복도에서 매일 울고 있는 모습을 보아왔기 때문에 정말 모두들 기뻐해 주었습니다. 그리고 8월 5일 어떤 후유증도 없이 무사히 퇴원하게 되었습니다. 그 후 제 아들은 자신이 너무나 좋아하는 야구를 하며, 3학년 때에는 학생 회장으로, 야구부 주장으로써 우승을 하는 등 활발한 활동을 했습니다. 그리고 고등학교도 바랬던 곳에 입학하게 되었고, 학교에서 실시한 검사에서 중학교 1학년 때에 세균성 수막염을 앓은 적이 있었다고 말하면 선생님들이 크게 놀랄 정도로 건강을 되찾았습니다. 아들은 〈세이겐〉 덕분에 지금 청춘의 한가운데에 있는 것 같습니다.

## 14. 파킨슨병이 쾌차

홋카이도 삿포로시
기무라 요시타카/카츠코

### 이인삼각으로 걷는 것부터 투병

재직 40년 동안 저는 거의 벽지에 있는 학교에서 일했습니다. 교원의 길을 남편과 함께 걸어왔습니다. 정년이 되는 4년 전 남편은 파킨슨병에 걸렸습니다. 처음에는 오른쪽 새끼 손가락이 떨리는 정도여서 별로 대수롭게 여기지 않았는데, 오른손 전체가 떨리게 되면서 의식을 해야만 떨림이 멈추될 정도로 상태가 악화되었습니다.

곰이 멀리서 울부짖는 소리가 들릴 정도의 벽지였기 때문에 병원은 50km나 떨어져 있었습니다. 아직 차를 운전하는데도 지장이 없었고, 아이들을 사랑하는 남편의 마음을 잘 알고 있었기에 남편의 기력을 지키기 위해 저는 교육에 온 힘을 쏟았습니다.

*쓰러지고 일어나는 아내의 손을 잡으며*
*어지러운 내 마음 슬프게도*

같은 교직에 있는 입장인 저는 어떻게 하면 남편의 건강을 되찾을 수 있을까 필사적이었습니다. 회의가 있어서 늦을 때는 안개가 얼어 붙은 바깥 공기처럼 싸늘한 마음으로 기다렸습니다.

*파킨슨이 쇠약해지는 아내와 맹목적으로*
*가까운 나와의 봄은 멀어지네.*

남편은 긴장이 심해지면 전신이 심하게 떨릴 때도 있게 되어 파킨슨병 특유의 증상이 조금씩 진행되는 것 같았습니다. 그러나 교장직을 무사히 마치고 정년 후에는 삿포르에서 살았습니다. 그 기쁨도 잠시였고, 시립병원에서 한 검사 결과, 긴 세월 신경을 혹사시킨 남편은 난치병인 파킨슨병 판정을 받았고, 입,퇴원을 반복하는 세월을 보냈습니다. 재직 중에 하지 못했던 취미와 여행 등 둘만의 생활을 누리자고 얘기했던 직후의 일이었기 때문에 너무 큰 충격이었지만, 저는 곧 투병 생활을 준비하기로 마음을 바꾸었습니다.

늙은 아내를 고생시키는 회환은
끝없는 겨울에 손이 저리듯

그래도 남편은 하이쿠와 시 낭독을 하며 병에 지지 않겠다는 긍정적인 자세로 노력하고 있었습니다. 남편은 사람과 다투는 일도 거의 없었고, 모든 일을 조용히 받아들이며 자신의 길을 걷는 성격이었습니다. 난치병인 파킨슨병은 점점 진행돼 발이 꼬여 걸을 수 없는 일이 자주 일어났습니다. 남편과 함께 이인삼각으로 매일 두 시간씩 걷기를 시작했습니다.

**삿포로시를 한 눈에 볼 수 있는 모이와산에 두 번 올라**
그 때 이웃에 이사온 학생 시절 둘도 없는 친구를 만나 지푸라기라도 잡는 심정으로 모든 고민을 밤새도록 얘기했습니다. 친구는 45살 때 신장병을 극복한 후에도 방광 입구에 폴립이 생겼고, 자궁에 양성 종양이 있었으며, 심지어 만성 기관지염으로 장 상태가 나빠져 설사를 했다고 했는데, 한방도 병원약도 효과가 없었다고 합니다. 어느 날 일본경제신문의 웰니스 코너에서 '장까지 전해지는 유산균 생산물질'에 대한 기사를 보고, 먹은 지 2개월만에 건강한 변을 보게 되었다면서, 파킨슨병에도 좋으니 먹어 보라고 <세이겐>을 소개해 주었습니다.

처음에는 반신반의했지만, 하루 8포를 남편에게 먹이며, 남편은 나을 수 있다는 믿음을 가졌습니다. 3개월이 지났을 때 남편은 식사 때마다 국물이 있는 음식은 모두 흘렸는데, 떨리는 오른손이 언젠가부터 멈춰 있었습니다. 또한 소폭으로 걷던 발은 한 걸음 한 걸음 힘껏 내딛으며 걷고 있는 것이었습니다. 정말 놀랐습니다. 놀랄 일은 또 있었습니다. 5개월째에는 이발소에 갔는데 "사모님, 사장님 머리 염색했어요?"라고 해서 보니까 머리카락이 별로 없던 부분에도 머리가 났고, 뿌리부터 새까맸습니다.

남편도 아들도 신기해 하며 기뻐하는 얼굴이었습니다. 만나는 사람마다 "어머나 못 알아 볼 정도로 건강해졌네요. 건강하신 모습을 보니 제 투병 생활에도 힘이 됩니다."라고 해서, 남편의 <세이겐>에 대한 확신은 확고부동한 것이 되었습니다.

지위도 이름도 없는 늙은 남편의 일상이지만
하얀 겨울산만으로도 행복하네.

그 후에도 남편은 자신감을 잃지 않고 만보 걷기와 6 ~ 8km의 산 오르기를 계속해, 결국은 표고 530m의 삿포르시가 한 눈에 보이는 모이와산에도 2, 3번 올라갔습니다. 정상에서 유산균 생산물질을 먹고 잠시 쉬는 상쾌한 기분은 항상 마음에 남아 있습니다. 정말 꿈만 같습니다. 시립병원의 선생님도 놀라십니다. 저도 혈압이 높기 때문에 먹고 있는데 지금은 안정됐습니다.

**친구도 치매 증상에서 호전되다.**

올해 77살인 남편은 희수를 맞아 자식들과 11명의 손자들로부터 축복을 받았습니다. 파킨슨병이 호전되어 이 이상 기쁜 일은 없을 것 같습니다. 이것은 전적으로 삿포르에 있는 평생 학습 서클인 헬시라이프클럽(HLC)의 요시다 부부를 만난 덕분입니다. 병의 단골이라고 할 정도로 수많은 병을 앓았던 그녀가 효과를 보았던 유산균 생산물질과 제가 연을 맺게 된 것을 최고의 기쁨으로 생각하고 있습니다.

명쾌한 얘기를 할 수는 없지만
노부부 함께 평생학습의 문을 두드리네.

현재 남편의 교원 시절 친구, 전 중학교 교장 선생님이었던 분이 3년 간 치매 증상으로 병원에 계셨는데, 남편의 건강한 모습을 보시더니 유산균 생산물질을 드시기 시작했습니다. 그러자 그 분은 금방 말이 돌아오고 다시 웃을 수 있게 되어 주치의도 가족도 놀라고 있다고 합니다. 이런 눈물겹지만 정이 넘치는 모임이 북쪽 땅에 퍼지고 있습니다.

## 15. 구내염 재발과 각종 염증 반응이 제로

도쿄 코마에시
코야나기 치요코

　저는 선천적으로 심장에 구멍이 나있는 심실중격결손증입니다. 제가 태어났을 당시는 아직 심장 수술을 간단하게 할 수 있는 시대가 아니었기 때문에 허약하고 발육이 나빠 병원에 다니는 것이 일상 생활이었다고 합니다.
　저는 초등학교 무렵부터 운동회, 소풍, 수학 여행은 거의 참가할 수 없었습니다. 27세 때 심장에 균이 생기는 심내막염에 걸려, 도쿄에 있는 대학병원에서 심실중격결손증 판정을 받고 수술을 받았습니다. 그 후 맥박이 느려져 페이스 메이커를 심는 치료를 받았습니다.
　그 후 친구의 권유로 당시 동경여자의대의 세키구치 교수님께 진찰을 받게 되었습니다. 제가 선생님의 환자가 된 지는 25년 가까이 됩니다. 긴 세월 동안 선생님께서는 신슈대학 의학부의 교수로 재직하셨지만, 일주일에 한 번 동경여자의대 비상근 외래를 하셨습니다. 선생님이 신슈대학에 부임했을 무렵 저는 또 다시 세균성 심내막염이 발병했고, 그 후에도 원인 불명의 고열이 반복되어 입, 퇴원을 반복했고, 폐경색, 구내염, 게다가 감기에 걸리면 숨을 쉬기 힘들 정도의 격렬한 만성 반복성 기관지염에도 걸렸습니다. 또한 하지 정맥염도 생겼습니다. 이것이 심장병일 뿐만 아니라 교원병의 일종이라는 것을 발견해 주신 것도 세키구치 선생님이셨습니다. 이 병은 면역, 알레르기, 염증성 반응이 여러 가지 형태로 바꾸어 발생하는 병이라고 설명해 주셨습니다.
　<세이겐>과의 만남은 세키구치 선생님의 사모님을 통해서 였습니다. "코야나기씨에게 좋다고 생각하는데 한 번 먹어보지 않겠어요?"라는 한 마디에 선생님과 사모님의 말이라면 반드시 좋을 것이라고 직감 했습니다. 처음에는 복용량을 하루 1포를 일주일 간, 2주 째는 하루 2포, 3주 째는 하루 3포, 4주 째부터는 하루 6포로 늘렸습니다. 당분간은 변화가 별로 없을 것이라고 생각했지만 6포로 양을 늘리자, 서서히 구내염이 사라지게 되었습니다. 신기하게도 감기에 걸리는 일도 적어져 격렬한 기침도 전혀 하지 않게 되었습니다. 또 페이스 메이커 교체시에는 언제나 수술 후의 혈액 검사에서 염증 반응이 나타났지만, <세이겐>을 먹기 시작한 이후의 교체 때에는 염증 반응이 제로였습니다. 그 원인이 <세이겐>이라고 저는 내심 확신했습니다.
　요코하마에 사는 사촌이 입원을 했다는 소식을 듣고 문병을 간 적이 있었습니다. 그 사촌은 내가 <세이겐>을 먹기 시작한 것 보다 2년이나 먼저 <세이겐>을 먹고 있다는 것을 알고 깜짝 놀랬습니다. 사촌은 40년 전에 유방암 수술을 했고, 작년에 고열로 입원해 아무리 검사를 해도 원인을 알 수 없었고, 항생제를 맞아도 낫지 않았다고 합니다. 사촌은 오래된 상처가 아프다며 냉 찜질을 하고 있을 때, 제가 그 상처 위에 <세이겐>을 뿌리고 그 위

에 물을 적시고 가제로 감싸주며, 이 방법을 매일 해 보라고 권하고 돌아왔습니다.

　사촌은 의사 선생님의 허가를 받은 후 곧바로 실행했습니다. 그러자 바로 그 다음 날 그 상처에서 황색 고름이 놀라울 만큼 많이 나왔고, 3주간 계속되었던 고열이 내려 무사히 퇴원할 수 있었습니다. 사촌은 몹시 기뻐했습니다. 사실 그 당시 맘 속으로는 만일 나빠지면 어떻게 책임을 질 것인지 조마조마 했었기 때문에, 이번 사촌의 일은 <세이겐>과 만나 얻은 경험 중 제일 기쁜 사건이었습니다.

　저는 매일 하루 6포를 복용하자 입원할 일도 없었으며, 게다가 전보다 건강해졌기에 정말 기쁩니다. <세이겐>은 각종의 염증성 반응을 억제해 준다는 것을 의심하지 않았고, 그것을 믿으며 매일 매일 꾸준히 사용해 온 것이 좋은 결과를 가져 온 가장 큰 원인이라는 것을 절실히 느끼고 있습니다.

## 16. 파킨슨병, 구내염도 사르르

후쿠오카현 나카마시<br>하다나까 요시에

　최근에 <세이겐>이라는 건강 식품을 알게 된 사실에 우리 가족은 감사의 마음으로 가득합니다.

남편은 젊을 때는 스포츠맨으로 건강 그 자체였습니다. 그런데 40살 전후로 결핵에 걸린 이후 여러 병을 앓아 차츰 차츰 약을 달고 살게 되었습니다. 계속되는 구내염으로 고통받던 중 10월 말부터 다음 해 4, 5월까지 손과 발이 얼음처럼 차가워지는 증상이 나타났습니다. 무릎 아래로는 여기 저기에 궤양 증상인 검붉은 반점이 생겼고, 고름이 계속 나왔는데, 작년 봄에는 양쪽 무릎에 50군데나 증상이 나타났습니다.

그 때문에 여러 병원을 전전하며 정밀 검사를 받았고, 좋은 혈관 외과의가 있다고 들으면 여기저기 진찰을 받으러 다녔습니다. 그러나 "기대에 부흥하지 못해서 죄송한데 와르파린만은 계속 드시는 게 좋습니다."라는 얘기만 들었고, 정밀 검사 결과 구내염도 파킨슨병도 모두 약 알레르기라고 했습니다. 남편은 걷지도 못하고 다리의 통증도 심해 차라리 죽는 게 좋을 것 같다고 말했고, 저도 병간호로 기진맥진 했었습니다.

그런데 우연한 기회에 며느리를 통해서 <세이겐>을 알게 되어 마지막 희망의 끈이라고 믿고, 작년 7월 말부터 열심히 먹이기 시작했습니다. 그러자 2개월 후부터 발의 상처가 점차 좋아지더니 깨끗이 낫는 것입니다. 너무 좋아서 덩실거리며 춤이라도 추고 싶었습니다. 그리고 한 달 후 이번에는 아무 생각 없이 남편의 양말을 신겨 주려고 발을 만졌는데 발이 따뜻했습니다. "여보, 발이 따뜻해요. 피가 잘 통하나봐요."라고 말했습니다. 10년 만에 발에 온기가 돌아 온 걸 보고 나도 모르게 눈물이 나왔습니다. 보는 사람마다 자랑하고 싶었습니다. 사람을 만나면 이 얘기만 계속 했습니다.

병으로 힘들어 하는 친구가 있으면, <세이겐>이 얼마나 좋고 효과가 좋은지 바로 전화를 걸어 말했습니다. 하카타에 있는 대장암 수술을 한 친구에게서 "길어도 1년 밖에 남지 않았어. 수술 후 설사 증상이 계속돼 집에서 한 발도 못 나가. 나는 아무데도 갈 수 없어. 이제 별로 안남은 것 같아. 한심하고 비참해."라는 전화를 받고 바로 <세이겐>을 보냈습니다.

2개월 후에 그 친구는 "너를 만나고 싶어. 네가 권해준 식품을 먹고 설사하는 횟수가 줄어서 너무 기뻐. 이제 이거 없으면 못 살아. 지금은 근처에 물건을 사러 나갈 수 있게 되었어." 라며 신기하다는 말을 계속했습니다.

이것도 인연이 있기 때문입니다. 좋은 것을 알려줘도 믿지 않으면 어쩔 수 없기 때문입니다. 제가 받은 도움에 대한 감사의 표시로 보다 많은 분들이 도움을 받을 수 있도록 알려야 한다고 생각합니다. 감사합니다.


## 17. 갑상선 기능항진증을 극복

시즈오카현 후지오카시<br>
츠치야 미치코

1996년 3월, 저는 자면서 가끔 땀을 흘렸습니다. 그렇지만 그 때는 조금 이상하다고 생각했지만 둘 째의 초등학교 입학도 있고 해서 바빴기 때문에 별로 신경쓰지 않았습니다. 그러나 5월에 들어서부터 몸이 나른해지기 시작했습니다. 매일 같이 어깨 결림, 두통에 시달렸기 때문에 몸에 안 좋은 줄 알면서도 두통약을 자주 먹었습니다. 6월이 되자 손이 떨리고, 심장이 두근거리고, 체중이 감소되는 증상이 나타났고, 중순경이 되자 갑자기 일어날 수 없게 되었습니다. 자주 다니던 병원 의사 선생님은 가벼운 빈혈이라고 말씀하셨지만, 하루 하루 갈수록 몸 상태는 나빠졌습니다.

두 번째 병원에서 갑상선 기능항진증이라는 판정을 받았습니다. 저는 갑상선이라는 말을 듣고 너무 쇼크였습니다. 내가 왜 이런 병에 걸린 걸까?. 갑상선이라고 들었을 때 우선 제 머리에 떠오른 것은 목에 상처가 남는 것이었습니다. 지금 생각하면 갑상선은 무조건 수술하는 것도 아니었는데, 그 때는 여러 가지 생각 끝에 우선 미용실에서 머리를 짧게 자르기 위해, 병원에서 집에 돌아가는 길에 항상 다니던 나가오카씨의 미용실에 갔습니다. 머리를 자른 것은 치료를 받는데 조금이라도 편해지기 위해서였습니다.

이 때 처음 &lt;세이겐&gt;을 알게 되었습니다. 나가오카씨는 평소와 다른 제 얼굴색을 눈치 채고 말을 걸었습니다. 제가 병원에서의 일을 얘기하자 나가오카씨는 20년 간 갑상선 기능항진증이었던 일을 얘기해 주었습니다. 그리고 그녀는 건강을 위해 &lt;세이겐&gt;을 먹었는데, 6개월 후에 포기했던 갑상선이 정상으로 된 것 등을 얘기해 주면서 저에게 <세이겐>과 체질개선 건강법에 관한 책을 주었습니다.

저는 집에 돌아와서 바로 책을 읽었습니다. 눈이 아파서 텔레비전도 신문도 볼 수 없었던 제가 이 책만은 한 번에 다 읽었습니다. 이것은 지금도 신기합니다. 다 읽고 제 마음 속에는 <세이겐>으로 병을 하루라도 빨리 고치고 싶다는 생각이 용솟음쳤습니다.

일주일 후 검사 결과를 들으러 병원에 가서 갑상선 약에 대해 의사로부터 설명을 들었습니다. 백혈구가 감소해 빈혈이 되기 쉽고, 사람에 따라서는 발진이 생기기도 하며, 다른 약보다 부작용이 있는 것에 주의해서 먹어야 한다는 것이었습니다. 저는 체질개선 건강법 책 안에 약의 부작용에도 효과가 있다는 한 구절이 있었던 것을 생각해 내고는 약을 손에 들고 나가오카씨에게 가서 <세이겐>의 주문 방법을 물어보았습니다.

바로 <세이겐>이 도착했고, 아베 선생님에게 급히 상담을 부탁했습니다. 처음에는 하루 3포, 적응이 되면 6포를 복용하되, 약도 주치의의 지시대로 복용하는 것이 좋다고 하셨습니다. 저는 하루 6알의 약과 <세이겐> 3포를 먹었습니다. 그러자 3일 정도 지나 조금 건강해진 것 같은 느낌이 들었습니다. 아직 심장이 계속 벌렁거리기는 하지만 두통과 몸의 나른함도 없어져 집안 일도 할 수 있게 되었습니다. 이것은 나가오카씨가 <세이겐>을 가르쳐 준 덕분이라고 생각합니다. 일주일 후에 <세이겐>

을 6포로 늘렸습니다. 그러자 조금씩 건강해졌지만, 3주일 후 몸 안이 가려워지고, 발진이 생겨 밤에도 숙면을 취할 수 없습니다. 바로 머리에 떠오른 것은 <세이겐>을 먹고 있는데 왜 이럴까 하는 의문이었습니다. 다음 날 병원에서 검사한 결과 약의 부작용이 아니라, 간 기능의 저하에 의한 발진이었습니다.

　며칠 후 처음으로 체질개선연구회에 참가했습니다. 나카지마 선생님에게 상담을 하자 <세이겐>은 간장에도 아주 좋다고 하셔서 안심이 됐습니다. 그리고 담당 선생님에게는 약을 반으로 줄여달라고 했습니다. 갑상선 약은 반으로 줄이면 별로 효과가 없다고 했지만, 2개월 후 검사 결과에서는 갑상선의 수치가 정상치가 되었습니다. 아직 뇌하수체가 회복되지 않았는데, 저는 그 때 뇌하수체가 얼마나 중요한 작용을 하는지 몰랐기 때문에, 이제 약은 그만두고 <세이겐>만으로도 충분하겠지라고 판단해 버렸던 것입니다. 하지만 그 후 <세이겐>도 반으로 줄여 버렸습니다. 그런데 몇 개월이 지나도 여전히 뇌하수체는 회복되지 않았고, 갑상선도 항진 기미가 있었습니다. 저는 자연의학 임상예방연구소에 전화 상담을 했습니다. 그러자 선생님이 "약이나 <세이겐>을 줄이시지 않으셨어요?"라고 물었습니다. 제가 약을 끊고 <세이겐>도 반으로 줄인 것을 애기하자 선생님은 「다시 한 번 처음과 똑같이 약과 <세이겐>을 드세요. 그리고 몸에 자신이 생기면 서서히 약을 줄이고, 그 만큼 <세이겐>을 늘려보세요."라고 가르쳐 주셨습니다.

저는 상담의 중요함, <세이겐>의 복용량의 중요함을 실감했습니다. 더 빨리 상담했으면 분명 완치도 빨랐을 텐데라고 생각하고 많이 후회했습니다. 결국 완치할 때까지 일 년이 더 걸려서 지금은 이것도 좋은 경험이었다고 생각하고 있습니다.

## 18. 재생불량성 빈혈, 악성 림프종도 이기고 있다.

돗토리현 니시카<br>
나가이 카오루

1998년 2월 중순, 몸이 안좋아서 근처 병원에 갔었는데, 혈액 검사 결과 백혈구, 헤모글로빈이 보통 사람의 1/3 ~ 1/4 밖에 없다고 했습니다. 이렇게 혈소판 수가 적으면 골수 관련 병이 의심된다는 얘기를 듣고 저는 매우 쇼크를 받았습니다.

병원에서 한 검사에서 3개월 동안 입원해야 한다고 해서, 지금까지 입원 경험이 없는 저는 눈 앞이 깜깜해졌습니다. 병명은 재생불량성 빈혈이라고 들었는데, 그것이 어떤 병인지 설명을 들을 때까지는 몰랐습니다. 일단 치료는 하지 않고 5번 수혈을 받고 퇴원을 했는데, 퇴원 2주 전부터 수혈 없이도 헤모글로빈과 혈소판의 수치가 높아졌습니다. 저는 골수가 점점 조형을 시작해 이대로 낫는 것은 아닐까 기대했습니다.

그러나 병과의 전쟁은 이 때부터 였습니다. 7월 어느 날 밤 갑자기 오른쪽 팔이 심하게 아파서 잠을 잘 수 없었을 뿐만 아니라, 너무 아픈 나머지 떼굴떼굴 굴렀습니다. 혈액 검사에서 어쩌면 악성 림프종일 가능성이 있다고 했는데 혹시 암이 아니까 하는 생각이 들었습니다. 하지만 그럴 리가 없을 거라고 자위했습니다.

얼마 지나지 않아 오른쪽 팔다리가 모두 아팠습니다. 9월 중순에 조직 검사를 위해 입원했습니다. 조직 검사를 한 결과 역시 악성 림프종이었습니다. 그리고 일주일 후, 첫 번째 항암제 치료가 시작되자 링거와 스테로이드 복용으로 인해 매일 구토를 했습니다. 첫 번째 치료가 시작될 때 머리카락이 빠지기 시작했습니다. 부작용에 관한 얘기는 들었지만 머리카락이 하나도 없는 것은 너무나 큰 충격이었고, 슬픈 일이었습니다. 육체적, 정신적으로 괴로운 상태였지만 한탄해도 낫을 것도 아니어서, 이렇게 된 이상 받기 싫은 치료는 빨리 해치워버리자 라며 어떻게든 긍정적으로 생각하려고 노력했습니다.

해가 바뀌고 2월에 〈세이겐〉과의 운명적 만남이 있었습니다. 어떤 분의 도움으로 체질개선연구회 회장에 가서 시부타 선생님에게 지도를 받았습니다. 히라이시 선생님의 책도 구입해서 그날 밤 한 번에 다 읽고, 이것이라고 직감했습니다.

빨리 〈세이겐〉을 구입해 1포씩 먹기 시작해, 일주일 후에는 하루에 10포씩 먹었습니다. 외래에서는 담당 선생님이 골수 이식을 권하셨지만, 저는 절대로 이식은 하고 싶지 않았습니다. 솔직하게 말하면 이식에 대한 공포가 있습니다. 만약 한 발만 잘못 딛어도 죽음과 연결될 수도 있고, 이식을 한다고 해도 이후 100% 재발하지 않는다는 보증도 없었기 때문입니다. 의학적으로 무지한 제가 이런 얘기를 하는 것은 주제 넘겠지만 더 자연적인 방법으로 병이 좋아졌으면 하고 생각한 것도 이 때쯤이었던 것 같습니다. 결국 8번의 치료는 작년 3월에 끝났습니다.

작년 4월부터 하루에 <골드> 10포, <알파> 10포를 먹기 시작했는데, 이 때부터 심한 어깨 결림이 없어지면서 뭔가 다른 느낌을 받았습니다. 머리카락도 조금씩 나기 시작했으며, 여름에는 몸이 많이 편안해져서 몸 속부터 좋아지고, 힘이 생기는 것 같은 느낌이 들었습니다.

더욱이 작년 9월에는 CMC의 도움으로 동경여자의대의 데무라 교수님을 통해 혈액 내과 선생님에게 진찰을 받을 수 있었습니다. 동경여자의대에 검사를 위해 입원한 것은 약 2주 간이었습니다. CT 등의 검사는 이상이 없었고, 마지막으로 중요한 MRI 검사를 했습니다. 결과는 바로 나오지 않기 때문에 집 근처 병원으로 보내주기로 하고 퇴원했습니다.

2주일 후 집근처 병원에 검사 결과를 들으러 무거운 발걸음을 옮겼습니다. 결과를 듣는 것도 걱정이었지만, 그 이상으로 선생님을 만나는 것도 마음이 무거웠습니다. 계속 거기에서 진료를 받았는데 제 멋대로 동경여자의대에서 진찰을 받고 그 결과만 들으러 온 것도 그렇고,

또 앞으로도 진찰을 받아야 했기 때문에 동네 병원 선생님으로써는 기분이 좋을 수만은 없었을 것입니다. 제가 말을 많이 하지 않았기 때문이기도 하겠지만, 역시 좋지 않은 분위기였고, 결과는 등뼈에 이상한 것이 여러 개 있다는 것이었습니다. 그래서 굉장히 낙담하고 집으로 돌아왔습니다.

그 날 오후 <세이겐>을 알려주신 이씨다씨가 걱정이 되어 오셨기에 자초지종을 말씀드리자, 바로 사이토 매니저에게 연락하겠다고 말했습니다. 그리고 그 날 밤, 데무라 교수님께서 집에 전화를 주셨습니다. 처음 전화를 받았을 때는 귀를 의심했습니다. 데무라 교수님이 저를 위해서 일부러 혈액 내과 선생님이 계신 곳으로 가서 검사 결과를 물어 보셨다고 합니다. "엉덩이 뼈에 몇 개 흔적이 보이지만, MRI 검사 결과상으로 나쁜 것은 아니니까 안심해도 괜찮습니다."라는 선생님의 말씀을 듣고 기뻐서 어쩔 줄을 몰랐습니다.

선생님은 일시적으로 봐 주신 한 환자를 위해 이렇게까지 신경써 주셨고, 게다가 이식을 권유하는 서양 의학 전문 선생님의 마음도 잘 이해하셨고, <세이겐>도 잘 아시면서 제 마음도 이해해 주셨습니다. 교수님이신데도 불구하고 이렇게 마음을 써 주시는 선생님은 말로 표현할 수 없을 정도로 훌륭하신 분이라고 생각했습니다. 지금은 또 동네 병원에서 도움을 받고 있는데 수치는 안정적입니다.

지금은 <세이겐>을 하루에 15포 정도 먹고 있습니다.

정신적, 육체적으로 강하게 만들어 준 <세이겐>에게 진심으로 감사하며, 지금까지는 생각지도 못했던 여러 가지 소중한 것을 알게 해 준 병도 고맙게 생각합니다. 병에 걸리지 않았다면 <세이겐>과의 만남도 없었을 것입니다. 앞으로도 계속해서 <세이겐>을 가까이 해야 할 것 같습니다.

## 19. 악성 림프종의 항암제 고통

아이치현 호쿠이군<br>스즈키 이사무

저는 목 부분에 덩어리가 생겨서 지방이 뭉친 것이겠지 생각했는데, 1995년 건강 진단을 받고 적출 수술을 했더니 악성 림프종이라고 했습니다. 도요바시 국립병원을 소개받아 입원을 했고, 혈액, 골수 등의 검사를 했는데 결과는 역시 악성 림프종이었습니다. 그 때까지 저는 요산성 관절염으로 20년 정도 고생한 것을 제외하고는 감기에 걸린 적도 없었습니다.

통원하면서 항생 물질 치료를 시작했습니다. 약한 약이라서 머리가 빠질 걱정도 없어 안심하고 있었습니다. 그런데 1997년경부터 장에 덩어리가 생겨 손이 올라가지 않았고, 심한 통증이 와 며칠 밤이나 고통스러웠습니다. 그래서 9월 24일 첫 번째 항암제 링거를 맞았습니다.

다음 날은 머리가 아팠고, 기분이 안좋았으며, 식욕도 전혀 없었습니다. 아내가 가라오케 친구인 야마모토 테츠오 부부에게 그 얘기를 했더니 <세이겐>을 소개해 주었습니다. 이성적으로 판단을 하면 믿을 수가 없었지만, 가토리 선생님의 강연회에 가서 말씀을 듣고는 먹어볼까 생각도 들었지만, 아직 그러고 싶지는 않았습니다.

그러나 아내가 페트병에 <세이겐>을 많이 넣어서 준비해 주었기 때문에 먹게 되었습니다. 처음에는 설사를 해서 복용을 멈추려고 생각했지만, 항암제 링거의 부작용을 생각하고 <골드> 10포, <알파> 10포를 먹기로 했습니다. 다음 날부터는 속도 미식거리지 않았고, 식욕도 생겨서 평소 양만큼 먹을 수 있었습니다.

링거를 6개 맞고 3월에 퇴원했는데, <세이겐>을 먹기 시작하고부터 아팠던 요산성 관절염도 한 번도 발작이 일어나지 않았습니다. 저는 얼굴색도 좋아졌고 체중도 5kg는 늘었습니다. 요즘은 체력을 키우기 위해 매일 산책을 하거나 정원 손질을 합니다. 또한 매일 잊지 않고 <골드>와 <알파>를 먹고, 어디에 가더라도 갖고 갑니다. 야마모토 부부에게 감사의 마음을 전합니다.

**아내** : 저 혼자서만 걱정하고 힘들어하다가 용기를 내어 병을 야마모토 부부에게 모두 얘기하면서 눈물이 멈추지 않았던 일이 있었습니다. 그러자 <세이겐> 얘기를 하며 미트고시씨를 소개해 주었습니다. 바로 <골드> 1박스를 사서 남편에게 설명하고 먹도록 권했지만, 처음에는 이해를 하지 못했습니다. 첫 번째 항암제를 맞았을 때는 굉

장히 힘들어 했습니다. 저는 일단 <세이겐>을 먹게 하려고 최선을 다했습니다. 그러나 2번째 항암제를 맞은 후에는 부작용도 없었고, 외박 허가도 나왔습니다. 그러자 입으로는 말하지 않았지만 무언가 다르다고 남편도 느끼는 것 같았습니다.

2번째 항암제를 맞은 이후 머리카락이 조금씩 빠지기 시작했습니다. 원래 남편은 후두부에 머리가 얼마 없었는데, 머리가 전부 빠지고 눈썹도 빠져 내색하지는 않아도 얼마나 슬프고 쇼크였을지 짐작이 갑니다. 저는 항상 "<세이겐>을 먹고 있으면 분명 검은 머리가 나올 거야."라고 희망을 갖고 있습니다.

4월 경부터 연령적으로 무리가 있어 새까맣다고 할 수는 없지만, 희끗희끗한 머리가 나왔습니다. 또 남편은 곱슬머리였는데, 이 번에 나온 머리는 직모였습니다. 정말 놀랐습니다. 역시 남편의 체질을 개선하는데 <세이겐>이 효과를 발휘하지 않았나 생각했습니다.


## 20. 악성 중이염, 맛도 소리도 되찾았다.

동경도<br>
야마히라 고이치

1996년 11월, 저는 귀 상태가 안좋아 옛날부터 알고 지냈던 이비인후과 선생님을 찾아 갔습니다. 의사 선생님이 상태가 상당히 안좋다며 당분간 병원에 오라고 해서 통원 치료를 받았습니다. 그러나 귀의 통증이 좀처럼 사라지지 않아 대학병원을 소개받고 검사를 받은 결과 수술을 해야만 한다고 했습니다. 그 자리에서 침대가 비면 입원하기로 예약을 했고, 그 기간 동안은 대학병원에 다니면서 치료를 받았습니다.

다음 해 1997년 1월 2일, 새벽 4시 경 화장실을 가려고 일어났는데 얼굴이 땡기는 것 같은 이상한 느낌이 들어서 거울을 봤더니, 얼굴 전체가 비뚤어져 있었습니다. 도저히 제 얼굴이라고 생각할 수 없을 정도로 이상했고, 입을 헹구려고 컵을 입에 댔는데 컵의 물이 반 이상 흘러내렸습니다. 저는 너무 놀라 1월 2일이었지만 대학병원에 바로 연락을 하고 즉시 입원했습니다.

저는 어렸을 때부터 양쪽 귀에 만성 중이염이 있어 가끔 치료를 받았습니다. 검사를 끝내고 1월 16일 왼쪽 귀 수술을 받았습니다. 주치의 선생님은 수술 후의 정식 치료 외에도 일이 끝나면 치료실에 데리고 가서 진찰을 해 주셨습니다. 선생님의 호의와 의료에 대한 열의에 머리가 절로 숙여졌습니다. 중이의 깊은 곳에 있는 내이에는 얼굴 안면 신경과 맛을 느끼는 신경 등 여러 가지 신경이 있는데, 그 신경을 감싸고 있는 피막이 귀 안의 심한 염증으로 녹아 내렸기 때문에 안면 마비가 일어나 미각을 잃어버렸던 것입니다. 안면 신경은 비교적 두껍기 때문에 나을 가능성이 많지만, 미각 신경은 얇기 때문에 녹기 시작하면 나을 가능성은 적다는 얘기였습니다.

왼쪽 귀에 이어 오른쪽 귀도 수술을 받았고, 25일째에 퇴원하면서 "선생님, 시간이 지나면 잘 들을 수 있습니까?"라고 주치의 선생님에게 물어 보았습니다. 그러자 "글쎄요. 야마히라씨의 경우 아이 때부터 만성적인 중이염이 있어서 귀 안의 듣는 신경이 보통 사람보다 약한 것 같습니다. 원래대로 듣는 것은 크게 기대할 수 없지만, 수술 부위가 나아서 내이가 굳으면, 보청기를 착용하면 괜찮을 것으로 보입니다. 지금 보청기는 아주 좋아서 걱정 안하셔도 괜찮습니다. 제가 신체 장애자 신청도 해드리겠습니다."라고 말씀하셔서 큰 충격을 받았습니다.

퇴원 당시는 잘 안 들려 귀에 대고 큰 소리로 말해 줘야만 했기 때문에 말을 거는 사람도 힘들었다는 것을 잘 압니다. 텔레비전, 라디오는 볼륨을 가장 크게 해도 소리는 들렸지만, 말과 멜로디를 식별할 수 없었습니다.

퇴원하고 다음 날 "가게의 손님인 다마이시씨가 약은 아니지만 여러 가지 병에 좋은 식품이 있는데, 양쪽 귀를 수술 한 후에도 회복에 도움이 될 것 같으니까 먹어보라고 하며 주셨어요."라며 아내가 내민 것이 바로 유산균 생산물질 <세이겐 골드>였습니다.

제 귀는 만성 중이염 내이파급이었기 때문에 고막은 양쪽 귀 모두 크게 구멍이 뚫려 있었고, 내이의 일부 피부를 벗겨서 고막에 붙여 나쁜 곳을 없애는 아주 힘든 수술이었습니다. 한쪽 귀만에만 약 3시간 40분 정도 걸린 힘들고 세밀한 수술이었습니다. 퇴원 직후에는 잘 안 들려 소리가 없는 세상 속에서 가끔 밀려오는 통증과 스트레스로 인한 불안한 날들이 계속되었습니다. 그래서 처음에는 <세이겐 골드>를 먹는 것이 정말 효과가 있을까 하고 불안을 느꼈습니다.

아내의 강한 권유로 다마이시씨에게 받은 <세이겐>을 다 먹고 180포가 들어있는 <세이겐 골드>를 또 다시 주문했습니다. 아침, 점심, 저녁으로 1포씩 병원의 약과 함께 <골드>를 계속 먹었고, 밤에 샤워 후에도 귀의 상처에 <골드>를 바르기도 했습니다. 이것도 다마이시씨가 알려준 것입니다. 그리고 3개월이 지났습니다. 건강 상태도 좋았고, 들리는 것도 조금씩 좋아져서 악을 쓰지 않아도 큰 소리로 말하면 들리게 되었습니다. 주치의 선생님도 "야마히라씨, 순조롭게 회복되고 있네요. 다행이네요. 대수술을 했는데 회복력이 뛰어나네요."라고 기쁜 듯이 웃으면 진찰해 주었습니다. 컨디션도 좋고 무엇보다 <세이겐 골드>를 먹고 있기 때문인지 정신적으로도 여유가 생겼고, 대범한 마음으로 스트레스가 누그러지는 것 같습니다. 선생님이 권하시기도 해서 저는 보청기를 했습니다. 역시 보청기를 끼어 보니까 편리한 것이구나 라고 느꼈습니다.

<세이겐 골드>를 먹기 시작한 지 4개월이 지난 지금 상당히 소리도 잘 들리고, 귀울림, 통증 등이 회복되는 것을 알았습니다. 주치의 선생님도 놀라서 "야마히라씨의 경우 고막은 양쪽 귀 모두 수술로 잘 재생하고 있지만, 고막에서 소리를 느끼는 신경이 곳곳에 손상을 입었기 때문에 음악이나 말이 잘 안 들리는 것입니다. 그 신

경이 회복됐기 때문에 음악도 말도 들을 수 있게 되었습니다. 저도 한때는 신체 장애 수첩을 생각했었는데 다행이네요."라는 말을 들었습니다. 그 후 무사히 안면 신경도 100% 회복되었고, 원래대로는 힘들다고 했지만, 미각 신경도 95%는 회복되었습니다. 감사합니다.

<세이겐 골드>는 귀 수술로 손상을 입은 세세하고 복잡한 신경과 상처의 회복을 빠르게 하는 작용이 있다는 것을 저는 체험을 통해서 알았습니다. 주치의 선생님도 야마히라씨는 환갑을 넘긴 연령치고는 회복력이 대단하다고 했습니다. 아내도 저도 <세이겐>을 추천해 준 다마이시씨에게 진심으로 감사하고 있습니다. 앞으로도 <세이겐>은 계속해서 먹을 것입니다. 또 병과 허약 체질인 친척, 친구가 있으면 유산균 생산물질을 공부해 꼭 알려주고 싶습니다.


## 21. 후두암 수술 후 소리도 되찾았다.

효고현니시가와시<br>
나카무라 히데오

2003년 경부터 목소리가 갈라져 나와 신경이 쓰였지만, 당시 프로 골퍼로써 골프장 지배인도 겸임하고 있었기 때문에 일이 매우 바빴던 관계로 그냥 지냈습니다.

저는 상당히 담배를 많이 피는 편이었는데, 하루에 40

~ 50개피 정도를 피웠습니다. 갈라지는 목소리가 좀처럼 좋아지지 않아 그저 담배 탓이려니 생각은 하고 있었지만, 한 번 진찰을 받아봐야겠다고 생각해 이듬해 3월에 제 친구인 이비인후과 의사에게 진찰을 받았습니다. 그 결과 의심스러운 부분이 있다며 오사카 회생병원에 소개장을 써주어서 그 병원을 찾아 다시 검사를 받게 되었습니다. 그리고 기관 촬영을 한 결과 성대에 폴립이 있다는 판정을 받았습니다.

우선 약으로 내과 치료를 1개월 받고 그 후에 대책을 세워보겠다고 하여 당분간은 통원 치료를 하였습니다만 결과는 그다지 좋지 못했습니다. 여전히 목에 이물감이 느껴졌고, 담당 의사가 수술을 하자고 하여 6월 7일에 오사카 성인병센터에 입원을 했습니다. 조기 절제 수술을 받는 편이 좋겠다고 했기 때문에 다음날 바로 폴립 절제 수술을 받았습니다. 조직 검사 결과는 1주일 후에 나온다고 했는데, 그 때는 빨리 퇴원해서 다시 일하러 가야겠다는 생각만 들었습니다. 그러나 일주일 후 조직 검사 결과는 최악의 상황이었습니다. 생각지도 못했던 후두암에 걸렸다는 말을 들은 것입니다.

〈세이겐〉과 만나게 된 것은 2004년 이른 봄이었습니다. 골프업계가 침체의 늪에 빠져 전국 각지에 있는 골프장이 줄지어 도산을 하고 있는 상황이었기 때문에 제가 지배인을 맡고 있는 그룹 본사, 골프장도 위기에 처하게 되었습니다. 2004년 2월에 민사 회생, 8월에는 회사갱생법 조치를 받는 등 매우 힘든 시기였습니다. 회사와

200여 명의 회원이 협의를 했는데, 일에 쫓겨 스트레스는 거의 한계에 달하고 있었습니다. 이 당시 같은 골프 클럽에 있는 친구가 스트레스도 너무 많이 쌓이면 좋지 않다며, 이거 한 번 먹어보라고 <세이겐 골드> 1박스를 건네 준 것이 처음 만남으로, 그 때는 피곤할 때 마시는 정도였습니다. 10월 경 스트레스에 거의 짓눌리는 듯한 상황까지 갔을 때, 또다시 그 친구가 피곤할 때 먹으라며 강력히 권하여 90포짜리 <세이겐 골드> 5 ~ 6박스를 받았습니다. 그 후에도 먹다가 말다가를 반복했는데, 지금 생각해보면 그 때부터 좀 더 잘 챙겨서 먹었으면 좋았을 걸 하는 생각을 합니다. 왜냐하면 몸이 피곤할 때 먹으면 확실히 회복이 빠른 것만은 사실이었기 때문입니다.

　6월 25일부터 드디어 환부에 방사선 치료가 시작되었고, 8월 10일까지 연일 이어져 총 28번을 받았습니다. 방사선 조사가 시작됨과 동시에 곧바로 <세이겐 골드> 5포와 <세이겐 알파> 6포를 매일 꼬박 꼬박 챙겨 먹기 시작했습니다. 한 달 뒤에는 복용량도 늘려 <세이겐 골드> 7포와 <세이겐 알파> 9포를 매일 먹었습니다. 지금은 4 ~ 5포 정도를 먹고 있는데 <세이겐> 이 외에는 아무 것도 먹고 있지 않습니다.

　방사선 치료를 받는 중에 목에 약간의 이물감을 느낄 때도 있었지만, 부작용도 없었고, 스스로도 이상하리만큼 차분한 마음으로 치료를 끝낼 수 있었습니다. 방사선 치료 후에는 오사카 성인병센터에서 치료를 계속 받게되어 방사선과와 이비인후과 양쪽으로 검진을 받으러 다녔습니다. 매번 상당히 순조로운 경과라는 주치의 선생님의 말씀을 들으면 너무도 기뻤습니다. 2005년에 들어서는 격월로 검진을 받아도 된다고 해서 안도감에 가슴을 쓸어내렸습니다.

요즘에는 오랜만에 제 목소리를 들은 친구들이 "그렇게 탁하던 목소리가 맑아졌네."라고 말해줄 뿐 아니라 스스로도 미성이 되었다고 생각합니다. 그래서 확실히 개선되었음을 느끼고 있습니다.

저는 <세이겐>을 먹기 시작하고 제 인생 최대의 위기를 넘길 수 있었던 훌륭한 체험을 했습니다. 지금은 자신감을 가지고 제 주의 분들에게도 <세이겐>을 애용하도록 추천하고 있습니다. 물론 제 기쁜 마음을 담아서요.

4월 <세이겐>배 골프대회에서 미우라 사장님을 비롯한 CMC 분들과 알게 된 것 또한 매우 기쁩니다. 앞으로도 <세이겐>과의 만남을 오랫 동안 그리고 긴밀하게 이어가고 싶습니다.


## 22. 정맥 돌출, 목의 부종이 너무 쉽게…

동경도 후츄시<br>
이와모토 노리

제가 <세이겐>을 알게 된 것은 1992년 7월이었으니까 애용자가 된 지도 벌써 3년이 지났습니다.

처음에는 남편이 좋은 거니까 먹어보라는 말 뿐 별다른 설명이나, 효과에 대해 말하지 않았기 때문에 반신반의 했었습니다. 게다가 5명의 가족 전원이 아주 건강했기 때문에 건강 식품 같은 건 생각해보지도 않았습니다.

유일한 저의 고민은 출산 이후 정맥이 돌출된 것입니다. 3명의 아이의 엄마니까, 초산 이후 30년 가까이 이 정맥류로 고민을 하고 있던 중이었습니다. 오페라 가수가 직업이기 때문에 리허설부터 공연을 하기까지는 8 ~ 10시간을 선 채로 있어야 했습니다. 그런 때에는 발목부터 위까지 부어 오르기 시작했기 때문에 평생 고칠 수 없다고 포기하고 있었습니다.

그런데, 그런데 말입니다. 1993년 12월이었습니다. 하루 종일 서 있다가 집에 왔는데 깜짝 놀랐습니다. 정맥이 돌출되어 있지 않았습니다. 지금까지 양말 밖으로 울퉁불퉁했던 발이 매끈했던 것입니다. 정말 기뻤습니다. 병원에서도 고칠 수 없다고 포기하고 있던 만큼 그 기쁨은 더욱 특별했습니다. 지금도 여전히 전혀 붓지 않습니다.

또 최근에 목에 부종이 생겨서 병원에 갔는데, 3개월 동안 노래를 하지 말라고 해서 크게 충격을 받았습니다. 이 때도 남편의 권유로 자기 전에 <세이겐>을 계속 먹었습니다. 그랬더니 1주일만에 부종이 사라졌습니다. 병원 의사 선생님도 놀라셨습니다.

지금은 컨디션 좋을 때는 1, 2포, 안좋을 때에는 3 ~ 5포씩 먹으면서 애용하고 있습니다. 정말 <세이겐>의 효과는 신기합니다.

## 23. 당뇨병, 걱정하지 마세요.

시즈오카현 이와타시
오오바 다케히로

　1994년 5월 중순이었습니다. 밤 10시 경, 몸이 이상해지는 것을 느꼈습니다. 설사, 구토를 하다가 완전히 지친 상태로 약을 먹고 잤는데, 목이 말라서 물을 마시면 화장실에 가는 상태가 2, 3일 동안 계속되었습니다. 나른하고 식욕이 없는 무기력한 모습이었습니다. 5월 24일 큰 맘을 먹고 시내 병원에 가서 진찰을 받았더니 당뇨병이라고 해서 눈앞이 깜깜해졌습니다.
　다음 날 재검사를 하기 위해 아침 밥을 거른 채 잰 혈당치가 400이 나왔습니다. 바로 입원해야 한다는 의사 선생님의 얘기에 식이 요법과 운동 요법을 병행하면서 집에서 치료하겠다고 하고 입원하는 것은 거절했습니다.
　그 때부터 저와의 싸움이 시작되었습니다. 하루 1,400cal의 식단과, 하루 만보 걷기에의 도전을 시작했습니다. 먼저 일주일 치의 식단을 짜고 실행에 옮겼습니다. 의사 선생님께서 7일치 약을 지어 주셨습니다. 그리고 6월 2일 검사에서 아침을 먹지 않고 잰 혈당치가 249가 나왔습니다.
　친구한테 전화가 와서 좋은 소식이 있다고 한 것은 마침 그 때였습니다. 체질개선연구회에 부부가 같이 참석해 선생님의 강의를 듣고 비디오를 보았습니다. 약의 부작용이 몸에 얼마나 나쁜지 다시 한 번 알 수 있었습니다. 그래서 그 자리에서 <세이겐>을 구입해 먹기 시작했습니다. 처음에는 하루 3포, 3일째부터는 하루 6포로 복용량을 늘렸습니다. 일주일 정도 지나자 몸에 변화를 느꼈는데, 안경을 안끼었는데도 신문의 글씨가 잘 보였습니다. 장 운동도 활발해진데다가, 식이 요법, 하루 만보 걷기를 통한 운동 요법, 건강 이온수를 하루에 1.5리터씩 마시는 것도 병행 실천하였고, 6월 16일 재검사를 한 결과 아침을 거르고 잰 혈당치는 149로 떨어졌습니다.

이제는 자신감이 생겨 그 때부터는 의사 선생님이 주는 약은 먹지 않았고, <세이겐>만을 하루 10포로 늘려서 먹으며, 제 몸을 실험대로 삼아 도전했습니다. 며칠이 지나자 왼쪽 손의 저림, 양쪽 발 뒤꿈치 피부의 벗겨짐, 콧물도 많아지는 등의 호전 반응 증상이 나타났습니다. 그래도 <세이겐>을 계속 먹으니까 다음과 같은 반응이 일어났습니다.

6월 21일 : 동경에 강연을 들으러 갈 수 있을 정도로 몸이 정상으로 회복
6월 30일 : 아침을 거른 혈당치 125
7월 12일 : 아침을 거른 혈당치 173, 혈압은 134/80 이상 없음
8월  1일 : 호전 반응도 진정되었으며 아침을 거른 혈당치는 120, 소변에 단백질이 섞여 나오는 현상이 줄어듦

현재 양쪽 발 뒤꿈치는 놀랄 정도로 깨끗해지고 몸의 상태도 굉장히 양호합니다. 그런 이유로 이제 우리 집에서는 <세이겐> 없는 생활은 상상할 수도 없게 되었습니다. 소개해 준 친구에게는 정말 고맙다고 말하고 싶습니다. 그리고 이 감사한 마음을 다른 분들에게 베풀기 위해 저도 주변 친구나 지인들에게 널리 알리고 있습니다.

## 24. 유산균 생산물질을 먹고 당뇨병이 쾌유

이바라기현 류가사기시
산페이 후미이치로

1992년 편의점 점장으로 의욕이 넘치게 일을 하고 있었는데, 어쩐지 몸이 나른한 것 같은 느낌이 들었습니다. 확실히 식사가 불규칙했고, 스트레스가 쌓였던 것도 사실이었지만, 몹시 밥이 먹고 싶다, 물이 마시고 싶다, 단 것이 먹고 싶다는 등 음식 취향이 상당히 바뀌었습니다. 그러나 체중은 그에 비해 줄었습니다. 근처 의원에서 진찰을 받았더니 당뇨병이라고 진단이 나왔지만, 마음에 와 닿지는 않았습니다. 그러나 그 때부터 소변은 거품이 많아졌고, 눈도 뿌옇게 돼서 서서 하는 일을 할 수 없게 되었습니다. 체중도 84kg이었는데 74.5kg로 줄었지만, 전 심한 당뇨병이라고는 생각하지 않았습니다. 그런데 병원에 가서 혈압 수치를 측정하자 750이라는 수치가 나와서 의사 선생님도 놀랐습니다. 가족도 친구도 언제 장례식을 치르게 될지 생각할 정도였습니다.

그래서 당뇨병 수첩을 받고 치료를 시작했습니다. 약으로 혈당치는 서서히 내려갔지만, 역시 얼굴색이 나빠서 일은 전혀 할 수 없는 상태였습니다.

1994년 5월 경 미도에 사는 고미씨가 유산균 생산물질을 알려주었지만, 유산균은 항상 마시고 있었기 때문에 처음에는 딱 잘라 거절했습니다. 그러나 고미씨가 마음을 다 해서 권했기 때문에 우선 하루 3포씩 먹어 보기로 했습니다. 그것이 1994년 7월 경의 일입니다.

병원에 가기 전 아침 6시 경에 2포를 먹었고, 점심 전후로 병원에서 혈당 수치를 측정했고, 다시 점심과 저녁에 1, 2포를 먹었습니다. 그렇게 한 달 정도 계속했는데 약으로 겨우 버티고 있던 제 몸이 믿을 수 없을 정도로 가벼워졌습니다. 그 때부터는 약을 딱 끊어 봤지만, 약으로 수치를 내릴 필요도 없이 지금은 112 ~ 115 정도를 항상 유지하고 있습니다.

식이 요법도 하지 않는 현재 호전 반응은 어땠는지 생각해 보면 조금 가려웠던 적이 몇 번인가 있었던 것 같습니다. 지금은 하루 3포, 조금 피곤하거나 좋아하는 술을 마셨을 때는 2, 3포로 늘리고, 혈당치가 조금 높을 때는 3포 이상 먹는 양을 늘리고 있습니다. 그러나 이 정도의 복용량으로 건강해진 것은 아주 드문 일로 유산균 생산물질이 제 몸에 완전히 100% 맞는 것 같습니다.

매일 밤 술을 마시고 있는데 현재 체중은 65kg 전후를

1년 가까이 유지하고 있어, 매우 상쾌한 나날을 보내고 있습니다. 합병증도 없어 건설업을 경영하며 바쁘게 지내고 있습니다. 건강을 되찾은 이 귀중한 체험과 기쁨을 한 사람이라도 많은 분들이 느끼시길 바라며, 당뇨병 수첩을 첨부하며 제 체험을 마칠까 합니다.

## 25. 당뇨는 물론 변비까지…

박윤옥(73세)

저는 당뇨가 250 ~ 270 정도로 아주 당이 높은 편이었는데 <세이겐 GH>를 3개월 복용하면서 당뇨가 145 ~ 150으로 떨어지는 확실한 효과를 보았습니다. 또한 심한 변비로 늘 고생했는데 변비가 싹 없어졌습니다.

2달째부터 효과가 나타나기 시작했는데 우선 손이 떨리는 증상이 없어졌고, 또한 자주 온 몸이 쫙 가라앉았다가 쓰러져서 응급차로 병원에 실려갔었는데, 그 증상도 없어졌습니다. 그리고 소변을 보면 거품이 많았는데 거품도 깨끗하게 없어졌습니다.

이 <세이겐>은 먹어 보고 직접 효과를 느껴 보지 않은 사람은 절대로 이 느낌을 경험할 수 없을 정도로 확실한 개선 효과가 있다는 것을 말씀드리고 싶습니다.

저는 당이 높아지면서 계속해서 의사 처방약을 먹었지만 전혀 변화가 없었습니다. 여러분들도 아시다시피 당뇨병은 합병증이 무서운 병이며, 합병증이 생기면 거의 대부분의 환자가 사망하는 아주 무서운 병입니다. 그런데 <세이겐>을 먹고 나서 3개월 후부터 당뇨가 없어졌고, 몸도 가뿐하고, 정말 믿기 어려울 정도로 정상이 되었습니다.

그래서 1달 정도 <세이겐> 복용을 중지했더니 다시 당이 오르고 팔다리가 떨리는 증상이 시작되었습니다. 그래서 저는 다시 <세이겐>을 먹으려고 헬스원을 방문했다가 오늘 세미나에 나와서 경험담을 이야기해 달라는 부탁을 받고 오늘 이 자리에 나왔습니다. 정말 <세이겐>은 신기한 식품입니다.

## 26. 고혈압, 당뇨병을 동시에 해결

시즈오카현 가케가와시<br>
스즈키 후미코

저는 일을 그만둔 지가 10년 정도 지났습니다. 일을 했던 시기 고혈압을 앓고 있던 저는 높은 때는 180, 낮을 때는 100 정도였습니다. 병원에 다니기 시작한 때부터 약을 아침, 점심, 저녁으로 먹게 되었고, 지금도 한 달에 한 번은 병원에 다니고 있습니다.

올해 1월 경부터는 당도 높아져, 당뇨병 약을 아침, 점심으로 복용하고, 식사는 하루 1600cal 정도로 섭취하고 있습니다. 조금 더 진행하면 인슐린을 맞아야 한다고 해서 고민하고 있었는데, 마침 지인으로부터 <세이겐>을 소개 받았습니다. 그래서 올해 5월부터 먹기 시작했더니 지금은 한 달에 1번 있는 병원 검사 결과가 멀게만 느껴진답니다. 선생님과 영양사로부터도 이대로만 간다면 참 좋겠다는 이야기를 듣고는 얼마나 기뻤는지 모릅니다.

지금 저는 식사 전에 <골드>를 아침, 점심, 저녁 2포씩 먹고 있으며, 외출 할 때는 이온수 병에 <골드>를 2, 3포 물에 타서 마시거나, 가끔은 목욕물에도 3 ~ 5포 넣어 사용하고 있습니다. 그러자 땀이 나오고 온천에 들어와 있는 듯한 기분이었고 피부도 부드러워졌습니다.

또 저는 가라오케 발표회나 이벤트가 있을 때 노래하는 경우가 많은데, 요즘은 노래하기 전에 항상 <골드> 2포씩을 챙겨 먹고 있습니다. 그러면 목소리가 대단히 잘 나오기 때문입니다. 그리고 지금은 체질개선연구회 회장에서 들리는 소리도 편하게 들을 수 있게 되었습니다. 체질개선연구회에서 야스에씨, 이또우씨를 비롯해 많은 친구들과 사귀게 된 것도 이 <세이겐>과의 만남 덕분이라 생각하며 감사하고 있습니다.

요즘 제가 즐기는 것은 여러분이 먹고 난 스틱형 <세이겐> 봉지를 모아 백조 등 여러 모형을 만드는 것인데, 저의 새로운 즐거움이 되었습니다. 여러분도 그냥 버리지 마시고 꼭 만들어 보시기 바랍니다.

## 27. 요로 결석이 단번에 해결

도쿄 히가시무라야마시
키타호리 노보루/에츠코

유산균 생산물질과의 인연은 제 처가 재작년 10월, 도쿄 히가시무라야마 회장에 참가하면서부터 였습니다. 다음 날 나카무라씨가 저희 집까지 직접 오셔서 쉽게 설명해주셨습니다.

제 처는 20년 전, 심장 수술의 일종인 승모판을 인공판으로 바꾸는 수술을 받았고, 합병증으로 심부전, 당뇨병 외에도 여러 가지 병으로 매우 고생하고 있었습니다. 20년이라는 뿌리 깊은 병 체질을 개선하는 것은 쉬운 게 아니라고 생각하면서도 우선 시작해보기로 했습니다.

저도 자신에게 투자하자는 생각에 <세이겐>을 12월부터 복용했었는데, 12월 중순부터 소변 보기가 어렵게 되어 전립선이 아닌가 생각이 들었습니다. 1월 중순부터는 하루 종일 화장실에서 살게 되더니, 나중에는 소변 보기가 아예 어려워졌습니다. 그렇지만 당장에 일이 바빠, 의사를 찾아갈 시간이 없었습니다. 2월 9일, 아침에 소변에 피가 나온 것에 놀라, 근처의 이케다의원에 찾아갔더니, "우리병원에서는 감당하기 어려우니 소개장을 써드리는 곳으로 바로 가보십시오."라고 하셔서, 쇼와병원을 찾아갔습니다.

간단한 비뇨기관 검사 결과, 요로 결석이라는 판정을

받고, "수술하지 않으면 돌을 없앨 수가 없습니다. 내일 조영제를 주사한 후 촬영을 해봅시다."라는 말을 들었습니다. 그렇지만 일 때문에 이틀 후에 촬영을 하기로 하고, 집에 돌아와서 <골드>를 한 번에 10포 먹고, 그 날은 쉬었습니다.

다음 날 아침. 진한 피 오줌이 나와 또 매우 놀랐습니다. 이틀 후 검사를 하였지만, 돌은 보이지 않았습니다. 의사는 고개를 갸우뚱거리면서 소변으로 나오기는 어렵다고 말하면서도 "우선 돌아가셔서 수분을 충분히 섭취해 주십시오."라고 하셔서, 돌아오자마자, <골드>를 5포 먹었습니다. 그리고 저녁 7시 경, 화장실에서 똑! 하는 소리와 함께 콩 같은 돌이 하나 나왔습니다. 그 후에는 상쾌 그 자체였습니다. 정말로 기뻤습니다.

한편 처는 매월 한 번 병원에서 검사를 받고 있었는데, 결과가 좋다가 나쁘다가 해서 항상 마음을 졸이고 있었습니다. 그러던 5월 검사에서 돌아온 처가 "여보, 오늘 결과가 매우 좋게 나왔어. 의사 선생님도 매우 좋다고 말씀하셨는걸."이라고 말하길래, 바로 나카무라씨께 알려 드렸습니다.

그리하여 5월 16일에는 일박으로 친구 6명과 군마 후지와라댐의 안쪽으로 약초를 캐러 갔습니다. 제 처도 함께 가서 산과 골짜기를 넘고, 도시락도 먹으면서 6시간 동안 등산을 했습니다. 꽤 강행군이었습니다. 저녁에 길을 헤맨 것까지 치면 1시간은 더 걸었는데도 아무 문제가 없어 모두 놀랐습니다. 민박집의 주인도 걱정되었는지 중간까지 마중을 나오셨습니다. 다음날 아침 민박집 주인의 안내로 다른 산으로 약초를 캐러 나갔는데, 산 안쪽에서 두 마리의 사슴을 보게 되어 놀람의 연속이었습니다.

인연의 소중함을 명심하고 있었기 때문에 유산균 생산물질을 만날 수 있었다고 생각합니다. 여러 가지로 도와주신 체질개선연구회의 여러분과 히라이시 선생님, 에무라 선생님, 연구소의 모든 분들께 감사드립니다. 아직도 도움 부탁드릴 게 많습니다. 앞으로도 잘 부탁 드립니다.

## 28. 결석이 사라졌다.

가나가와현 요코하마시
시미즈 료코

1998년 6월 말, 가와사키 체질개선연구회장에 참석했을 때, 의자에서 미끄러져서 꼬리뼈를 부딪힌 적이 있었습니다. 젊었을 때도 넘어져서 같은 부위를 부딪힌 적이 있어, 통증 외에도 왠지 모를 불안감에 서둘러 병원에 가서 X-ray를 찍었습니다. 결과는 "뼈 쪽은 걱정이 없는데, 방광에 5cm 정도의 하얀 것이 찍혔습니다. 다행히 암은 아니고 결석입니다."라고 했습니다. 놀라면서도 가슴을 쓸어 내렸습니다. 의사는 수술하는 쪽이 좋다고 하시며, 병원을 소개해 주겠다고 했습니다.

사실 저는 5년 전부터 <세이겐>을 하루에 3포씩 복용하고 있었습니다. 옛날에 중병에 걸린 적이 있었던 저는 감기 기미만 있어도 골골거렸기 때문에, 그걸 보던 친구가 <세이겐>을 소개해 주었습니다. 복용하고서 언제부터인가 약골에서 벗어나게 되어, 처음에 반신반의하면서 복용했던 <세이겐>이 이제는 저에게 필수품이 되었습니다. "수술은 지금 하지 말고, 조금 더 상태를 봅시다."라는 의사 선생님의 말을 듣고 나서부터 <세이겐>을 하루 <골드>를 6포, <알파>를 9포로 늘려 복용하기 시작했습니다. 그리하여 3개월 후인 검사에선 하얀 것이 부서져 있었고, 1년이 지나자 하얀 것은 형태도 없이 사라졌습니다. 이 결과에는 놀랄 수밖에 없었습니다. 현재는 하루 아침과 점심에 <골드> 8포, 저녁 <알파> 4포를 복용하고 있으며, 몸 상태는 더할 나위 없이 좋습니다.

또 이전에는 골다공증으로 골치를 썩고 있어서, 앉는 것조차 뜻대로 되지 않는 상태였습니다. 서도를 할 때는 몇 시간이나 정좌를 하지 않으면 안 되는데, 그 때마다 정말 곤란해 수술을 권유 받을 정도였습니다. 그 때문에 칼슘, 비타민 B, C, E를 매일 먹었는데, 그것이 원인으로 결석이 생긴 게 아닌가 생각됩니다. 그런데 <세이겐>을 복용하면서 2년만에 뼈가 좋아지고, 앉을 수 있게 되었습니다.

<세이겐>과의 만남 덕분에, 고통 없이 나을 수 있게 된 것을 마음속 깊이 감사하고 있습니다. <세이겐>과 평생 함께 하자고 저는 마음 먹었습니다. 선생님과 강사 여러

분은 물론 체질개선연구회에서도 친절하게 도와주셨습니다. 이제부터라도 자신만이 아닌 다른 많은 분들을 이 연구회에 모셔와서, <세이겐>을 통해 건강해지게 돕고 싶습니다.

## 29. 담낭 수술도 가볍게 끝냈습니다.

홋카이도 이타치시<br>요미시마 준꼬

　2004년 8월 19일, 배가 아파서 구토를 하고 싶었지만 아무것도 나오지 않았습니다. 이러한 증상이 봄 즈음부터 종종 있었습니다. 저는 1989년 여름에 급성 담낭염으로 한 달 정도 입원하였고, 의사 선생님으로부터 수술하는 것이 좋겠다는 말을 들었지만 이런 저런 핑계를 대며 퇴원했습니다. 그리고 다음 해에 황달에 걸려 다시 입원했습니다. 이번에는 절대 안정을 취하며 열흘 정도 누워 있었는데 의사 선생님께서 계속 담낭 염증이 있으니 정밀 검사를 해보자고 하셨습니다. 저는 검사 약품에 알레르기가 있습니다. 따라서 필요한 검사도 생각처럼 되지 않았으며, 저는 배를 가르고 싶지 않다며 실랑이를 벌였습니다.
　당시에는 아직 내시경 수술을 잘 하지 않던 시기라, 개복 수술을 해야 했기 때문에 죽어도 싫었습니다. 담당의는 젊은 분이셨는데, 어쩌면 자신의 어머니뻘 되는 환자 때문에 애도 많이 썼고, 제 고집 때문인지 한 달 조금지나 퇴원시켜 줬습니다. 그 후 매일 건강하게 지냈는데 명치 언저리가 너무 아팠습니다.

그러던 중, 죽마고우인 소토다씨가 제게 <세이겐>에 대해 말해 주었습니다. 원래 저는 게으른 편이라 그녀의 말에 그다지 귀를 기울이지 않았습니다. 필요할 때 내가 먼저 말하겠다며 시간을 끌었습니다. 그런데 가슴 통증이 계속되어 사과를 먹어도, 식초를 마셔도 가슴 통증이 좀처럼 낫지 않았습니다. 그 때 갑자기 그녀가 줬던 <세이겐>이 생각나서 먹어 보았습니다. 그 당시 소토다씨는 여러 가지 설명을 해줬던 것 같은데, 가슴의 통증이 심해져서야 하느님께 매달리는 심정으로 <세이겐>을 입에 넣었습니다. 맛은 어떨까? 음, 나쁘진 않은데? 내가 좋아하는 맛인가 등등 여러 생각을 했습니다. 그런데, 이게 왠일 입니까? 얼마 지나지 않아 가슴의 통증이 깨끗이 없어졌습니다. 그래서 바로 소토다씨에게 전화해 "있잖아, 가슴 통증이 없어졌어? 믿겨?"라고 말했습니다. 그 후로는 먹다 말다 하며 몇 년을 지냈습니다. 그런데 작년 봄 즈음부터 다시 꾸준히 먹기 시작했습니다. 왜냐하면 트림도 가슴 통증도 가라 앉았지만, 언젠가부터 담낭 상태가 안좋아진 것 같았기 때문입니다.

내과에 입원한 후 당시 <세이겐>을 많이 가지고 있었기에 페트병에 넣어 녹여 마셨습니다. 내과에서는 20일간 입원하고, 그 후 외과로 옮기기로 했습니다. 이번에는 고집도 통하지 않았고, 나이를 봐서도 지금 수술하는 것이 좋다는 내과와 외과 의사진들의 설득에 저도 수긍할 수 밖에 없었습니다. 가을에 열릴 예정인 학창시절 동창회에 다녀와서 수술을 받겠다고 말하고, 그 때까지 <세이겐>을 먹으며 생활했습니다. 가능한 한 과식, 과음을 하지 않도록 노력했습니다.

그리고 26일째 되던 날 다시 외과에 입원했고, 다음 날에 이미 수술 일정이 잡혀 있었습니다. 우선 담낭 안에 돌이 2개 있었기 때문에 "담석 위치가 좀 신경이 쓰이니 내시경과 개복 양쪽을 모두 검토하겠습니다."고 의사 선생님은 말씀하셨습니다. 다행히 내시경으로 모든 것이 끝나게 되었고, 그 결과 담낭은 아무런 기능도 하지 않았는데, 그것을 본 남편은 충격을 받은 듯 했습니다.

수술 당일 저녁에는 누워 있었습니다. 그리고 배변도 있었습니다. 진통제 한 번 맞지 않았고, 가제 교환도 4번 정도 할 예정이었지만, 3일도 채 되지 않아 하루에 한 번으로 줄었고, 상태도 무척 깨끗했습니다. 링겔도 비교적 빨리 뽑고, 상처 등에 들어가 있는 관도 나흘만에 뺐습니다. 너무나 건강한 모습에 건너편 침상의 환자가 "대단하십니다. 저는 나흘 동안 일어나지도 못했습니다."라며 놀랐습니다. 저보다 10살 정도 젊어 보이는 환자였습니다. 저도 원래 스스로 건강한 편이라고는 생각하고 있었지만, 이러한 힘은 <세이겐>에 의한 세포 활성화가 증명된 것이라 생각합니다. 수술 전에 배변이 있었는데, 수술 후에 다시 배변을 하는 등 스스로도 믿기지 않을 정도의 건강함을 과시했습니다.
 저는 9일만에 퇴원했습니다. 한 번 정도는 외과 통원을 하는 일도 생기리라 생각했는데, 아무런 일도 없이 6개월이 다 되어갑니다. 저의 건강한 모습을 보고 남편도 <세이겐>을 먹기 시작했습니다. 올 겨울 독감도 저는 그냥 지나쳐 건강한 여름을 보내고 있습니다.


## 30. 신우암 환우가 이 글을 읽었으면…

홋카이도 삿뽀로시<br>
기무라 료

 신우암을 선고 받은 것이 2년 전 환갑을 맞이한 봄이었습니다. 2년 전부터 자주 혈뇨가 보여, 비뇨기과를 찾아 갔습니다. X-ray 검사 결과 작은 결석이 나타난다며, "수분을 충분히 섭취하시면 물과 함께 흘러 나갈 겁니다."라는 말을 들었습니다.
 그런데 상태가 전혀 호전될 기미를 보이지 않았습니다. 저는 나이 탓이려거니 생각하고 있었습니다. 그 때까지 큰 병은 물론이고 입원해 본적도 없었던 저였기에, 설마 생명이 위태로운 병에 걸릴 것이라고는 전혀 생각조차 하지 못했습니다. 의사한테 진찰을 받을 때조차 저에게 죽음에 대한 공포는 전혀 없었습니다.
 저는 5, 6년 전부터 협심증, 고혈압 등의 질병이 있어서 내과에서 치료 중이었습니다. 저는 좀처럼 없어지지 않는 비뇨기 이상 때문에 CT 촬영을 포함 몇 개의 검사를 받았습니다. 그 결과는 예상도 못한 일이었습니다. 상태는 심각해서, 의사가 다른 비뇨기과의 소개장을 건네주었습니다. 소개로 찾아간 비뇨기과에서 바로 우신장 요관의 적출 수술을 받게 되었습니다. 저는 제가 살아오는 동안 처음으로 느끼는 수술의 공포, 수술 후의 고통으로 인해 삶이 180도로 바뀌는 사건을 겪었습니다.

수술 경과는 나쁘지는 않았습니다. 그렇다고 해도 언제 다시 재발할지 모른다는 불안이 2년 내내 따라다녀 한시도 마음이 편한 때가 없었습니다. 수술 1년 후, BUN, CR 등의 수치가 올라가기 시작해, 하나 남은 신장의 기능이 현저하게 떨어졌습니다. 투약과 식사 제한의 효과도 나타나지 않았고, 수치는 무정하게 올라가기만 할 뿐이었습니다. 이대로 진행된다면 몇 개월 안에 인공 투석을 해야 한다는 의사의 말을 들은 것이 올해 봄입니다.

이 때부터 협심증도 악화되어, 니트로를 가지고 다니는 생활이 시작되었습니다. 저는 무엇을 어떻게 해야 할지 몰랐습니다. 의사의 지시에 따르는 길 밖에 없었습니다. 저는 각오를 했습니다. 스스로 자신을 버렸다고 까지는 아니었지만, 될대로 되란 식이 되어 좋아하는 음악에 몰두하기 시작했습니다. 바로 그 때였습니다. 저와 이전부터 알고 지냈던 이와사키 카즈코씨가 <세이겐>을 소개해 주었습니다. 이와사키씨의 얘기를 듣던 중, 이상하게도 혹시 이거라면 하는 생각이 문득 들었습니다.

6월 12일, 저는 고향에서 열린 체질개선연구회에 참석했고, 그 자리에서 데무라 선생님으로부터 개인적인 조언과 무라카미 사장님의 따뜻한 지도를 받을 수 있었습니다. 모르는 사이에 저에게 희망의 빛이 보이기 시작했습니다. 바로 회원 가입을 했고, 지시에 따라 매일 <골드> 9포, <알파> 2포를 먹기 시작했습니다.

　<세이겐>은 순식간에 제 몸과 마음을 치유해 주었습니다. 그 효과의 경이로움은 여러분도 잘 알고 계실 것입니다. 복용 3개월째 받은 정기 검사에서 의사 선생님은 "수치에는 아무 문제도 없습니다. 무척 좋아지셨습니다." 라고 말씀하셨습니다. BUN, CR 등의 수치도 전부 정상 수치였고, 게다가 심장의 고통도 사라진 것 또한 착각이 아니었습니다.

　자주 듣는 이야기이지만, 건강 식품이나 약은 복용하는 사람의 마음 가짐이 중요하다고 저는 생각합니다. 그리고 외람된 말씀이지만, 그것을 권유해 준 사람에 대한 믿음이 무엇보다 중요하다고 생각합니다.

　저는 이전부터 이와사키씨를 존경하고 있었습니다. 그만큼 신뢰했던 사람의 권유였습니다. 저는 <세이겐>을 강하게 믿으면서 꾸준히 복용했습니다. 그것이 지금의 치유된 나로 환생시킨 것입니다. 이와사키씨에게는 말로는 다하지 못할 정도로 감사하고 있습니다. <세이겐>과의 만남이 없었다면 지금쯤 저는 어떻게 되었을까요? 어쩌면 또 입원하려고 짐을 꾸리고 있었을지도 모릅니다. 최근 항구에서는 '치유의 시대' 라는 테마로 책과 음악이

팔리고 있습니다. 저에게 있어서 <세이겐>과의 만남이 곧 치유와의 만남이었습니다.

　최근에는 식사 제한도 풀렸고, 때로는 약한 맥주를 마시기도 합니다. 불편했던 손발의 저림과 가려움도 사라져, 일상에서 <세이겐>의 힘을 다시금 느끼면서 쾌적한 생활을 하고 있습니다.

　사람의 운명은 여러 가지입니다. 그렇지만 정말 작은 하나의 만남이 운명을 바꿀 수도 있습니다. 지금 저와 같은 고통을 겪고 계신 분 중 한 사람이라도 더 많은 분이 체험하시기를 바랍니다.

## 31. 천식, 만성 간염, 위궤양도 사라졌다.

가나가와현 요코하마시<br>
네모토 미츠에

　저는 천식으로 인해 낮에도 밤에도 목에서 가슴까지 이르는 통증으로 괴로운 상태가 계속되었습니다. 바람을 쐬는 것만으로도 숨쉬기가 힘들었고, 걷는 것도 힘든 상태여서 당연히 얼굴색도 안좋았습니다. 그 때 친구에게 유산균 생산물질에 대한 얘기를 듣고 모임에 참석하였으며, 선생님의 얘기를 듣고, 비디오를 보고는 그 때부터 유산균 생산물질을 먹기 시작했습니다. 그 후 3개월 정도 지나자 천식은 거의 가라앉았습니다.

또한 저는 3년 전에 만성 간염이라는 진단을 받았는데, 의사 선생님이 "담배도 술도 하지 않지만, 균이 들어갔기 때문에 낫기는 힘듭니다."라고 하셨습니다. 그러나 4월에 한 인간독 검사 때에는 간염은 사라지고 없는 것으로 나와서 정말 기뻤습니다.

게다가 남편은 작년 인간독 검사에서 담배를 너무 피워서 폐가 검으니까 담배를 끊으라고 했는데도 끊지 않았고, 위궤양이 있는 것도 저한테는 숨겨왔었는데, 이번 검사에서는 아무 이상이 없었습니다. 남편은 무슨 말을 듣게 될 지 사실은 떨렸다며 대단히 좋아했습니다. 그래서 지금은 우리 가족 5식구가 모두 애용하고 있습니다.

## 32. 아내는 알레르기성 천식이, 남편은 비후성 비염이, 손자는 소아 축농증이, 할머니는 당뇨병이…

미야자기현 미야코노죠시
모토마츠 시즈코

제가 <세이겐>을 알게 된 것은 1995년, 지금으로부터 2년 전입니다. 더웠던 여름이 지나가고 시원한 가을바람이 부는 9월 중순쯤 갑자기 식욕이 없어졌고, 몸이 나른해졌으며, 심장이 벌렁거렸습니다. 2층에 올라가는데도 숨이 차고, 맥박이 빨라지는 것을 느껴져 심장이 나빠졌다는 생각에 심장 전문의에게 갔습니다. 진찰 결과 알레르기성 천식이라고 해서 쇼크를 받았습니다. 원인을 몰라서 우선 약과 링거를 맞기로 했습니다. 그러나 새벽 2시쯤이 되면 기침이 나와서 잠을 잘 수 없었고, 숨쉬기도 힘든 상태가 되곤 했습니다. 날이 밝기를 기다려 병원에 가서 링거를 맞았습니다. 매일 2개씩 계속 맞으면 뼈가 약해진다고 했지만, 숨쉬기가 힘들어서 어쩔 수가 없었습니다.

통원도 힘들고 남편도 힘들어 해서 입원을 하게 되었습니다. 입원해서도 링거를 맞는 수 밖에는 없어 눈 앞이 깜깜해졌고, 이제 끝이라는 생각에 마음이 약해지기만 했습니다. 이제 환갑인데도 불구하고 내 몸 상태가 이 지경이 되고 보니 눈물만 나왔습니다.

드디어 조금 좋아지긴 했지만, 기침이 아직도 계속 됐기 때문에 매일 매일이 불안한 날이었습니다. 아이들도 걱정이 되어 대학병원에서 한 번 정밀 검사를 받는 게 좋겠다고 했습니다. 남편과 둘이서 상경해 딸이 있는 사이타마에 있는 대학병원에 갔습니다. 검사 결과는 역시 원인 불명으로 자율 신경의 균형이 깨져서 나온 병이라는 것이었습니다. 그 때 떠오른 생각은 원인을 모르는 병은 이제 스스로 체질을 바꾸는 수 밖에는 없다는 것이었습니다.

그 때 문득 떠오른 게 제 딸의 선생님이었는데, 갑자기 만나고 싶어져서 전화를 했습니다. 선생님도 놀란 것 같았습니다. 그리고 다음 날 선생님이 바로 딸의 집까지 와 주셨습니다. 27년만의 재회였습니다.

그 때 선생님이 갖고 오셨던 것이 <세이겐>이었습니다. 선생님으로부터 책과 비디오, 그리고 체질개선연구회 얘기를 듣고 결정을 했습니다. 선생님으로부터 <세이겐>을 많이 받긴 했지만, 저도 빨리 구입해 먹고 싶었습니다. <세이겐>을 먹은 이후 점차 건강해졌고, 기력도 생겨 지금까지의 제 몸이 거짓말 같았습니다. 몸이 안좋았을 때는 이웃의 눈에 띄지 않도록 될 수 있으면 사람과 만나지 않으려고 했었지만, 주위에 계신 분들은 제가 매일 창백한 얼굴로 병원에 다닌 것을 모두 알고 있었던 것 같았습니다.

지금은 <세이겐> 덕분으로 매일 건강하게 긍정적으로 살고 있습니다. 이번 일을 계기로 저는 "인생은 포기하면 안되는 것이구나. 이렇게 좋은 것과 만났잖아."하는 생각을 가지게 되었습니다. 글을 가르쳐 주셨던 히라다 선생님을 만나지 않았더라면 나는 아마 약과 링거에 의지할 수 밖에 없었을 것입니다.

남편에게도 콧병인 비후성 비염이라는 지병이 있었습니다. 젊었을 때 2번이나 수술을 했는데도 낫지 않아 시판중인 점비약을 항상 갖고 다녔습니다. 하지만 제가 건강해졌으니까 본인도 먹어 보자고 생각하고, 먹은 지 6개월이 되었습니다. 그 사이 점비약을 사용하지 않았다는 것을 알고 둘이서 놀랐습니다. 그것을 들은 딸들도 "아빠의 코가 나았다니 대단하네."라고 말하며, <세이겐>을 더욱 신뢰하게 되었습니다.

더욱이 손자의 소아 축농증에도 좋을지 모른다는 생각

에 병원 약을 끊고, <세이겐>을 하루 1포씩 먹여보았습니다. 손자는 역시 4개월에서 6개월 정도 지나니까 효과가 나오기 시작해 지금은 말하는 소리까지 변했다고 합니다. 밤에도 숨이 잘 통해서 잠도 잘 자는 것 같습니다.

올해 78세를 맞은 할머님에 대한 얘기도 말씀 드리고 싶습니다. 20년 전부터 당뇨병이 있어 매일 운동과 식사로 혈당치가 안정되도록 노력하고 있었는데, 5년 전에 신경통이 생겨 그만 골절이 되었습니다. 움직일 수 없게 된 할머님의 혈당치는 높아지기만 해서 어쩔 수 없이 인슐린 주사를 맞기로 했습니다. 골절은 좋아졌지만 당뇨병이 나빠지는 것은 아닌지 걱정되었습니다.

그 할머님도 제가 <세이겐>을 먹고 건강해진 모습을 보고 자신도 드시겠다고 하셔서 하루에 3포씩 먹기 시작했습니다. 쓰러졌을 때는 300이었던 혈당 수치가 인슐린을 주사하고부터는 150 정도까지 떨어졌고, <세이겐>을 먹고 1년 정도 지난 지금은 110 정도로 안정되었습니다. 병원의 선생님이 "많이 좋아지셨네요."라며 의아해 할 정도입니다. 인슐린에서 약으로 바꾸고 5년이나 주사를 맞았던 것이 지금은 꿈만 같다시며 가슴을 쓸어내립니다.

우리집은 <세이겐> 덕분에 완전히 밝고 화목한 가족이 되었습니다. 27년만에 히라다 선생님과의 재회가 <세이겐>과의 연으로 이어져 진심으로 감사하고 있습니다. 그리고 같은 병으로 고통 받고 계신 분들에게도 전하고 싶습니다.

## 33. 축농증 환자도 냄새를 맡을 수 있다.

오사카 미노오시
후지모토 키미코

 1997년 11월, 양쪽 다리 무릎 밑에 반점이 생겨 병원에 갔더니 알레르기성 자반의 우려가 있다고 했습니다. 그래서 병원에서 처방한 약을 먹었고, 그 다음해 1월에는 증상이 완화되었습니다.
 그 당시 저는 쑥 찜질을 하고 있었는데, 5월쯤 신장이 나빠졌습니다. 이전에 처방전을 받으러 갔을 때, 주치의 선생님이 "약이 신장에 악영향을 끼칠지도 모릅니다."라고 말했던 것이 기억나, 약의 부작용인가 하고 가볍게 생각했습니다. 6월에 오사카병원에 입원하기에 이르렀습니다. 그래도 별로 개선될 기미가 보이지 않아서 1달 뒤에 퇴원했습니다.
 9월에 쑥 찜질을 잘 하시는 이지 사토루 선생님께서 고베 고코소의 체질개선연구회를 권유해주셔서 강좌 담당 선생님께 상담을 받았습니다. 그리고 바로 이지 사토루 선생님이 주신 1박스의 〈세이겐〉에서 2포를 먹어봤더니, 신기하게 양다리에 반점이 생기는 것이었습니다. 놀람과 불안으로 모리야마씨한테 몇 번이나 전화를 걸었습니다. 모리야마씨로부터 호전 반응으로 제 몸 내부에 잠겨 있던 것이 나오고 있는 상태가 아닌가라는 말을 들으면서, 의구심에 불안해하면서도 계속 복용했습니다.

저는 원래 축농증이 있어서 냄새를 전혀 못 맡습니다. 모리야마씨가 <세이겐>을 녹여 솜에 묻히고, 코에 스며들게 하라고 해서 바로 그렇게 했습니다. 3 ~ 4일 정도가 지났을 때쯤 갑자기 봄 국화잎 향기와 풀 내음이 나는 것이 아니겠습니까? 너무 기뻐서 바로 모리야마씨께 전화로 알렸습니다.

그리고 매일 <골드>와 <알파>를 합계 9포 정도 계속 복용하고 있던 11월에 소변이 홍차 같은 색을 띠는 게 아니겠습니까? 12월 중순에는 무릎 밑이 가렵기 시작했습니다. 그래서 욕조에 <세이겐>을 넣고, 다리에 바르기를 반복하자 그 증상도 10일 정도 지나 가라앉았습니다.

다음 해 설날에는 안색도 좋아졌고, 피부도 매끈매끈해졌으며, 손 끝의 꺼끌꺼끌함도 사라지는 등 건강이 전체적으로 눈에 띄게 좋아져 기뻤습니다. 이지 사토루 선생님, <세이겐>을 소개해 주셔서 정말 감사합니다. 지금은 하루 6포씩 애용하고 있습니다.


## 34. 피부암을 고친 유산균 생산물질은 세기 말의 보물

동경도 나가노구<br>
야마모토 요시코

인류가 달에도 가는 시대가 되었는데 나는 왜 이럴까? 라는 질문들을 던지며 도저히 납득하기 힘든 날들을 보냈습니다. 이렇게 이야기하는 것은 4년 전 제 양다리의 정강이에 5, 6개의 반점이 생겨 눈 깜짝할 사이에 무릎까지 퍼져버렸기 때문입니다. 대퇴부의 한 쪽에 습진이 생겨 괴로워하는 사이에 다리 허벅지 윗 부분까지 퍼진 것입니다. 물론 피부과에는 그 사이 몇 번이나 갔었습니다. 의사 선생님은 가장 손대기 힘든 증상이라고 했습니다. 병원에서 나온 약은 스테로이드 같은 것이었습니다. 남편은 스테로이드에만 의존해서는 낫지 않을 거라며 제가 어리석다는 듯 말했습니다. 저에겐 제가 신뢰하고 있는 선생님까지도 같이 욕을 먹는 것 같아 남편의 그 말에 마음이 아팠습니다.

병원에서 받은 약은 피부에 바르고 나면 일시적으로 나은 듯 보였습니다. 그런데 어느 새인가 몸 전체 여기 저기 부드러운 곳에 희미하게 염증을 일으키고 있는 것을 알게 되었습니다. 스테로이드가 저를 고칠 수 없다는 것을 깨닫게 된 것입니다. 그렇지만 손 쓸 방법이 없었고, 고칠 기운도 없었습니다.

작년 가을의 일이었습니다. 저와 일 관계로 알고 있는 분의 전화를 남편이 받았는데, 그 분이 말하기를 "남편이 피부암이어서 피부 이식 수술을 해야한다."며 우는 목소리로 이야기 했다는 것입니다. 그리고 수술 후 그 분 병문안을 남편과 함께 갔었는데 너무나 놀랍게도 저와 똑 같은 증상인 것입니다. 저는 스스로 피부암이 아닐까 하는 불안함으로 가득했습니다. 12월 연말의 바쁜 와중에서도 그 일이 머리에서 떠나지 않아, 남편과 둘이 있으면 "여보, 나도 이식하게 되는 거 아닐까?" 라는 말을 하곤 했습니다.

　새해가 밝고 1월 11일, 저와 <세이겐>과의 만남은 지금도 잊혀지지 않는 추운 겨울 날이었습니다. 미우라 회장님을 만날 기회가 몇 번이나 있었지만, 저는 공기가 건조해 전신에 반점이 생기는 나쁜 상태에서도 <세이겐>에 의지하려고 하지 않았습니다. 그러나 회장님을 만날 때마다 그 분의 훌륭한 인품을 보고, 결국 <세이겐>을 먹기 시작했습니다. 처음에는 <골드> 10포씩 먹기 시작했습니다. 4, 5일이 지나자 몸이 가벼워지는 것 같았습니다. 체중은 75kg이나 나갔습니다. 확실히 컨디션이 좋아졌다고 생각하면서 <세이겐>을 하루에 3포 정도 늘리고 계속 먹었더니, 1개월 반 정도가 지나자 놀랍게도 대퇴부의 짓무름이나 반점이 작아지고 있는 것 아니겠습니까? 정말로 기뻤습니다.

　그리고 나서 4, 5일 후에는 피부병의 그림자도 없이 원래의 보통 다리로 돌아 왔습니다. 믿을 수 없는 일이었습니다. 유산균 생산물질에 의해 본래 인간의 세포를 되돌리는 것이 가능하다는 것을 알게 된 것은 바로 <세이겐>과의 만남에 의한 것이었습니다. 지금까지 50여 년을 살아 온 저이지만, 이 만남은 신이 저를 이끌어 주었다는 느낌이 듭니다.

　새로운 세기를 맞이하는 지금 하늘에서 내려주신 우리들의 육체를 인력으로 침범해서는 안된다고 봅니다. 저에게 이 유산균 생산물질은 인간의 승리를 위해 신이 우리들에게 주신 큰 보물 같다는 생각이 듭니다. 현대 의료만으로는 다 할 수 없는 것에 대하여 자연의 물질이 큰 힘을 발휘하는 때가 있는 것입니다. 눈부시게 빛나는 눈처럼 <세이겐>은 차갑게 얼어 있던 제 아픈 곳 위에 내려와 쌓여, 그 아픈 것을 깨끗하게 녹이고, 고통을 사라지게 하고, 힘과 용기를 주는 물질이었습니다.

<세이겐>을 믿으며, 건강에 대한 소망을 가지고 최선을 다해 열심히 산다면 행복한 나날이 계속되리라 생각합니다.


## 35. 아토피성 피부염과의 전쟁에서 이기고 있다.

나가노현 이이다시<br>
도모히사 요시가즈

저는 중학교 때부터 아토피성 피부염이 발병해 대학을 졸업하고, 사회인이 되어서도 점점 더 심해졌습니다. 스테로이드를 사용해 어떻게든 순간 순간을 모면하면서 취직도 했고, 결혼도 했습니다. 아이들도 태어났지만, 쌍둥이도 태어나면서부터 아토피성 피부염으로 고생했습니다. 전국의 좋은 병원은 거의 다 가 보았고, 한방부터 온천 요법까지 무엇이든 해 보았습니다. 스테로이드를 고등학교 때부터 사용하기 시작해 약 20년이 지난 지금 신문과 매스컴에서 그 부작용을 다루게 되면서 그만 두고 싶다고 생각했지만, 멈추면 가려워서 정신적으로 안정이 되지 않는 생활이 몇 년 동안 반복되었습니다.

　스테로이드를 그만둔 계기는 온천 요법이었습니다. 그 점은 지금도 감사하고 있습니다. 스테로이드 사용을 멈추고 5, 6년이 지났지만, 아직도 가렵고 땀과 먼지에 대한 저항력은 떨어져 있는 상태입니다. 부모님과의 갈등도 가끔 있어서 같이 살던 아내와 아이들과도 그 때문에 별거하다가 이혼하는 아픈 경험도 했습니다.

　그렇게 되고 나니까 몸도 마음도 엉망진창이었습니다. 마음도 염세적으로 변해 결국에는 자살 미수까지 가는 상황이 벌어졌습니다. 이제 자신의 힘으로는 아무 것도 할 수 없다는 생각이 들어 정신과 문을 계속해서 두드렸습니다. 맨 처음에 간 병원에서는 정신분열증, 다음 대학병원에서는 항우울신경증, 다음 병원에서는 인격 장애 조울증이라는 여러 가지 병명들은 들었지만, 아토피의 고통으로부터는 전혀 빠져나올 수 없었습니다. 그래서 어떻게든 이 공통에서 꺼내달라고 매일 잠 못 드는 자신과 병원을 책망하며 괴로운 나날을 보냈습니다.

　그리고 다음 병원에서 약간의 전환기를 맞았습니다. 몇 개월 동안 치료를 받았는데, 의사 선생님은 "당신은 정신병도 어떤 병도 아닙니다. 아토피에 의한 고통 그리고 부모님과 어릴 때부터의 불화로 인한 억압 등이 지금의 상태를 만든 겁니다."라고 말씀하셨습니다. 나중에 알았지만 AC(Adult Children)인 사람들은 때때로 저처럼 여러 가지로 오진된다고 합니다. AC라는 것은 다시 말하자면 가족, 특히 부모님과의 사이에서 정서적으로 안정되지 못한 채 성인이 된 사람으로, 거기에는 살기 힘든 여러 상황 및 증상이 동반됩니다. 이번에는 이 AC와의 관계가 저에게 큰 문제가 되었습니다.

치료도 지지부진하게 진척되지 않던 아토피와의 갈등 속에 큰 맘을 먹고 동경에 가보기로 했습니다. 동경까지는 고속을 이용해도 편도로 5시간이나 걸리는 거리였습니다. 한 번 왕복시 차비를 포함하여 2만엔 정도의 비용이 들었습니다. 그러나 나을 수 있는 기회는 확실히 그곳에 있다고 믿고 동경 클리닉에 다녔습니다. 그 사이에 가족과의 관계에 대해서도 점차 알게 되었습니다. 저는 어렸을 때 부모의 사랑을 별로 받지 못하고 자란 것 같습니다. 아이 때부터 여러 가지 스트레스가 겹쳐 고등학생 시절에 아토피성 피부염으로 발병된 것이었습니다. 그러나 비용도 시간도 많이 들었기 때문에 몇 번 간 뒤 얼마 동안은 가지 않았습니다. 그러면 또 다시 괴로움에 몸부림치는 날들이 저를 에워 쌓습니다.

작년 10월, 드디어 <세이겐>을 알게 되었습니다. 직장 선배 한 분이 종종 저를 걱정해서 집에 오곤 했는데, 그 선배가 <세이겐>에 대해 저에게 설명해 주었습니다. 그 선배도 얼마 전에 어머님이 권하셔서 먹고는 심장이 좋아졌다고 했습니다. 이 선배와는 이전부터 사이가 좋아 인생 상담을 하기도 하는 사이였습니다. 저는 클로렐라부터 한방까지 아토피에 좋다는 여러 가지 것들을 복용해 봤기 때문에, 돈만 쓰고 좋아지지 않는 것은 아닐까 하는 생각이 머리를 스쳤습니다. 아무리 믿는 선배라도 이런 생각이 강하게 들 수 밖에 없었습니다. 그래도 숙고를 한 끝에 이것을 마지막으로 시도해 보자, 3개월 아니 2개월이라도 먹어 보자라고 생각하고 마지 못해 먹기 시작했습니다.

그런데 이상했습니다. 정말로 이상했습니다. 2개월 정도 지난 12월에 들어서 몸에 변화가 일어났습니다. 저는 호전 반응에 대해 체질개선연구회의 이이다 지역의 책임자인 지카후지씨로부터도 들었기 때문에 놀랄 일은 없었습니다. <세이겐>을 먹기 시작한 사람의 대부분이 이 반응에 놀라고 그만둔다고 어느 강사가 연구회에서 얘기했던 것이 어떤 의미에서는 이해가 갔습니다. 이것은 <세이겐>을 소개할 때에 먼저 말해두고 싶습니다.

이 시기 무언가 몸이 변화되기 시작했습니다. 머리에서는 노란색 액체가 나왔고, 지금까지 이상으로 가려움이 더해 갔습니다. 너무 가려워서 그 부분을 긁으면 뚝뚝 액체가 나왔습니다. 눈도 거의 무언가로 막혀져 있는 상태였습니다. 호전 반응이라고는 알고 있었지만, 힘든 한 달이었습니다. 올해에 들어서 서서히 삼출액은 사라졌지만, 몸의 가려움증은 변함 없습니다. 단 활동에는 변화가 생겨 열심히 외출하려고 했습니다. 가만히 있을 수 없는 무엇인가를 해야겠다는 기력이 솟아올랐기 때문입니다. 이것은 유산균 생산물질의 하나의 효과라는 것을 조금 지나서 알았습니다.

2월도 중순이 되었고, 드디어 추위도 본격적으로 찾아

왔을 때 전신이 가려웠지만, 이번에는 전처럼 삼출액은 나오지 않았습니다. 작년 11월부터 저는 가능하면 연구회에 참석했고, 강사 선생님의 얘기에 귀를 기울였습니다. <세이겐>의 복용량은 어느 정도 기준이 있지만, 최종적으로는 개개인마다 자신의 몸에 맞춰서, 또는 강사 선생님의 조언을 받으면서 결정하면 좋은 것 같습니다. 그 때부터 서서히 <세이겐> 복용량을 늘렸습니다.

그 때 동네에서 고바야시 아키히토 선생님의 강연이 있었습니다. 전 날까지 몸 상태가 안 좋아 참석할 수 없을 것 같다고 생각했지만, <세이겐>을 탄 물에 2 ~ 3시간 입욕을 해서 진정이 되었기 때문에 무조건 나갔습니다. 정신과 의사인 고바야시 선생님에게 제 과거와의 연관성에 대해 꼭 말씀을 듣고 싶었기 때문입니다. 강연 후 개별 상담을 신청했습니다. 가장 듣고 싶었던 것은 마음의 문제였습니다. 왜 이 유산균 생산물질에 의해 안정이 되는지를 물었습니다. 선생님은 마음은 크게 말하면 뇌인데, 그 뇌에 유산균 생산물질이 직접 작용하기 때문이라고 대답해 주셨습니다. 저는 바로 이해를 했습니다. 그 날 이후 저는 고바야시 선생님의 카운슬링을 정기적으로 받았습니다. 나고야 클리닉에도 갔습니다. 이이다에서 일반 도로로 달려도 3시간도 걸리지 않고 갈 수 있었습니다. 요즘에는 아토피도 나아가고 있어 즐겁고 만족스러운 날을 보내고 있습니다.

<세이겐>도 만능은 아닙니다. 규칙적인 생활, 적당한 운동 등은 기본 중의 기본입니다. 그리고 나서 이런 것을

사용하면 효과도 높일 수 있는 것 같습니다. 또 중요한 것은 "반드시 낫는다. 반드시 좋아진다."라고 스스로에게 굳은 다짐을 할 필요가 있습니다. 만약 <세이겐>을 몰랐다면 어떻게 되었을까? 라는 생각을 하면 등골이 오싹해집니다. 저를 여기까지 인도해준 치카후지씨를 비롯해 고바야시 선생님과 매니저, 그리고 <세이겐>을 통해 알게 된 분들께 깊은 감사를 드립니다. 앞으로는 저의 경험을 살려 힘들어 하는 분들을 한 분이라도 많이 돕고 싶습니다.

## 36. 아들은 아토피가, 딸은 자폐증이 만족스럽게…

동경도 아다치구
오카다 준코

우리 집은 남편과 저, 딸과 아들 이렇게 4인 가족입니다. 1992년 10월에 직장 동료 중 한 분이 <세이겐>을 소개해 주었습니다. 당시 아직 고등학생이었던 제 아들은 검도부에 들어 가서 훈련 도중 땀을 많이 흘리면 아토피가 심해져 피부가 새빨개져서 부어 올랐습니다. 뭔가 좋은 것이 없을까? 체질을 개선하는 방법은 없을까 라고 생각하고 있던 중이었기 때문에 바로 사용해 보기로 했습니다.

<세이겐>을 물에 녹여 분무기로 뿌려 주었고, 학교에

도 가지고 가게 했습니다. 매일 1포씩 먹이기 시작하자 바로 반응이 나오기 시작했습니다. 제 아들은 땀을 흘리면 양팔이 특히 증상이 심했는데, 여기에서 피고름이 많이 나와 붕대를 감아야 했었지만, 한 달 정도 지나자 완전히 깨끗하게 나았습니다. 아들도 저도 너무나 놀라운 효과에 크게 기뻐했습니다. 너무나 고마워서 친구에게도 얘기했더니 딸에게도 꼭 먹여보라고, 효과가 있을 것 같다고 했습니다.

당시 딸은 성인식을 치를 나이인 20살이었습니다. 딸은 태어날 때부터 간질, 자폐증 등 어려운 병명의 중증 지적 장애를 갖고 있어서, 큰 아기나 마찬가지였습니다. 화장실도 따라가야 했고, 식사를 비롯한 생활 전반에 도움의 손길이 필요했습니다. 속옷을 올리고 내리는 것도 못했기 때문에 시간을 재서 화장실에 데리고 가서 그것을 해주었고, 앉혀서 용무를 보게 했습니다. 식사 때는 먹고, 마시고 싶은 욕구가 없기 때문에 음식은 잘게 잘라서 입에 넣어주었고, 물을 먹이며 목이 메이지 않도록 조심을 해야 했습니다.

그런 상황이었기 때문에 저는 마음을 편히 쉴 수 있는 시간이 없었습니다. 몇 년 전까지는 뇌신경과에도 다녔었는데, 그 때 받아서 먹었던 약의 부작용이 너무 심해 병원 다니는 것은 그만 두었습니다. 저는 이 이상 나아지지는 않을 거라고 포기하고 있었지만, 최소한 조금이라도 건강해지길 바라며 〈세이겐〉을 하루 1포씩 먹이기 시작했습니다. 한 달이 지났을 때부터 변화가 나타나기 시작해, 아들이 누나의 반응이 굉장히 빠르다고 말할 정도였습니다. 저는 알고 있었지만 주위에서 말해주길 바라면서 말을 하지 않고 기다렸습니다.

　드디어 제 딸은 "주스가 먹고 싶어. 케익이 먹고 싶어."라고 말하기도 하고 "싫어."라고 삐쳐서 반항하기도 했습니다. 의사 표시는 성장의 증거라고 생각해서 정말 기뻤습니다. 양을 늘려 아침, 저녁으로 하루 2포씩 먹이기 시작했을 때에는 주위 사람들도 변화가 확실히 눈에 띄어, 장애인센터의 선생님으로부터도 "요즘 반응이 아주 좋고 건강해요. 뭔가로 치료하고 계세요?"라는 기쁜 소식도 듣게 되었습니다.

　센터에 가는 것이 다였던 일상 생활이 선생님과의 따뜻한 만남 덕분에 요즘은 작업에도 참가할 의욕을 보입니다. 몸도 예전에는 흐느적거리며 힘이 없었는데 똑바로 가누고, 초점이 없던 눈에도 힘이 들어가 아이의 눈처럼 맑은 눈이 된 것 같습니다. 이렇게 믿을 수 없는 기쁜 변화들을 겪고 2년 남짓이 흐른 요즘 딸의 모습은 놀랄 정도로 변했습니다. 혼자서 화장실에 가고, 식사를 준비해주면 혼자서 먹을 수도 있고, 말도 잘하고, 뿐만 아니라 상황에 맞는 말도 하게 되었습니다.

　딸은 신이 저에게 준 평생의 과제라고 마음 속으로 생각하고 있었는데, 가족의 행복을 되찾아준 <세이겐>을 알게 된 것에 깊이 감사하며 딸과 가족과 함께 행복하게 살아가고 싶습니다.

## 37. 무균 피부병을 극복

동경도 오오타구
무라이시 하루에

4년 전 저는 양쪽 발 뒤꿈치부터 해서 발바닥의 3분의 1과 양쪽 손바닥과 손가락 전체가 피부병에 걸렸습니다. 이 피부병은 무균이 원인이라서 치료약을 찾기가 힘들어 병원을 여기 저기 바꾸고, 한방약도 사용해 봤습니다. 발바닥에 약을 바르고, 붕대를 감고 걸으면 약이 새어 나와 신발 안에 약이 묻어서 곰팡이가 생겼기 때문에 구두를 몇 켤레나 버렸습니다. 하지만 좋아지지는 않았고, 점점 부위가 늘어만 갔습니다. 심한 가려움증도 긁으면 피가 나오고 멈추지 않았습니다. 매일 참을 수 없는 가려움증 과의 전쟁을 치르면서도 다른 사람들에게 피부병에 걸린 것을 들키고 싶지 않아서 항상 조심했습니다. 혹시 다른 사람들이 불결하다고 생각하고 옮을까봐 걱정하는 것은 아닐까 하는 걱정 때문이었습니다.

그 때 만나게 된 분이 사용해 보라며 준 것이 <세이겐> 10포였습니다. 그 분도 손이 저랑 똑 같았다고 합니다. 좋다는 생각이 들면 무엇이든 해보고 싶었기 때문에 바로 구입을 했고, 먹는 약과 바르는 약을 모두 끊고 유산균 생산물질에 모든 걸 걸어보기로 했습니다. 한 달 정도 지나자 아주 좋아졌었지만, 조금 더 지나자 원래의 나쁜 상태로 돌아갔습니다. 소개해 준 사람에게 좋아지더니

다시 나빠졌다고 얘기했더니, "호전 반응이에요. 반응이 있을 때 저는 사용량을 늘리고는 해요."라고 했습니다. 그래서 저는 하루에 2포 쓰던 것을 6포로 늘렸고, 가라앉으면 3포로 줄이는 방법으로 바꿔 보았습니다. 먹기 시작한 지 약 2년이 되었는데 99%는 나았고, 나머지 1%는 발 뒤꿈치가 까칠까칠한 것이 조금 남아 있긴 하지만, 저는 완치됐다고 좋아하고 있습니다.

최근 2년 사이에 이 외에도 여러 곳이 좋아졌습니다. 만성 십이지장궤양으로 고생했었는데, 1년 지나자 통증이 사라져 지금은 약도 먹고 있지 않습니다. 알려주신 분과 유산균 생산물질을 믿으며, 현재는 감사의 마음만이 가득합니다.

## 38. 건성 피부도 매끈 매끈하게

시즈오카현 시즈오카시
마츠무라 교코

저희 가족은 모두가 항상 <세이겐>을 애용하고 있습니다. 덕분에 감기에 걸려도 심해지기 전에 낫습니다. 우리 집 손자는 3살 9개월인 남자 아이로 유치원 영아반에 다니고 있습니다. 태어나고 1년 후부터 건성 피부가 되어 가을부터 겨울까지 피부가 까칠까칠했고, 볼은 새빨개졌으며, 피부가 다 일어났습니다. 그래서 병원에서 받은 부신피질 호르몬 연고를 바르면 나았지만, 안바르면 곧 악화되곤 했습니다. 부작용이 걱정되어서 가족이 고민하고 있었는데, 일전에 선물로 받은 <세이겐 미용액>을 먹이고 바르니까 아이의 피부가 좋아졌습니다. 제가 사용하고 있는 화장수를 바르고 나서 <세이겐 미용액>을 손자에게 발라 주었더니 지금은 피부가 아주 보드랍습니다.

딸 부부도 저희 부부도 너무 기쁩니다. 일본의 어른, 아이 할 것 없이 심한 건성 피부 때문에 고민하고 있는 분들이 많을 것입니다. 꼭 <세이겐>으로 건성 피부에 대한 고민을 해결하세요. <세이겐 알파>의 효과도 뛰어나서 안심하고 생활하고 있습니다. 앞으로도 잘 부탁합니다.

## 39. 교원병(경피증)

군마현 타카사키
토미도코로 케이코

제가 교원병(경피증) 판정을 받은 것은 지금부터 5년 전인 1998년 2월 무렵입니다. 손가락 끝이 하얗게 되더니, 손 등이 부어 올라 근처 병원에 갔습니다. 진단 결과 레이노 현상이 있었으며, 손가락의 피부가 팽팽해져 있다고 했습니다. 마에마시의 N병원 호흡기과 선생님을 소개해 주시며, 좋은 선생님이시니 안심하고 치료를 받으라고 하셨습니다.

수술실에서 팔의 피부를 채취하고, 가슴 X-ray 촬영을 했더니, 폐섬유증이 있음을 확인하고 경피증이라는 판정을 받았습니다. 치료를 위해서는 입원해야 한다고 알고 있었지만, 유베라 N200이란 약만 주었을 뿐 입원에 대한 이야기는 없었습니다. 그래서 경피증이긴 하지만 그 정도로 가벼운가 보다고 생각했습니다.

　건강에 대한 자신감을 잃고 풀이 죽어 있던 12월 초순 경, 제가 병으로 힘들어 하는 모습을 안타깝게 여긴 친구를 통해 <세이겐>과 만날 수 있었습니다. 친구의 소개로 체질개선연구회의 마에바시 콘벤션에 가게 되었습니다. 그곳에서 운텐 선생님의 강연을 들었고, 운 좋게 개인 상담도 받았습니다. 우선 <세이겐>을 하루 3포씩 2주 동안 먹어보라고 하셨습니다. 그래서 저는 한 번 해 보자고 결심하고 <세이겐>을 먹기 시작했습니다.

　<세이겐>을 소개해 준 친구는 먹는 즉시 효과가 있는 것은 아니지만, 매일 매일 꾸준히 먹는 것이 중요하다고 했습니다. 하지만 제 몸은 점점 상태가 안좋아졌고, 의사 선생님은 어려운 용어로 이것 저것 설명을 했지만, 저는 납득이 가지 않았습니다. 어떻게 하면 좋을지 물었지만 그 대답은 최악이었습니다. 전문의가 아니어서 모른다는 것이었습니다. 좋은 선생님이라니, 대체 어디가 좋은 선생님이라는 건지 너무나 실망스럽고 원망스러워 눈물이 나왔습니다.

　그 때 G병원에 다니고 있는 또 다른 친구가 다른 의사 선생님을 소개해 준다며 그 병원으로 데려갔습니다. 소

개받은 내과 선생님께서는 폐섬유증이 있지만 걱정할 정도는 아니고, 그보다는 피부의 증상이 더 심하니 피부과에 가보라며 곧바로 피부과에 연락을 취해 주셨습니다.

목요일, 교원병 교수님의 진찰일이었습니다. 진찰실에 들어가니 열 명이 넘는 인턴의가 있어 깜짝 놀랐습니다. 선생님은 제 상태를 보시고 상태가 심각하다면서, 이 지경이 될 때까지 왜 방치했냐면서 고개를 갸웃거리셨습니다. 저는 N병원에서 있었던 지난 1년 간의 이야기를 했습니다.

지금까지 대체 무슨 치료를 한 건지 억울하고 분해서 혼자 있는 시간만 되면 울기만 했습니다. 하지만 지난 일을 후회해봤자 어쩔 수 없었습니다. 그래서 이제 G병원에서 열심히 치료받고 건강해지자고 단단히 마음을 먹고 입원했습니다. 힘든 검사도 꾹 참았습니다. 다행하게도 내장은 괜찮았습니다. 검사 전부터 〈세이겐〉을 하루 30～40포를 먹었습니다. 그래서 결과가 좋았던 것은 아닌지 생각되었습니다.

입원을 하고 2주가 되는 날부터 약이 정해졌고, 본격적인 치료가 시작되었습니다. 처음에는 프레드닌 4알부터 시작했고, 3개월 정도 입원 치료가 필요하다는 말에 조금 실망하기도 했습니다. 하지만 저에게는 〈세이겐〉이 있었기에 기분상으로는 매우 건강하게 느껴졌습니다. 걷는 것도 힘들었던 다리가 약을 먹고 3일이 지나자 놀랍게도 거짓말처럼 가벼워졌습니다. 정말 효과 좋은 약이라는 생각이 들었지만, 그래도 언제까지 약에만 의지할 수는 없었기에 <세이겐>도 열심히 계속해서 먹었습니다. 담당 선생님도 저의 건강한 모습을 보고 깜짝 놀라셨습니다. 그리고 3개월로 예정되었던 입원 기간도 40일 만에 퇴원하게 되었습니다.

지금까지 병치레 한 번 하지 않았던 나에게 왜 이런 무서운 병이 찾아온 것일까 하는 생각이 들었습니다. 운동을 좋아해서 배구를 20년 이상이나 해왔는데 왜 이렇게 된 것인지 자신을 원망하기도 했습니다. 피부가 딱딱해서 무릎이 구부러지지 않았고, 손가락도 펴지지 않아 이 상태로는 더 이상 배구도 못 할 것 같아 포기하기로 했습니다.

하지만 2주 간 한 번도 빠뜨리지 않고 병원에 다닌 보람이 있었는지 약의 양도 줄었고, <세이겐>도 지금은 하루 10포를 먹고 있습니다. 결과적으로 내용면에서는 분명 상태가 좋아졌지만, 날씨가 추우면 혈액 순환이 나빠지기 때문에 손가락 끝에 상처가 났습니다. 지금 저에게는 이것이 가장 큰 고민입니다.

하지만 건강이라는 합격 도장을 받은 것처럼 늘 기분이 좋았고, 의사 선생님께는 비밀로 배구를 조금씩 하기 시작했습니다. 주변 사람들 모두 저를 응원해 주었고, 특히 아라카와씨에게 크게 신세를 졌습니다. 또 제 곁에서 항상 저를 응원해 준 오가사와라씨께 정말 감사하다는 말씀을 전하고 싶습니다. 지금 제가 이렇게 건강한 것도 모두 여러분 덕분입니다. 정말 감사합니다.

## 40. 한 달 걸릴 골절이 5일만에…

기후현 야마가타
아카자와 히로코

어느 날 갑자기 넘어져 다치게 된 자신에게 화나고 분했습니다. 넘어지는 순간 머리는 부딪치지 않도록 조심했지만, 그 반동으로 어깨를 부딪쳐 그 때의 아픔은 말로 표현할 수 없을 정도였습니다. 시간이 지나며 통증은 계속 심해져서 왼쪽 손가락도 움직이지 않게 되었습니다. 아침까지 통증과의 싸움이 계속되어 정말 고통스런 밤이었습니다.

아침 일찍 병원에 가서 의사 선생님에게 통증과 왼쪽 손이 움직이지 않는 것에 대해 말했습니다. X-ray를 찍어봤더니 좌상완골 대결절 골절이라는 것이었습니다. 어깨 부분에 5cm 정도 뼈에 구멍이 나 있었습니다. 입고 있던 옷도 벗을 수 없었고, 왼쪽 옆구리를 옆으로 돌릴 수도 없어, 병원에서 받은 파스를 붙이고, 통증은 좌약으로 당장 가라앉히라고 했습니다.

매일 먹고 있는 <세이겐>으로 통증이 멈추면 좋을텐데라고 생각하며, 집에 돌아와 바로 <세이겐>을 평소보다 2포 많은 12포를 먹었습니다. 그리고 한 장의 파스에 <세이겐> 1포를 섞어 어깨 주위에 5장을 붙이자, 몇 시간 후 조금씩 통증이 덜해지는 것을 느꼈습니다.

그리고 4일 후 아침, 남편이 파스를 다시 붙이자는 말에 꽤 좋아진 것 같다고 제가 말하니까, 남편은 아직 4일 밖에 안지났다며 어이없어 하는 표정이었습니다. 하지만 4일 밖에 안되었지만 정말로 움직일 수 있었습니다. 이런 대화를 하면서 또 4장을 붙였고, 내일은 병원에 가는 날이니까 선생님도 보면 놀라실 거야 라고 생각하며, "역시 <세이겐>이야."라는 말이 생각지도 않게 입 밖으로 나왔습니다. 지금까지 우리 부부 모두 <세이겐>의 덕을 많이 보았는데, 이번에도 라고 생각하니 기뻐서 얼굴에 자연스레 웃음이 퍼졌습니다.

　5일째인 아침, 병원에 가자 의사 선생님이 오늘은 어깨를 고정하자고 말씀하셔서, 선생님에게 왼쪽 손은 이제 움직인다고 말했습니다. 그러자 선생님은 아직 5일 밖에 안되었다며 놀라셨습니다. 한 달 걸릴 거라고 진단하신 선생님이 5일째에 벌써 통증도 사라지고 움직일 수 있게 된 손을 보고 놀라는 것도 무리는 아니었습니다. 저도 남편도 놀라고 있었으니까요.

　지금까지 이런 분은 한 사람도 없었다며, 선생님은 왼쪽 손을 가지고 옆으로, 위로도 움직여보고, 한 바퀴 돌려도 보았습니다. "정말이네. 이런 신기한 일이 세상에 있네요. 하지만 X-ray를 찍어봅시다."라고 하시며 만약을 위해 촬영을 했습니다. 그 결과는 예쁘게 딱 붙어 있었습니다. 선생님 앞에서 양 손을 벌려 위로 올릴 때, 그걸 보고 있던 선생님의 얼굴이 지금도 잊혀지지 않습니다. "자, 오늘로 끝이네요."라는 선생님의 한 마디가 너무나 인상적이었습니다.

너무 빨리 나은 저에게 간호사들도 저를 보고 "다행이네요. 하지만 신기합니다. 너무 빨라요."라고 4명이 한 마디씩 했습니다. 그래서 저는 고맙다는 인사를 하고 병원 현관을 나오며 다시 한 번 양 팔을 벌려 파란 하늘에 대고 만세! 그리고 역시 대단한 <세이겐>도 만세! 라고 외치며, 기쁨을 가슴 가득 안고 집에 돌아왔습니다.

집에 돌아와 남편과도 <세이겐>의 대단함에 대한 대화를 나누었습니다. 이것도 매월 체질개선연구회에 출석해서 강사님의 말씀과 여러 체험담을 들은 덕분입니다. 앞으로도 저는 남편과 함께 '먹어도 좋고, 발라도 좋고' 라는 말을 같은 병을 앓고 계시는 여러분들께 전하고 싶습니다.


## 41. 골절된 손목도 빨리 아물었다.

시마네현 노우기구
미나오 아치코 (72세)


저는 30년 동안 고혈압으로 고생하였고, 언제 어디서나 혈압과 간장약을 빼먹은 적이 없었습니다. 그러던 중 1999년 12월 요나고에서 개최된 컨벤션에 참가해서 <세이겐>을 처음 접하게 되었고, 다음 해 2월부터 매일 <골드> 5포를 먹기 시작했습니다.

그런데 7월 어느 날 길에 있는 돌에 걸려 넘어질 뻔했을 때, 바닥에 손을 짚다가 오른쪽 손목이 부러져 버려 입원해야 하는 처지가 되었습니다. 어쩔 수 없이 약 2개월 입원을 했는데, 그 때도 <세이겐>을 계속 복용했더니, 퇴원 할 때에는 병원에서도 뼈가 빨리 붙으신 것 같다며 놀란 것 같았습니다.

이후 약 반 년 간 재활 치료를 위해 매일 병원에도 다녔고, 세면기에 <골드>를 녹여 비누 크림처럼 만들어 매일 골절된 손목에 바르는 것도 잊지 않았습니다. 그 덕분인지 12월 경부터 손가락 하나 하나가 잘 움직여졌고, 손끝에도 힘이 들어갔습니다. 올해 2월 하순부터는 혈압이 안정되어 혈압약을 줄일 수 있게 되었지만, 아직 오른손으로 힘주어 물건을 잡기는 힘들었습니다.

그리고 올해 7월 <세이겐 GH>가 발매되었다는 소식을 듣고, 저도 바로 8월 중순부터 밤에 자기 전에 지금까지 먹던 <세이겐>에 추가로 <GH>를 2포 더 먹어 보았습니다. 어쩐지 컨디션이 좋은 것 같아서 하순부터는 아침에도 2봉을 추가해서 먹었습니다. 그러자 손바닥이 거의 책상에 착 달라붙게 되었고, 통증도 많이 없어졌습니다. 오른쪽 손가락도 조금씩 펴져 원래대로 자리를 잡았습니다. 그리고 취미인 종이로 인형 만드는 것도 이전보다 즐겁게 할 수 있게 되었습니다.

그리고 중학교 2학년인 손자도 테니스를 하다 다친 팔꿈치와 팔에 <세이겐 크림>을 바르고, 욕조에 <골드>를 녹여 손을 마사지하기도 했고, <GH>도 밤에 잠들기 전에 먹었더니 상태가 많이 좋아졌습니다. 쉬지 않고 써클 활동을 열심히 하는 모습을 보고 저도 안심했습니다. 저는 매일 <세이겐>이 가져다 준 행복과 기쁨을 실감하며 살고 있습니다.

## 42. 통풍을 물리치는 유산균 생산물질의 힘

군마현 오오라시
이와이 마사미츠

8년 전인 1994년 2월, 갑자기 왼쪽 발목에 심한 통증을 느끼게 되었고, 나중에는 제대로 걷지도 못하게 되었습니다. 3일이 지나도 통증이 가라앉지 않아 가족의 도움을 받아 병원을 찾았습니다. 혈액 검사 결과 정상 수치는 4 ~ 8인데 반해 제 요산 수치는 11로 높은 편이라 통풍이라는 판정을 받았습니다. 또한 간의 GOP가 77, GPT가 278로 매우 높았고, 혈압도 170 ~ 110으로 높았습니다.

매일 같이 항생 물질과 링거를 맞으며 입원 생활을 시작하게 되었는데, 그 사이 통풍에 관한 책을 읽고 실의에 빠지게 되었습니다. 먹어서는 안되는 음식 중에 갈비나 곱창구이 그리고 성게, 연어알, 맥주 등 제가 좋아하는 음식은 모두 들어 있었기 때문입니다.

한 달이 지나 퇴원을 한 이후 그 지옥 같았던 통증도, 의사 선생님의 충고도 금새 잊어버리고는 예전과 같은 생활로 돌아갔다가 3개월 후에 다시 입원하게 되었습니다. 그 이후 계속 약물 치료를 받으며 3년이 지났을 즈음 아내의 권유로 참가하게 되었던 체질개선연구회에서 <세이겐>을 알게 되었습니다. 몇 번인가 참석을 하다 보니 강사님의 말씀을 이해하게 되었고, 여러분들의 체험담을 들으며 공감하는 부분이 많았기 때문에 <세이겐>에 대해 관심을 가지게 되었습니다.

그래서 저는 <세이겐>을 통해 체질을 개선해 보기로 마음을 먹었고, 그 날부터 꾸준히 복용해 보기로 했습니다. 그 때까지 장기 간 복용해 왔던 약의 부작용도 겁이 났었던 터라 자연이 주는 선물이라고 하는 <세이겐>에 모든 것을 걸어보기로 했습니다. 이 때부터 약을 중단하고 <세이겐>을 하루에 6 ~ 10포씩 복용하기 시작했습니다.

<세이겐>을 먹기 시작한 지 2년이 지났을 즈음 일하다가 발목을 심하게 삐어 병원에 입원을 하게 되었는데, 또 다시 통풍이면 어쩌나 마음 졸이며 검사 결과를 기다렸지만 예상외로 단순한 염증이었습니다. <세이겐>을 먹으며 술을 조금씩 먹기도 했었지만, 검사 결과 요산 수치도 올라가지 않았습니다. 염증 치료를 받으며 <세이겐 골드> 10포와 <알파> 10포씩을 500cc 물에 타서 마셨습니다. 그런데도 통증은 쉽게 가라앉지 않아 지인에게 상담해 보았더니, <세이겐>의 복용량을 30포로 늘려보라고 했습니다. 그래서 곧바로 양을 늘렸더니 금새 통증이 사라지고, 얼마 후에는 목발을 짚긴 했지만 걸을 수

있을 정도로 회복되었습니다. 회복되기 시작한 지 3일 후부터는 목발도 짚지 않고 걸을 수 있게 되어, 이 때 다시 한 번 <세이겐>의 위력을 느낄 수 있었습니다. 주치의 선생님께서도 빠른 회복에 감탄하셨습니다. 앞으로도 <세이겐>을 친구 삼아 건강한 하루 하루를 보낼 수 있었으면 하는 바램입니다.


### 43. 물이 찼던 발목도, 무릎 통증도 가라앉았다.

시마네현 마츠에시
야스모토 도요코(65세)

저는 마츠에시에 살고 있는 야스모토라고 합니다. <세이겐>은 3년 전부터 가족이 애용하고 있었기 때문에 이름은 알고 있었지만, 먹을 생각은 하지 않았습니다.

그런데 올해 4월쯤부터 갑자기 무릎이 아파오기 시작해 6월이 되자 왼쪽 발목에 물이 차기 시작했습니다. 서거나 앉는 것이 점점 힘들어졌고, 발목은 빵빵하게 부풀어 올라 바닥에 앉는 것조차 힘들게 되었습니다. 병원에 가서 물을 뺐지만 일주일도 지나지 않아 또 물이 찼기 때문에 한 달 사이에 5번이나 물을 빼야 하는 상태가 되었습니다.

그 때 다나카씨가 "이번 7월부터 새로 발매되는 <세이겐 GH>라는 것이 아주 좋으니까 먹어 보면 어때요?"라고 얘기했습니다. 그래서 시누이와 함께 구입해 먹기 시작했습니다.

저는 7월 29일부터 <세이겐 GH>만을 하루에 3포씩 먹었습니다. 그런데 한 달이 지나도 아무 변화도 없었기 때문에 속은 기분이 들었습니다. 그런데 40일 정도 지났을 때였는지 물이 점점 없어지는 것이었습니다. 그리고 그로부터 일주일도 지나지 않아서 붓기가 완전히 빠졌습니다.

지금은 물도 사라졌고, 왼쪽 다리 복사뼈도 부드러워져 깜짝 놀랐었는데, 3~4개월 정도 지나자 완전히 물이 없어졌습니다. 그 이후로 물도 고이지 않게 되었고, 지금은 병원에도 다니지 않습니다. 더구나 함께 먹기 시작한 시누이도 무릎 통증이 가라앉았다며 대단히 기뻐하고 있습니다.

3년 전부터 <세이겐>을 애용한 우리 할머니는 90살이 되셨습니다. 나이도 있으시고, 노쇠하시기 때문에 건강 유지를 위해 하루에 <골드> 4~5포를 계속 드시는데, 말씀도 잘 하시고 본인의 일은 혼자서도 충분히 하시며, 병으로 몸져 누우신 적도 없이 건강하게 지내시고 계십니다. 이것도 <세이겐> 덕이라고 가족 모두 감사하고 있습니다.

저는 부드러워진 복사뼈 덕에 발목은 완전히 좋아졌지만, 무릎은 아직 조금 아프기 때문에 또 구입해서 애용하려고 합니다. 덧붙여서 말하면 저는 <골드>는 먹지 않고 <GH>만을 먹고 있습니다.

## 44. 무릎 통증, 저도 믿을 수 없네요.

군마현 사와군
아라카와 타카고

 <세이겐> 바이오 퍼멘틱스와 제가 처음 만난 것은 1988년 4월의 일입니다. <세이겐> 바이오 퍼멘틱스가 처음 발매된 때이기도 합니다. 올해로 알게 된 지도 벌써 18년째가 되는데, 저는 학생 시절에 시력이 점차 사라져 결국에는 실명에 이른다는 난치병인 망막색소변성증에 걸려 많은 고민을 하며 지냈습니다. <세이겐> 바이오 퍼멘틱스와 만난 것도 이걸 쓰면 조금이라도 좋아지지는 않을까 하는 지푸라기라도 잡는 심정에서였습니다. 그 전까지도 이게 좋다더라 혹은 이게 잘 듣는다더라는 말을 들으면 바로 사서 먹어 보았습니다. 그러나 그 많은 건강 보조 식품들을 먹어봤지만, 그다지 뚜렷한 효과를 본 것은 없었습니다.
 <세이겐> 바이오 퍼멘틱스를 처음 접했을 때, 일단 먹기 편하고 간편하게 섭취할 수 있는 것이 마음에 들어 그 이후부터 계속 애용을 하게 되었습니다. <세이겐> 바이오 퍼멘틱스를 50살 때 처음 알게 되어, 지금 제가 68세인데도 완전히 실명을 하지는 않았습니다. 희미하게 불빛이라도 볼 수 있는 것은 바로 <세이겐> 바이오 퍼멘틱스의 덕이라 생각합니다.
 안과 선생님이 진찰 중에 "아라카와씨 눈이 조금은 보

이시는군요?"라는 말씀을 하면 "그럼 선생님, 보이지 않는게 좋으시겠어요?"라는 식의 농담을 주고 받을 정도가 되었습니다. 그 이후 악화되지 않고 이와 같은 상태가 계속 이어지고 있습니다.

 제 지병은 눈 외에도 무릎 통증이 있었습니다. 눈이 잘 안보여서인지 무릎이 좋지 않은 것도 운동 부족 때문일지 모른다는 생각이 들었습니다. 무릎의 움직임을 보다 원활하게 하기 위해 5년 전에는 양쪽 무릎에 인공 관절을 삽입하는 수술을 받았습니다. 수술 직전에 <세이겐 GH>라는 신상품이 발매되었는데, 이는 관절 부분의 유연성을 향상시킨다는 글루코사민과 하이루론산 등이 배합된 것이었습니다. <세이겐 GH>를 먹으면 도움이 된다는 권유를 받고 바로 <세이겐 GH>를 먹어 보았지만, 그다지 변화를 느낄 수 없어서 과감하게 인공 관절 수술을 받았습니다.

 그 이후에도 <세이겐 GH>를 먹어 보았는데 발목에 통증이 생겨 주무르면 더 고통스러움을 느껴 <세이겐 GH>를 먹고자 하는 의욕이 들지 않았습니다.

 그러나 지금으로부터 1년 전의 일입니다. 한 분이 <세이겐 GH>를 다시 추천해 주셔서, 저는 제 무릎이 어떻게든 좋아졌으면 좋겠다는 마음 하나로 다시 <세이겐 GH>를 먹어보기로 했습니다.

 당시에 제 무릎 아래쪽은 커다랗게 부어 있어서 언제나 제 옆에서 도움을 주시는 시바타씨가 일정한 간격으로 발을 주물러 주곤 했습니다. 그러면 한창 부풀어 있던 다리도 조금은 나아지는 듯 했습니다. 그러나 이 방법으로는 상태가 호전되지 않아서 과감하게 <세이겐 GH>를 낮에 2포, 밤에 3포씩 먹기 시작했습니다. 그로부터 2개월 정도 지났을 때 무릎 아래에 부풀어 있던 것도 꽤 부드러워진 것을 느낄 수 있었습니다. 도우미 시바타씨도 이제는 마사지가 필요없겠다고 말했습니다. 이것은 모두 <세이겐 GH>의 효능에 의한 것이라는 생각을 하지 않을 수 없었습니다. 발목도 아팠는데 이것도 아주 많이 좋아졌습니다.

처음에는 반신반의하는 마음을 가지고 먹기 시작한 <세이겐 GH>였습니다. 그러나 고통이 심했졌을 때에는 복용을 중단하기도 했지만 무릎 아래쪽 부종이 부드러워진 것을 보고는 매우 놀라지 않을 수 없었습니다. <세이겐 GH>에 감사를 드리며, 일년이 지난 지금은 점심에는 4포, 밤에는 5포를 먹고 있습니다.

제가 먹고 있는 것은 <세이겐 GH> 뿐만이 아닙니다. <세이겐 골드>, <세이겐 알파> 등 여러 종류를 함께 섞어서 먹고 있지만, 그래도 역시 <세이겐 GH>를 먹어 이렇게 좋아졌고, 그 효능에 놀라고 있습니다.

그리고 비전문가의 생각이기는 합니다만 림프의 흐름과 관련이 있지 않나 생각합니다. 저는 복부에 제왕절개 수술을 3번, 말씀드린 것과 같이 양쪽 무릎 수술도 받았습니다. 몸 전체의 흐름과 림프의 흐름에 어떠한 상처를 준 것이 아닌가 생각합니다. 림프의 활동히 상당히 악화되어 있었던 것입니다. 지금 생각해보면 무릎 아래쪽 림프의 흐름이 원활하게 회복되어 고통이 사라진 것이 아닌가 생각합니다. 지금 되돌아 생각해보면 몸에 수술을 받으셨던 분, 장 수술이나 자궁 수술을 받은 적이 있으신 분들은 림프에 상처를 입어, 림프의 흐름이 좋지 않았던 것이 아닌가 하고 제 체험을 통해 생각을 하고 있습니다.

그러한 분들은 <세이겐 GH>를 충분히 드셔보시면 림프의 흐름이 크게 개선되지 않을까 생각합니다. 저도 <세이겐> 바이오 퍼멘틱스를 먹기 시작한 기간이 상당히 오래 되었습니다만 제 몸과 다리쪽 고통이 아주 편안해 진 것은 정말이지 <세이겐 GH> 덕분이라 생각하고 감사하고 있습니다.

몸에 어떠한 형태로든 고통을 안고 계신 분들께는 <세이겐 GH>를 한 번 드셔보시길 강력히 권해드립니다.

## 45. 15년 간의 통증이 사라졌다.

효고현
고바타 기미코

1985년, 저는 높이 70cm 정도 되는 계단 위에서 그 아래의 콘크리트로 떨어져 엉덩방아를 찧었습니다. 그 때 허리를 삐끗한 이후로 특히 자고 일어날 때나, 화장실에 갈 때 허리에 통증이 있었습니다. 통증이 좀처럼 사라지지 않아서 정형 외과에서 뢴트겐 검사를 받았더니, 미골(척추 아래의 끝 뼈) 아래부터 3번째의 부분이 약 3 ~ 4mm 정도 옆으로 어긋나 있었던 것입니다. 주사를 맞거나, 견인 요법과 약을 병용한다고 해도 1년 정도는 병원에 다녀야 했습니다. 그런데 그 무렵 위를 상하게 되어 그 때부터는 내과와 정형 외과가 같이 있는 병원으로 다니기 시작했습니다. 검사 결과 역시 위염이었는데, 좀처럼 낫지 않아 병원도 몇 차례 바꾸어 보았습니다.

육아에도 전념해야 했던 시기여서 매일 정신 없이 바쁜 나날을 보냈습니다. 그리고 겨우 바쁜 시기가 끝나갈 때즈음 이번에는 갱년기 장애 증상이 나타나, 몸 전체가 약해지기 시작했습니다. 약국에서 영양제를 구입했고, 지인들이 좋다고 하는 것들은 바로 사 먹어 보는 등 가능한 것은 모두 해보았습니다.

그러던 중 1997년 5월 경에 유산균 생산물질을 알게 되어 2년 가깝게 <세이겐>을 먹고 있습니다. 처음에는 아침, 점심, 저녁 식사 후 3포씩, 하루 9포를 4개월 간 지속적으로 먹었더니, 왠지 몸 전체가 가벼워졌고, 허리의 통증, 고관절 통증, 다리 장딴지의 통증도 가벼워 졌으며, 갱년기 장애도 꽤 편해졌습니다. 현재는 한 번에 2포씩으로 양을 줄여가고 있습니다. 게다가 작년 언제였는지 기억이 나지는 않지만, 친구로부터 통증을 멈추는 크림을 받아 그것을 자기 전 통증이 있는 부위에 매일 밤 발랐습니다. 그러자 1개를 다 사용했을 때쯤 남아 있던 통증도 어디론가 사라져 버렸습니다. 15년이나 혼자 괴로워했던 통증이 사라졌고, 몸도 전과는 비교되지 않을 정도로 좋아졌습니다. 정말 감사한 일입니다. 그렇다 해도 뼈가 변형된 것은 그대로 남아 있어 언제 이전의 통증이 돌아올지 알 수 없기 때문에, 이를 준비하기 위해 유산균 생산물질도 잊어버리지 않고 챙겨 먹으면서 생활하고 있습니다.

## 46. 복합 골절이 경이적으로 회복

돗토리현 요나고시
이쿠타 노리나리

　3년 전, 아카사키의 스기야마씨로부터 <세이겐>에 대한 얘기를 듣고, 저는 건강 유지를 위해 하루 3포, 피곤할 때에는 4 ~ 5포씩 먹기 시작했습니다.
　작년 3월 2일, 저는 나무 가지를 자르다 낙하해 왼쪽 발목 2곳이 골절이 되어, 나가이 정형 외과에서 완치까지 1년 3개월이 걸릴 거라는 말을 들었습니다. 발 뒤꿈치는 가장 체중이 많이 실리는 부분이기 때문에 일반 골절보다 상태가 나쁘다는 말을 의사 선생님께 듣고는 바로 깁스를 하게 되었습니다. 사실 그 말에 내심 놀랐습니다. 그렇지만 그 날 밤부터 2 ~ 3일 후까지도 통증은 전혀 느낄 수 없었습니다. 3월 7일에는 깁스를 풀었고, 3월 11일 밤에 수술을 받았습니다. 입원 중에도 매일 <세이겐>을 8 ~ 9포씩 지속적으로 먹었습니다. 덕분에 그 동안 전혀 통증이 없었던 것입니다. 3월 27일 처음으로 침대에서 내려와 걷는 연습을 시작했습니다. 그리고 4월 8일에는 모든 장치를 떼어냈고, 4월19일 무사히 퇴원하였습니다.

저는 1년 3개월이 걸릴 거라던 예상을 깨고 약 1개월 반만에 퇴원을 하게 되었습니다. 퇴원시에는 담당 선생님께서 "이 병원 생긴 이래 가장 순조롭고 빠른 퇴원입니다."라고 하셔서, "설마요?."라고 말했습니다. 그러자 선생님은 "거짓말 같으시면 다른 분들에게 여쭤어 보세요. 가벼운 골절이라도 3 ~ 4개월, 또는 반 년은 보통 걸립니다. 게다가 환자 분은 연세가 78세이십니다. 환자 분 연세라면 2년 이상 걸릴 발 뒤꿈치 골절이 1개월 반만에 낫는다는 것은 정말 희귀한 경우입니다."라며 놀라움을 감추지 못했습니다.

건강 유지를 위해 3년 이상 매일 먹어왔던 <세이겐> 덕분에 이렇게 빨리 회복한 것입니다. 요즘은 건강하게 매일 일을 하고 있는데, 이 모든 것이 <세이겐> 덕분이라 생각하자 <세이겐>에 대한 감사의 마음이 넘칩니다. 저의 이 경이적인 회복력과 현재의 모습을 보신다면, 시간이 지나도 골절 후의 회복이 잘 되지 않는 분들은 <세이겐>을 꼭 먹어 보시라고 말씀드리고 싶습니다. 이 나이에는 골절하고 누워 있는 사람들이 많은데 저는 이렇게 태양 아래에서 대지를 밟는 기쁨을 사무치게 느끼고 있습니다. 정말 감사합니다.

## 47. 경추 추간판헤르니아, 요통이 눈 녹듯 사라졌다.

기후현 에나시
이치가와 히로토시

부끄럽지만 제 병력을 먼저 열거하겠습니다. 저는 4살 때 지프테리아에서 목숨을 건졌습니다. 초등학교 때에는 장 결핵이 의심된다는 판정을 받았고, 19살에 교사 생활을 시작했습니다. 이후, 장결핵, 척추카리에스, 십이지장 궤양, 혈색표저하성 빈혈, 돌발성 부정맥, 자율신경 실조증, 8톤차 범퍼 밑으로 들어가는 교통 사고(중상) 등으로 8차례 입원을 했습니다. 특히 경추 추간판헤르니아, 요통으로 1990, 1992, 1994, 1996년에 각각 4번 입원을 했습니다.

본론으로 들어가겠습니다. 1996년 5월 22일 수요일, 같은 동내에서 아내의 친구인 데라무라 스스코씨의 권유를 받아 에나에서 개최된 체질개선연구회에 참가했습니다. 강사 선생님은 우리 같은 평범한 사람도 이해가 잘 되는 내용으로 쉽게 말씀해 주서서 공부가 많이 되었습니다. 저는 아내와 협의하고 그 자리에서 회원 가입과 <세이겐> 주문의 절차를 끝냈습니다. 기다리고 기다리던 <세이겐>은 5월 25일 토요일에 도착해 그 날부터 아내와 같이 하루에 3포씩 먹기 시작했습니다. 그 당시 저는 매일 통원하며 재활 치료를 받고 있었습니다.

7월 30일 화요일, 또 다시 입원할 조짐이 보였습니다.

4번째 입원이었습니다. 제 아내는 <세이겐>을 많이 숨겨서 가져가라고 했습니다. 원장님, 주치의 선생님, 간호사 그리고 같은 병실의 환자들도 모르게 몰래 매일 3포씩 숨어서 먹었습니다. 입원 후 3주 정도 지났을 때부터는 운동이 하고 싶어서 침대에 계속 누워 있을 수가 없었습니다. 간호사의 허락을 받고 산책을 시작했습니다. 하루 8시간 동안 침대에서 잠을 잤고, 한 시간 남짓의 재활 훈련을 받고는 경추견인 요법, 검온, 회진 사이의 시간 동안 산책을 했습니다. 아침 식사 전, 오후 3시부터 5시 사이의 시간을 산책으로 보냈습니다. 처음에는 병원 주위를 2, 3회 도는 정도였지만, 점차 산의 급경사를 오르거나, 멀리 1시간 반 걸리는 거리를 산책했다가 저녁 식사에 늦어서 간호사에게 혼난 적도 있었습니다. 그러나 전혀 지치지 않았습니다. 그리고 세 번째 입원까지는 퇴원해도 일상 생활을 하는데 지장이 없었습니다.

　퇴원하자마자 바로 일감이 저를 기다리고 있었습니다. 1997년, 입원 때문에 집필이 중단되었던 '목련 일기' 원고의 일부가 교정지와 같이 넘어온 것입니다. 퇴원할 때 수간호사가 "무거운 것은 드시면 안됩니다. 책상에 같은 자세로 오래 글을 쓰시면 안됩니다."라고 신신당부했기 때문에 저는 고민했습니다. 해서는 안되는 일을 하지 않으면 안되었기 때문입니다. 그래서 저는 이제 그만두자 라고 몇 번이나 몇 번이나 생각했습니다. 일 년 건너뛰어 입원을 했기 때문에 1998년에 또 입원하게 될 것이라는 것은 예견된 일이었습니다. 그러나 만 70세를 맞는 고희에 맞춰 자서전인 '목련 일기'를 쓰려고 생각한 이상 어떻게든 완성하고 싶다는 욕망이 강하게 밀려왔습니다. 게다가 '살아있는 화석, 세계의 보물'이라고 세계 식물학자가 아주 깊은 관심을 나타내며 주목하고 있는 목련인 만큼 그 일기를 남겨야 한다는 의무감에 사로잡힌 것도 사실입니다. 퇴원 후 컨디션이 아주 좋았기 때문에 힘을 내서 원고를 계속 쓰기로 결심했고, 입원할 땐 한다는 필사적인 각오로 계속 써나갔습니다. 완성시키지 않으면 인쇄소에도 미안한 일이었습니다. 그러나 집필에 전념하는 것은 불가능했습니다. 전통 연극 리허설과 출연도 있었고, 집필 원고의 자료 정리, 목련과 습지 식물의 슬라이드 촬영도 다시 했습니다. 이런 저런 일로 출판 예정일은 1998년 3월 말로 결정되었습니다. 어쨌든 집중해서 원고를 쓰지 않으면 그 때까지 완성할 수 없었습니다.

열심히 집필하고 있는 어느 날 문득 느꼈습니다. 이렇게 오래 펜을 들고 있는데도 오른쪽 팔도, 목도 아프지 않았습니다. 물론 조금씩 쉬면서 집필했지만 지금까지와는 달랐습니다. 왜 그렇지? 이상하네! 저는 여러 가지 생각을 했습니다. 9월 20일로 제가 통원 치료를 받았던 정형 외과가 하필이면 폐원을 해서 갈 곳이 없었습니다. 저는 정색했습니다. 그래도 하루 하루 몸이 가벼워졌고, 식욕과 체중이 늘어났으며, 기력이 샘솟았습니다. 도대체 어떻게 된 거지?

그렇네. 그렇다! 이거다! 이 모든 것이 <세이겐> 덕분이라는 것을 알았습니다. 입원 중에 산책도 전혀 피곤한 줄 몰랐던 것도, 퇴원 후 바로 일상 생활을 할 수 있었던 것도, 이렇게 매일 오래 앉아서 생각을 거듭하며 펜을 잡을 수 있었던 것도 <세이겐> 덕분이라고 밖에는 생각할 수가 없었습니다. 그래서 저는 저는 하루에 복용량을 6포로 늘렸고, 원고도 다 썼습니다. 한 권의 책을 출판하는 것은 대단히 큰 일이라는 것을 뼈저리게 느꼈습니다. 그렇지만 그것을 완수했습니다. 칼라 사진 16페이지, 총계 418페이지, A5 사이즈의 '목련 일기'가 드디어 출판되었습니다. 제 고집스러움으로 평생의 꿈이 책이라는 형태로 만들어졌습니다. 대단히 기뻤습니다. 고마웠습니다. 이것도 오로지 유산균 생산물질 <세이겐>을 계속 먹은 덕분이라고 확신하고 있습니다. 저도 아내도 놀랐습니다. 계속 먹으며 병으로 걱정하고 있는 사람들을 한 사람이라도 도와줄 수 있다면 그런 행복은 없을 것 같습니다. 앞으로도 더더욱 열심히 살겠습니다. 유산균 생산물질 <세이겐> 정말 고마워!

## 48. 간 기능 장애, 골다공증, 류머티즘의 약골이…

나가노현 미나미안즈
이야자와 아야코

1994년, 남편이 감기에 걸려서 38 ~ 39도의 고열이 계속되었습니다. 나이도 70살이나 먹었는데 폐렴이라도 걸리면 큰일이라는 생각에 이 약, 저 약을 계속 먹였습니다. 그 결과 약의 부작용 때문에 몸에는 습진이 생겼고, 얼굴은 부었고, 소변도 안나왔고, 피까지 토하는 등 건강을 해쳐서 정말 고생을 했습니다.

 저는 간 기능 장애, 골다공증, 류머티즘, 왼쪽 눈이 안 보이는 병을 갖고 있었습니다. 더욱이 당시 저는 허리가 아팠기 때문에 남편을 포함해 여러 병에 관한 것을 물리치료사인 오바타 선생님에게 상담했습니다. 그러자 <세이겐> 얘기가 나왔습니다. 처음에는 가격도 비싸서 어떻게 할까 많이 고민했습니다. 그러나 이왕 쓰는 돈 <세이겐>에 모든 것을 걸어보자고 결정을 내렸습니다.

 처음에는 반신반의해서 우선 꽃이나 야채와 같은 식물로 시험해 보기로 했습니다. 4분의 1정도를 주스 병에 넣고 잘 흔들어서 스프레이로 뿌리자, 제 눈이 이상하다는 생각이 들 정도로 꽃들이 싱싱하게 위를 향해 피어났고, 야채, 특히 딸기 등은 큰 열매를 맺었습니다. 그래서 이런 효과를 내는 것은 좋은 약일 것이라고 생각하고 믿기 시작했습니다.

 <세이겐>을 먹을 때 저는 그냥 먹는 것이 아니라, 이미 <세이겐>이 내 몸 안의 세포를 건강하고 활발하게 해 준다는 진행형의 결과를 구체적인 이미지로 떠올리며 맛있게 먹습니다. "이제 괜찮다. 세포가 활발해져서 건강 그 자체"라는 확신을 갖고 말을 하며 먹고 있습니다. 나를 분리해서 또 하나의 나를 객관화해서 보도록 하고 있습

니다. 우주를 여행하고 온 모리씨처럼 또 하나의 나를 우주에서 보는 이미지를 떠올립니다.

자, 입으로 <세이겐>이 들어갑니다. "입에 있는 세포야! 큰 입을 벌리고 힘내."라고 말합니다. 다음은 식도, 위, 소장, 대장으로 점점 <세이겐>이 침투해 가는 이미지를 상상합니다. 그런 사이에 몸 안의 세포가 크게 입을 벌리고 손을 흔들면서 "<세이겐> 주세요", "빨리 주세요"라고 조릅니다. 이 때 이 아이들이 내 몸을 만들고 있는 소중한 세포들이라는 실감이 납니다. 간에 들어갈 때에는 "간의 건강한 세포야! 약한 세포들을 구해줘."라고 부탁합니다. 약한 세포에게는 "감사한 마음으로 고맙다고 말하는 거야."라고 상냥하게 얘기합니다. 그렇게 해서 몸 전체에 <세이겐>이 구석 구석까지 침투해 60조 개의 세포가 일제히 빙글 빙글 돌기 시작하는 이미지를 생각합니다. 그렇게 하면 1포의 <세이겐>이 10포가 돼서 효과가 확대되어 가는 듯한 느낌이 듭니다.

그래서 저는 감사의 마음을 잊지 않고,
1. 아침은 희망으로 살고(오늘도 힘내자. 아침에 일어날 때 하루의 스케줄을 세운다.)
2. 점심은 노력으로 살고(내일을 위해 열심히 한다. 힘을 다해서)
3. 밤에는 감사하고 잔다.(오늘 하루 <세이겐> 덕분에 건강하게 일할 수 있게 해주셔서 감사합니다.)

이것이 <세이겐>과 함께 사는 저의 일상입니다.

## 49. 20년이나 고생하던 요통이 순식간에…

동경도 마치다시
오오즈카 세츠코

　2년 정도 전, <세이겐>을 알기 전까지 저는 정말 꿈도 희망도 없는 인간이었습니다. 이대로 나이를 먹고 누워만 있는 노인이 되면 어떻게 하지 하는 불안감만을 안고 살아가고 있었습니다.
　병원에서 여러 차례 검사를 받았지만, 아무데도 이상이 없다고 했습니다. 그렇지만 매일 머리가 무겁고 아팠으며, 눈 앞에 안개가 낀 것 처럼 침침했고, 어깨도 뻐근했고, 허리도 아파서 자다가 몸을 뒤척일 수도 없을 정도였습니다. 남편과 주위 사람들은 게으른 병이라고 생각했기 때문에, 다른 사람들이 이해하지 못하는 고통을 참는 것은 정말 힘든 일이었습니다.
　그래서 뭐가 좋다고 들으면 해 보았고, 다른 게 효과가 있다고 하면 먹어도 보았으며, 정말 지푸라기라도 잡고 싶은 심정이었습니다. 그러나 같은 것을 3개월에서 반 년 이상은 계속 먹지 않았습니다. 이러한 노력에도 불구하고 몸에서 좋다고 느껴지는 게 없었습니다. 최소한 1년은 계속해봐야 되지 않을까 생각도 들었지만, 도저히 그런 마음이 생기지 않았습니다. 단지 건강해지고 싶은 마음 하나로 이것 저것 모두 시작만 했습니다.
　그 무렵 <세이겐>을 알게 되었습니다. 아이 친구의 엄마가 소개해 주었습니다. 그 분의 시어머니가 암이었는데 <세이겐> 덕에 건강해졌고, 본인도 먹고 나서 요통이 나았다고 했습니다. 그렇지만 저는 "내 요통은 그렇게 간단한 게 아니야. 20년이 넘는 세월 동안 쌓여서 이렇게 심해지게 된 건데 자기랑 같다고 보면 안 되지."라고 내심 생각하고 있었습니다. 하지만 좋다고 하니까 일단 먹어 보자고 생각했고, 우선 120포 1박스를 그 분한테 부탁했습니다.

　3일째 아침이었습니다. 일어날 때 허리가 가벼웠습니다. 일어나 걷자 발이 부드럽게 나가는 것이었습니다. 저는 CMC에 바로 전화를 했습니다. <세이겐>에 대해 더 자세히 알고 싶다고 하니까, 마치다 시민홀에서 하는 연구회를 가르쳐 주셨습니다. 저는 처음 간 회장에서 경험담을 말씀하실 분이라는 말에 제일 먼저 손을 들고 제 요통 얘기를 했습니다.

　이후 저는 건강에 대한 욕심이 생겨, 우선 몸에 좋은 음식 만들기로 시작한 빵이, 빵집 한 번 해볼까 하는 생각으로 발전하게 되었습니다. 이 용감함! 조금만 힘든 일이 있어도 예전처럼 바로 부정적인 결론을 내리지 않게 되었고, 긍정적으로 생각하게 되었습니다. 이 2년 동안 머리가 무겁고 아팠던 것도, 어깨 결림도, 요통도 어느 사이에 나아 있었습니다. 그리고 <세이겐>은 처음보다 양은 줄였지만 계속 먹고 있습니다. 무엇보다도 기력이 생겼습니다. 누워만 있는 노인이 되지는 않을까 하고 불안했었는데, 그 때의 일은 완전히 잊어버렸습니다. 마침

내 빵집까지 개업하게 되어 내 꿈을 실현한 기쁨을 마음에 새기며, "건강한 것은 정말 행복한 일이다."라는 것이 뼈 속까지 실감이 갑니다.

## 50. 류머티즘의 고통 10년

사이타마현 오오리
에하라 온코

저는 50살이며, 1994년 8월부터 <세이겐>을 먹기 시작해서 이제 2년이 됩니다. 지금은 15년 간의 무서운 통증이 사라져 심신 모두 가볍고, 행복을 가슴 깊이 느끼며 모든 인연에 감사하는 나날을 보내고 있습니다.

저는 둘째를 출산한 후 류머티즘에 걸렸는데, 결정적인 것은 36살 때였습니다. 그것이 제 병의 시작이었습니다. 그래서 저는 병원에서 통증을 멈추게 하기 위한 치료를 시작했습니다. 하지만 통증에 지친 몸은 어떠한 치료를 하더라도 별 효과가 없었습니다. 3년 간은 엄마를 찾는 미아처럼 병원을 찾아 돌아다녔는데, 다행인 것은 어느 선생님도 스테로이드 치료를 하시지는 않았습니다. 동시에 제 마음을 들여다보기 위한 공부, 강의 강좌, 종교 등을 통해 마음을 다스리기 위해 노력도 했습니다. 그러는 동안 한방약, 건강 식품, 현미 등의 식이 요법과 물리 치료도 시도한 결과 통증에는 어느 정도 익숙해졌지만, 그 상처가 전신에 남아 있습니다. 괴롭고 아픈 통증으로 지옥의 바닥을 기어 다녔던 지난 10년이었습니다.

그리고 저와 <세이겐>과의 만남이 있었고, 체질개선연구회에도 참석했고, 공부도 했습니다. 거기서 20살 무렵부터 제가 계속 찾앗던 '제호(우유로 만든 식품)'라는 것이 있다는 것을 알았습니다. 가마쿠라 엔가구지의 좌선 수행으로부터 약 30년의 시간이 흐른 뒤 저를 구해주었습니다. 올해 1월 아이치의대가 '류머티즘은 장내세균이 하나의 원인'이라는 발표와 함께 이화학연구소의 수많은 입증도 있어, 앞으로의 제 사명은 이러한 것들을 많은 사람에게 전하는 것이라 생각합니다.


## 51. 류머티즘은 진단도 어려웠다.

사이타마현 키타모코시<br>
스즈키 노리코

지금부터 5년 전 오른손 중지의 두 번째 관절이 부어올라 어디에 부딪힌 정도로만 생각하고, 약만 발라두었던 것이 시작이었습니다. 그 때부터 발목도 부어 다리를 잘못 디뎠나 보다고 생각해 또 약만 발랐습니다. 당시 아직 아이들도 어렸기 때문에 밖에서 캐치볼을 하거나, 축구를 하고 놀 때 손가락이나 다리를 다치는 것은 일상적인 일이어서 크게 신경쓰지 않았습니다.

그러나 1개월이 지나도 붓기가 사그라들지 않았고, 아침에 일어났을 때 손도 쥐어지지 않을 정도로 부었고, 또 나른함과 피로감도 점점 심해져 갔습니다. 그래서 병원에서 검사를 받아 보았지만 결과는 이상 없다고 나와 일단 안심했습니다. 그러나 관절의 통증은 늘어만 갈 뿐이었고, 몸은 어느새 최악의 상태가 되었습니다.

그 후에도 1년 간 4곳의 병원에 다녔지만, 류머티즘 진단이 나오지 않았기 때문에 약도 받지 못했습니다. 몸은 통증으로 말라갔고, 손가락 관절은 굽어져 시간이 갈수록 악화만 될 뿐이었습니다. 5번째 병원에서 인간독에 들어가 겨우 류머티즘이라고 진단을 받았을 때는 이미 앉지도 서지도 못할 정도의 상태로, 프라이팬을 들어올릴 힘도 칼을 쥘 힘도 없어져 있던 상태였습니다. 식사를 하는 것을 비롯한 다른 모든 것을 남편에게 의지하면서 시간을 보내던 중, "대체 내 몸이 어떻게 된 거지?"라는 의문이 들기 시작했습니다. 그리고 어머니로써 살아갈 수 있을까 하는 불안함으로 가득 찼습니다.

저는 제 부모님이 이런 모습을 본다면 몹시 슬퍼하실 것을 걱정해서, 류머티즘인 사실을 일절 알리지 않고 있었습니다. 그렇기 때문에 상담 상대는 언제는 친구였습니다. 알로에가 좋다고 하면 알로에로 주스를 만들어 먹었고, 비파나무 잎이 통증에 좋다고 하면 그것을 몸에 붙여도 보았고, 또 유황 물이 좋다고 하면 그것도 해보았으며, 마지막으로는 지푸라기라도 잡는 심정으로 종교에 의지해 보기도 했습니다.

아무튼 다 쓸 수 없을 정도의 수 많은 방법을 시도해 보았습니다. 3년째 봄, <세이겐>을 먹고 있던 친구가 "노리코씨를 건강하게 할 방법은 이것 밖에 없어."라며 가지고 온 것이 <세이겐>과의 첫 만남이었습니다.

처음에는 반신반의했었기 때문에 하루 1포씩만 먹었습니다. 그런데 겨우 1포의 <세이겐>이 믿을 수 없을 만큼의 변화를 주었습니다. 1개월이 지나자 몸의 나른함이 조금씩 없어졌고, 쥐어지지 않았던 손가락이 꽉 쥐어졌습니다. 혼자서 앉는 것도 힘들었는데 천천히 혼자 힘으로 일어설 수 있게 된 것입니다. 확실히 몸이 변한 것을 실감했습니다. 그 후부터 아침, 점심, 저녁으로 하루 3포씩 양을 늘려 갔습니다.

내 몸에 효과가 있다고 느끼고 복용량을 늘렸더니 체력도 더욱 개선되어 갔습니다. 온 몸이 퉁퉁 부어 있었는데 점점 발목의 모양이 잡혀갔고, 몸 전체가 한 장 한 장 박피를 벗는 것처럼 편해졌습니다. 2년 정도 지나고서는 약과 <세이겐>을 병용해 왔었는데, 몸의 상태가 좋을 때는 약을 점차적으로 줄여 현재는 약에 전혀 의지하지 않고 있습니다.

지금이니까 이야기할 수 있지만, 가장 힘든 상태로 약에 의지 하고 있었을 때는 혼자서 화장실에도 가지 못했고, 딸 아이와 같은 기저귀를 했었습니다. 딸은 저에게 "엄마, 쉬했어?" "엄마, 팬티 가져다 줄게." "엄마, 팬티 못 입어? 내가 입혀줄게."라고 말했습니다. 또한 머리도 감지 못하는 저에게 딸 아이는 "내가 감겨줄게."라고 했습니다. 쇼핑도 아빠와 딸 둘이서 갔습니다. 4, 5살인 딸이 저의 손발이 되어 주었을 때를 생각해 보면 눈물이 멈추지 않습니다. 그렇지만 이제는 남편과 같이 밤에 산책도 할 수 있게 되었습니다.

6m의 도로도 건너지 못했던 제가 지금은 몇 km나 되는 거리를 걸을 수 있게 되었습니다. 가족에게 그리고 건강을 되돌려준 원동력이 된 <세이겐>에게 마음 속 깊이 감사를 전합니다. 저는 현재 6포의 <세이겐>을 먹고 있는데, 이것은 제 생명을 지켜주는 6포입니다. 앞으로도 <세이겐>과 사이 좋게 살아가려고 합니다. 그리고 병으로 고생하고 계신 분들에게 <세이겐>을 알려드리고 싶습니다.


## 52. 3개월 먹었는데 류머티스 통증이 사라졌다.

시즈오카현 가케가와시<br>
스즈키 후미코

저는 4년 전부터 심한 류머티스로 인한 통증이 생겼고, 그 통증이 너무 심해서 밤에 잠을 이룰 수가 없을 정도였습니다. 그래서 류마티스 치료를 위해서 병원에 다니면서 4년 전부터 의사 처방약 8가지를 먹고 있습니다.

그런데 우연한 기회에 <세이겐>을 소개받게 되어, <세이겐>이 관절에 좋다는 말을 듣고서 7개월 전부터 먹기 시작했습니다. 제가 먹고있는 것은 <세이겐 GH>인데 먹은 지 2개월 정도부터 통증이 사라졌습니다. 특히 통증이 너무 심해서 약과 함께 일주일에 두 번씩 진통제 주사를 맞아 왔었지만, <세이겐 GH>를 먹고 나서부터는 10일 정도에 한 번씩 주사를 맞고 있었습니다. 그러나 최근에는 한 달에 한 두번 맞을 정도로 아주 통증이 없어졌고, <세이겐>을 먹은 지 3개월 후부터는 진통제는 일절 먹지 않고 있습니다. 그 후로 변비가 정말 거짓말처럼 없어졌습니다.

아버님으로부터 많은 의학 상식을 들어왔던 제 남편은 <세이겐>은 위장과 장에서 완전히 흡수되기 때문에 효과가 바로 나타나는 것 같다고 말했습니다.

저는 <세이겐>을 알게 된 지 6개월 정도부터 제 체질이 바뀌는 것을 느끼게 되었습니다. 그리고 제 경험으로는 <세이겐>을 식품처럼 계속해서 먹는 것이 무엇보다도 중요하다는 것을 알게 되었습니다. 그래서 저와 제 남편은 <세이겐>을 죽을 때까지 먹자고 약속했습니다. 왜냐하면 우리 부부의 건강이 정말 좋아졌기 때문입니다.

<세이겐>으로 효과를 보면서 저도 <세이겐>에 대한 공부를 많이 하게 되었습니다. <세이겐>은 피부와 장 조직, 세포 하나 하나에 완전히 흡수가 되어 세포가 건강해지게 합니다. 따라서 몸이 건강해지고 모든 기능이 개선되면서 면역력이 강화되어, 건강이 증진되고 병이 개선되는 효과를 보게 되는 것이라고 합니다.

특히 저는 손가락 마디 마디를 펼 수가 없었고, 걸음을

한 발짝도 떼지를 못했는데 <세이겐>을 먹은 후부터는 아주 건강한 신체로 변했습니다. 그리고 처방약을 모두 끊었는데도 통증이 없어진 것은 정말 기적 같은 일이라는 생각이 들 정도입니다. 류마티스를 보통 평생 질환이라고들 하지만, 저에게는 감쪽같이 사라졌습니다.

오늘 제가 여러분들에게 꼭 말씀드리고 싶은 것은 아프기 전에 미리 <세이겐>을 먹는 것이 중요하다는 것입니다. 만일 지금 아픈 사람이라면 지금이라도 늦지 않았으니까 바로 <세이겐>을 먹어 보라고 권하고 싶습니다. <세이겐>은 진통제가 아니니까 계속해서 정성으로 먹을 때 확실한 효과를 볼 수 있다는 말씀을 드리고 싶습니다.

제가 며칠 전에 넘어져서 얼굴이 지금 엉망입니다. 그렇지만 제가 <세이겐>을 먹고 나서 너무 건강해졌기 때문에 오늘 <세이겐> 세미나에 나와서 꼭 저의 경험담을 이야기하고 싶어서 이런 얼굴에도 불구하고 나왔습니다. 죄송하고 감사합니다.

## 53. 류머티즘에서 기인한 폐선증

미에현 스즈카시<br>
카미우마 요우코

제 여동생의 소개로 1998년 11월부터 <세이겐>을 알게 되어 많은 것을 경험하게 되었습니다. 제 경험이 이

글을 읽으시는 모든 분들께 조금이나마 도움이 되었으면 하는 바램으로 펜을 들었습니다.

저는 현대 의학에서 절대 고칠 수 없는 질병이라고 하는 류머티즘에서 기인한 폐선증을 앓았습니다. 1998년 4, 5월, 의사 선생님께서는 제 의사를 무시하시고, 불과 두 달 사이에 대량의 스테로이드제를 하루 3 ~ 4알씩 다른 한방약과 함께 처방하셨던 것이 원인이었습니다. 그러나 <세이겐>을 먹기 시작한 후로 조금씩 개선되어 2000년 말에는 X-ray와 CT 검사 결과 모두 이상이 보이지 않게 되었고, 성량도 원래대로 돌아왔습니다. 저는 성악을 하고 있었는데, 5 ~ 6년 이상 천식에 걸린 것처럼 숨소리가 거칠어서 도저히 노래를 부를 수가 없었습니다.

류머티즘은 1978년 2월에 발병했는데, 스테로이드제를 사용하기 전까지는 그런대로 견딜만 했습니다. 그 사이 성대 결절로 목을 절개하여 5개월 이상 관을 끼운 채 생활했었습니다. 그러나 2000년 5월에 상처가 악화되어 관을 빼냈을 때 목에 난 구멍이 잘 아물지 않으니 재수술을 해야 한다고 했습니다. 상처에 바른 항생제가 폐로 흘러 들어가면 위험하다고 했기 때문에 저는 소독용 거즈에 <세이겐 골드>를 뿌려 상처 부위에 붙여 두었더니, 2주일만에 아물기 시작하여 3주가 지날 때쯤에는 완전히 아물어 있었습니다.

그리고 이 때부터는 3년 동안 복용하고 있던 스테로이드제를 하루 5mg씩 1년, 4mg씩 1년 반, 3mg, 2.5mg

으로 조금씩 줄여갈 수 있게 되었습니다. 그리고 작년 7월 <세이겐 GH>가 새로 발매되자 <GH>를 하루 2포씩 잠들기 전에 먹었더니 무릎의 통증이 사라지는 것이었습니다. 3월부터는 관절통 때문에 먹었던 콘드로이틴이라는 진통제도, 스테로이드제도 끊을 수 있었습니다. 콘드로이틴은 4개월 정도 먹었는데 부작용이 심해서 가슴 부위에 빨갛게 발진이 생겨 더 이상 먹고 싶지 않았던 참이었는데 <세이겐 GH>가 구세주 역할을 해준 셈입니다.

현재 아침에는 <세이겐 골드> 5포, <GH> 1포 그리고 밤에는 <골드> 5포, <GH> 2포를 꾸준히 먹고 있습니다. 밤에 눕는 과정에서 조금 통증이 느껴질 때도 있지만 전체적으로 건강은 매우 양호한 상태입니다.

또 제 남편은 매일 아침, 저녁으로 <세이겐 알파> 2포와 <골드> 1포를 먹고 있는데 현재 매우 건강하게 생활하고 있습니다. 실은 남편도 <세이겐>을 먹기 시작한 후 1998년 6월에 받은 정기 검진에서 위에 생겼던 3개의 양성 폴립이 깨끗하게 없어져 <세이겐> 팬이 되었습니다. 남편의 폴립은 1995년에 한 개, 97년에 2개, 98년에는 3개로 매년 하나씩 생겼습니다. 수술을 할까도 생각했지만 왠지 내키지 않아서 뒤로 미루고 있던 때 제가 주문했던 <세이겐 골드> 대신에 <알파>가 잘못 배달된 일이 있었습니다. 마침 동생이 <세이겐 알파>는 암 환자들에게 좋다고 해서 남편에게 하루 2 ~ 3포씩 먹였더니, 3개월 후 검사에서 폴립이 깨끗하게 사라져 있어서 둘이 얼마나 놀랐는지 모릅니다.

그리고 또 한 가지. 저희 집에서 기르는 시츄 애완견이 있는데 이름은 포포라고 합니다. 포포가 각막을 다친 적이 있었는데 병원에서 일주일 정도 걸려야 나을 거라고 했습니다. 그러나 <세이겐>을 물에 녹여 안약처럼 포포의 눈에 몇 차례 넣어줬더니 하루도 지나지 않아 깨끗하게 나았습니다. 이렇게 여러모로 고마운 <세이겐>은 이제 저희 가족에게 없어서는 안될 훌륭한 동반자입니다.

## 54. 류머티즘 관절염이 저절로 나았다.

홋카이도 삿포로시
나카나 세이츠코

재작년 겨울 18살이 된 딸이 아토피인 것을 모르고 세안을 너무 많이 해서, 피부의 심부(3층의 진피)까지 파괴되어 얼굴이 대단히 쓰라리고 아팠습니다. 특별 제작한 마스크로 얼굴을 가렸지만, 헝겊을 많이 붙이면 숨을 쉴 때 습기가 차서 아팠고, 적게 하면 바람과 한기가 들어와 아파서 고통스러운 4개월을 보냈습니다. 저는 피부라는 것은 상처처럼 자연히 재생되는 것이라고 생각하고 있었는데, 몇 개월이 지나도 그 조짐은 전혀 보이지 않았습니다. 4월 들어서 아토피로 유명한 의사 선생님에게 진찰을 받았는데 한 달 반 정도 치료를 받았지만, 아무 변화가 없었습니다. 반 년 후 이번 겨울까지 진피가 재생

될지 어떨지를 물었더니 선생님은 고개만 갸우뚱거릴 뿐이었습니다.

그 당시 딸은 대학에 입학했지만 본인의 얼굴 때문에 너무 힘들어서 수업을 듣기는 커녕, 세계에서 자신이 가장 못 생긴 건 아닐까 하는 생각에 사로잡혀 매일 대학에서 돌아오면 눈물을 흘리면서 저에게 얘기했습니다. 물론 대망의 대학 생활이 시작됐지만 이벤트에는 전혀 참가하지 않았고, 과 모임에서 술을 마시거나 하면 한층 아픔이 더했고, 더 심하게 빨개졌기 때문에 외출을 못하는 날이 다반사였습니다.

그러던 어느 날 친구가 딸이 아주 힘든 상태라는 얘기를 듣고 〈세이겐〉을 소개해 주었습니다. 그 분은 이미 일 년간 〈세이겐〉을 계속 먹었기 때문에, 가까운 사람들 중에서도 여러 명이 병이 나았다는 데이터를 갖고 있었습니다. 또 〈세이겐〉에 대한 상세한 설명을 통해 이것으로 딸을 고쳐줄 수 있겠다고 확신을 했습니다.

그 날 밤부터 〈세이겐〉을 먹이기 시작해 2개월 정도 지났을 때 딸의 피부를 보고 거의 진피가 재생된 것을 알았습니다. 그러나 딸은 바람이 불면 얼굴이 아프다는 조건 반사 상태였습니다. 한 여름인 8월의 산들 바람에도 얼굴이 아프다고 하는 것은 어쩔 수가 없었습니다. 그러나 과 모임에서 술을 먹어도 아프지 않은 것은 물론이고 오히려 얼굴이 편해진다고 해서, 이제 진피는 재생되고 있다는 것을 천천히 설명하고 이해시켰습니다.

일 년 지난 지금 제 딸이 원래 알코올에는 강한 것 같았은데, "과 모임에서 장기 자랑을 해야 하는데 쑥스러우니까 취하고 난 다음에 하려고 청주를 한 번에 다 마셔도, 맥주를 한 병 원 샷해도 전혀 취하지 않는다."고 했습니다. 이것도 분명 취하지 않도록 작용하는 <세이겐>의 공이 아닐까 생각됩니다.

그렇게 좋다면 이번에는 우리 집 애견 라라(11살)에게 먹여 보기로 했습니다. 라라는 1년 전부터 노인성 백내장에 걸려 동물 병원에서 치료 중이었는데, 별로 좋아질 기미가 보이지 않았습니다. 그런데 <세이겐>을 먹이기 시작하자 눈이 뿌옇게 흐려졌던 것이 점점 사라졌고, 원래의 투명하게 빛나는 눈으로 돌아왔습니다. 또 몸에 8개의 지방 덩어리가 있었는데, 그것도 지금은 2개로 줄었습니다. 처음에는 <세이겐>을 주사기에 넣어서 입 안에 넣어 먹였지만, 점점 식욕이 생겨서 식사를 남기지 않고 다 먹게 되어, 현재는 식사에 섞어서 주고 있습니다.

저는 4년 전에 자궁암 적출 수술을 받고 난 후 갱년기 장애로 정말 고생했습니다. 그리고 최근 자율신경 실조증으로 인한 현기증 때문에 <세이겐>을 코로 주입했더니 3일 정도 지나니까 그 증상은 없어졌습니다.

작년 겨울은 계속 감기에 걸렸던 것이 올 해는 한 번도 감기에 걸리지 않았습니다. 그리고 본래의 목적은 아니었지만 언젠가부터 아프지 않게 된 것이 많이 있습니다. 예를 들면 시력이 좋아져 안경이 필요 없어진 것과 급성 화농염이 항생 물질을 먹지 않고도 하루만에 나은 일, 티눈이 나오지 않게 된 것, 귀지가 10일만에 나온 것 등등

입니다. 그렇지만 뭐니뭐니해도 최고의 수확은 30년 동안 괴롭혀왔던 류머티즘이 저도 모르는 사이에 나은 것입니다. 젊을 때는 얼굴까지 아파서 입원을 하기도 했었는데…. 그리고 제 피를 이어 받아 딸도 류머티즘 때문에 관절염과 붉은 반점으로 고생했는데 똑같이 치유되었습니다. 그래서 저는 면역이라는 것은 이런 것일까 라고 곰곰이 생각하게 되었습니다.

만약 제가 <세이겐>을 몰랐더라면 부모로써 딸을 곤경에서 도와줄 수도 없었을 것입니다. 이 만남에 진심으로 감사하며 현재는 만족스러운 나날을 보내고 있습니다.

이 원고를 쓰고 난 후 '왈츠' 6월호가 보내져 왔습니다. 체험기를 읽었을 때에 작년 제가 몸이 아팠을 때의 증상과 아주 비슷했기 때문에, 어쩌면 저도 갑상선 비대였던 것은 아닐까 라고 생각하고 바로 병원에 가서 검사를 했습니다. 그 결과는 예상과 달리 갑상선 비대가 아니었고, 갑상선 전체에 큰 것은 직경 2.5cm의 종양들이 무수하게 꽉 들어차 있었습니다. 그런데 의사 선생님이 곤란한 표정을 지으며, 갑상선에는 무수한 종양이 있지만 기능은 아주 정상이라서 치료할 필요가 없다고 했습니다. 단 악성으로 전이되면 안되니까 6개월에 한 번 검사는 필요하다고 했습니다. <세이겐>만 먹고 있으면 괜찮다는 생각이 정말로 입증되었다고 생각되어 기뻤습니다. 다음 검사 때에는 종양이 어느 정도 작아져 있을지 기대됩니다.

## 55. 20년의 고통, 관절 류머티즘을 이겼다.

효고현 가고가와시
미즈노 요시노

2003년 11월의 일입니다. 자연의학 임상예방연구소에 계셨던 이타미 강사와의 만남은 저에게 큰 사건이었습니다. 관절 류머티즘을 지병으로 20년 넘게 앓아왔는데 이에 대한 저의 질문이나 의문에 지금까지와는 전혀 다른 관점에서 답을 해주셨습니다. 류머티즘은 자기면역 질환이기 때문에 면역력을 떨어뜨리지 않으면 통증이 사라지지 않을 것이라고 주장하는 서양 의학의 사고에 반해, 이타미 강사는 면역력을 높이면 병은 반드시 치료된다며 단호하게 말씀하셨습니다.

저도 모르게 '진짜인가요?'라며 물었던 것을 지금도 기억합니다. 이타미 강사는 <세이겐> 바이오 퍼멘틱스로 체질을 개선하고 건강한 몸을 만들 수 있도록 도움을 드리겠다고 하셨습니다. 그래서 저는 <세이겐> 바이오 퍼멘틱스를 구입했고, 그 분께 모든 것을 맡겨보자는 마음으로 그 자리에서 회원 가입도 했습니다. 지금까지 건강 식품, 전자침, 프로폴리스, 골반 조정 등 좋다는 것은 무엇이든지 다 해보았습니다. 그러나 나이가 먹을수록 더욱 늘어가는 스트레스와 운동 부족으로 인해 왼쪽 무릎에 물이 찼고, 고통이 더 심해져 걷는 것도 힘든 지경에 이르렀습니다.

물을 빼내면 물이 다시 찼고, 물을 또 빼내는 상황이 계속 반복되었습니다. 어쩔 수 없이 수술을 받은 것이 1997년 10월이었습니다. 그러나 지금까지 집안 일이라고는 해 본 적이 없는 남편이 너무 걱정이 된 나머지, 두 번 다시 입원을 하는 일이 없었으면 좋겠다는 저의 바람도 무색하게, 2000년 이번에는 오른쪽 무릎 수술을 받게 되었습니다. 그러나 양쪽 무릎에 인공 관절을 삽입해도 병이 완치된 것은 아니었습니다. 약도 프레드닌, 류머트릭스, 보르탈린, 아르살민 등 7종류를 처방 받았고, 그 후에도 양 손목, 양 발목, 요통, 양 어깨, 양 팔꿈치와 온 몸에 있는 관절이 아파 고통을 받았습니다. 살아있다는 즐거움과 희망을 잃은 저는 불안만 쌓여가 몇 번이나 죽고 싶다고 말하며 제 남편을 괴롭혔는지 모릅니다.

  그 해 가을의 일입니다. 도련님이 성묘를 하기 위해 도쿄에서 내려오셨습니다. 그 때 처음으로 <세이겐> 바이오 퍼멘틱스를 알게 되었습니다. 그러나 좋다고 하는 건강 식품을 셀 수 없이 먹어온 저였기에 큰 기대는 걸지는 않았습니다.

  우선 아카이시 행사장에 한 번 가보자해서 남편과 함께 참가해 봤습니다. 그 곳에서 들은 것이 서두에서 말씀드린 것과 같은 이타미 강사님의 감동스러운 말씀이었습니다. 2개월이 지난 2004년 1월 한 권의 책을 소개받았습니다. 안보 선생님의 '면역력을 높이면 병은 반드시 치유된다.'는 제목의 책이었습니다. 부교감 신경을 우위에 두고 림프구를 늘려야 한다. 즉 면역력을 높이면 체질 개선이 된다. 지금 고생하고 있는 류머티즘도 부교감 신경을 자극하는 것이 특수 요법이며, 류머티즘은 면역이 떨어진 상태에서 발생하는 것이라고 생각하게 되었습니다.

몸과 마음이 모두 한결 가벼워졌고, 고통이 완화되었을 때 "항류머티즘약과 스테로이드제로 인해 발생한 악순환을 없애기 위해서는 그와 같은 약의 복용을 멈추는 것이 좋지만, 사용 기간이 긴 사람은 리바운드(증상 악화) 현상이 심하기 때문에 당분간은 체질 개선을 하면서 때를 보며 조금씩 해봅시다."라는 이타미 강사의 조언에 따라 우선 류머트릭스부터 줄여보자고 마음을 먹고 실천에 옮겼습니다.

그러나 바로 그 날부터 상상을 훨씬 뛰어넘는 극심한 리바운드 현상을 경험하게 되었습니다. 양 팔의 팔꿈치 양 어깨의 관절통이 극심했지만, 그 고통은 프레드닌, 볼타린 등을 사용하며 몇 번이나 고비를 넘겼고, 제 의식을 바꾸기 위해 면역 관련 책을 몇 번이고 다시 읽었습니다. 통증은 심했지만, 그 통증은 지금 내 몸에서 <세이겐> 바이오 퍼멘틱스로 인해 체질 개선이 이루어지고 있다는 증거라고 생각했습니다. 당시에 적었던 일기를 보면 '지금 내 몸에서 대수술이 이루어지고 있다.'는 말이 씌여져 있습니다.

2004년 9월, 눈이 흐릿하게 잘 보이지 않는 증상이 나타났고, 전신에 심한 습진이 발생해 피부과를 찾았더니, 일주일 간 류머티즘약을 일절 끊으라는 의사 선생님의 충고에 따라 실행에 옮겼습니다. 피부과의 검사 결과는 약물에 따른 습진 현상이 아님이 판명되었습니다. 그래서 병원에서 투약해 준 것은 모빅(진통제), 원알파(비타민 D), 볼타린테이프 세 가지 뿐이었습니다.

2004년 말이 지나 다음해 3월, 왼쪽 무릎의 X-ray 촬영 결과를 들었는데 관절에 이상이 없다는 판명을 받았습니다. 깨끗하다는 의사 선생님의 말씀을 듣고 뛰어 오를 듯이 기뻤고, 두 손을 모아 조아리고 싶은 심정이었습니다. 이제는 매일 조금씩 좋아지고 있다는 확신이 들었습니다.

많은 지도를 해주신 이타미 강사님의 진심어린 조언에 감사를 드릴 따름입니다. 마지막으로 한 말씀을 올리자면, <세이겐> 바이오 퍼멘틱스는 병이 걸린 다음부터 먹는 것보다 예방 단계부터 먹는 것이 좋다는 것을 저의 체험을 통해 느꼈습니다.

## 56. 요산성 관절염의 통증을 잊었다.

군마현 사나미구
무토 유키오

저는 74살이지만 4년 전까지는 병은 앓아 본 적이 없었습니다. 그러나 70살 때 요산성 관절염이라는 병에 걸려 1년에 1번은 병원에 가야 했습니다. 그 당시 알고 지내던 아라카와군에게 딸을 시집보냈는데, 그를 통해 <세

이겐>과 만나게 되었습니다.

　요산성 관절염에는 비타민 C가 좋다고 해서 처음에는 하루에 <골드> 5, 6포를 녹차에 타서 먹었습니다. 그랬더니 언제부터인가 통증을 잊을 정도로 발작을 일으키지 않았고, 일상 생활에도 별로 피로를 느끼지 않게 되었습니다. 저는 애주가였기 때문에 실지렁이 같은 혈관이 얼굴에 튀어 나와서 기미처럼 보였는데 그것도 없어졌고, 혈색도 좋아졌고, 얼굴색도 건강해졌습니다. 요산성 관절염은 신장 기능대사가 나빠졌다는 증거였고, 실지렁이 같은 혈관도 간 기능 장애에 의한 것이라고 생각했기 때문에, 아마 간장, 신장의 기능이 <세이겐>에 의해 개선되어 전신의 건강이 돌아온 것 같았습니다. 현재는 낮에는 <골드> 3포, <알파> 3포를 녹차에 타서 마시고, 밤에는 미네랄 워터에 <골드> 3포를 녹여서 마시고 있습니다. <세이겐>을 애용하게 되고 난 다음부터 몇 년 동안 요산성 관절염의 통증을 잊을 수 있었습니다.

　또 하나 꼭 알리고 싶은 체험이 있습니다. 딸이 최근 텔레비전 홈쇼핑에서 자주 방영되고 있는 부엌용품인 슬라이스를 구입해 소중히 다루고 있었습니다. 그래서 요리를 좋아하는 저는 그 슬라이스를 사용하다가 야채와 함께 오른쪽 엄지 손톱이 3mm 정도 떨어져 나갔습니다. 순간 피가 솟아나오고 욱신 욱신 통증이 밀려와 병원에 가는 수밖에 없다고 생각했지만, 화상에 <세이겐>이 즉효라는 것을 알고 있었던 딸이 즉시 <골드>를 상처에 바르고, 헝겊을 덮어 피를 멈추게 하는 조치를 취해 주었습니다.
 저는 나이를 먹었기 때문에 상처 치유가 늦어진다고 생각했는데, 3일째 되던 날 통증이 사라졌고 조심조심 헝겊을 떼어 보았더니 엷게 새 살이 나오고 있는 것이 아니겠습니까? 생각보다 너무 빨리 나아서 깜짝 놀랐습니다.
 그 후 서서히 회복되어 다시 한 번 상처에도 <세이겐>이 대단히 효과가 있다는 것을 재확인 했습니다. 자화자찬인 것 같아 죄송하지만, 다른 사람들에게 "부토씨는 점점 젊어지네요."라는 말을 들을 때마다 저도 싫지만은 않습니다. 앞으로도 <세이겐>을 계속 먹어 죽을 때까지 건강하게 항상 젊은 기분으로 살려고 합니다.


**57. 요산성 관절염도 완치되었다.**

치바현 도미츠시<br>
구보 스미코

 1999년 4월 7일, 갑자기 엄지 발가락 윗 부분이 심하게 아파서 잘 걸을 수 없었습니다. 차남의 차를 타고 병원에 가서 진찰을 받은 결과 요산성 관절염이라는 진단이 내려졌고, 이 외에도 고혈압, 콜레스테롤, 중성 지방이 높다고 했습니다. 그래서 저는 식이 요법 처방과 약을 3종류 받았습니다.
 지금까지 우리 집은 건강 그 자체여서 병원과는 전혀

인연이 없었습니다. 그러나 이 해 3월 남편을 폐암으로 잃었습니다. 너무나 슬픔이 커서 사는 게 싫어질 정도로 쇼크를 받았습니다. 다리는 아파왔고, 불상 앞에서 큰소리로 울고, 소리쳐도 남편의 목소리는 들리지 않았습니다. 얼마나 건강하고 일도 열심히 하는 남편이었는데 죽다니, 도저히 믿을 수가 없었습니다.

1999년 11월 중순 경이었습니다. 친구로부터 유산균 생산물질에 대한 얘기를 듣고, 신주쿠에서 열리는 체질개선연구회에 참가했습니다. 지금까지 들어본 적 없는 훌륭한 얘기에 감동을 받았습니다. 더 빨리 이것을 알았다면, 남편에게 먹이고 남편을 구할 수 있었을텐데 하는 생각으로 가득했습니다. 분명 이 유산균 생산물질은 사람을 구하는 큰 원동력이 될 것이라는 생각이 들자 가슴이 뛰었습니다. 저도 바로 구입해 먹기 시작했습니다.

처음에는 <골드>를 하루 3포씩 먹었는데, 신주쿠 플라자 클리닉의 데무라 선생님의 소개로 건강 검진을 받고, <골드>를 하루에 6포로 늘렸습니다. 그리고 2000년 2월 다시 선생님에게 진찰을 받았더니 요산 수치가 정상이 되어, 더 이상 요산성 관절염약은 먹지 않아도 된다고 말씀하셨습니다. 또 한 번 놀랬습니다.

심지어 4월 건강 검진에서는 혈압, 콜레스테롤, 중성지방도 정상으로 돌아왔고, 8월에는 나쁜 균도 적어지게 되어, 데무라 선생님이 구보씨의 건강도는 100점 만점이라고 말씀하셔서 정말 감격했습니다.

식구가 8명인 우리 집에서는 매일 밥에도 유산균 생산

물질을 넣습니다. 덕분에 올해 겨울에는 한 사람도 감기에 걸리지 않아 병원에 갈 일이 없었습니다. 이렇게 뛰어난 유산균 생산물질을 한 명이라도 많은 분들에게 알리고 싶다고 생각해, 지인, 친구들에게 소개했습니다. 모두가 대단히 기뻐해서 <세이겐>의 뛰어남을 이 눈으로 확인할 수 있게 되었고, 무지했던 저도 매일 공부를 하고 있습니다.

만약 유산균 생산물질을 알지 못했다면 계속해서 3종류의 약, 아니 더 많은 약을 먹고 있을 지도 모른다는 생각을 하니 끔찍합니다. 이 정보를 주신 분들에게 감사하며, 보다 많은 사람에게 <세이겐>을 전하고 싶습니다.

## 58. 류머티즘 통증이 사라졌다.

시마네현 마츠에시
소다 아사코(71세)

저는 4년 정도 전부터 팔과 다리가 욱신욱신 쑤셔와 병원에 갔더니, 류머티즘이라는 진단을 받고 약을 계속 먹고 있었습니다. 팔과 다리의 통증은 점점 심해졌는데, 특히 손은 테이블 위에 평평하게 올려 놓을 수 없을 정도로 돌아갔습니다.

올 해 9월 초부터 후지와라씨가 <세이겐>을 먹어 보라고 해서, <골드> 3포, <GH> 3포를 매일 먹기 시작했습니다. 후지와라씨가 너무 열심히 추천했기 때문에 반신반의로 먹기 시작했는데, 한 달 정도 지났을 무렵 그렇게 아프던 손의 통증이 거의 없어졌습니다. 4년 간이나 병원에 계속 다니고 약도 먹었는데 증상은 점점 나빠지기만 했었는데, 이렇게 빨리 통증이 사라지다니 너무나 신기했습니다. 몸 안으로 파고드는 팔과 다리의 통증은 어떤 말로도 형용할 수가 없었습니다.

다리의 통증은 아직은 불편한 부분도 있지만, 손은 이렇게 테이블 위에 바로 올려놓을 수 있게 되었습니다. 심한 통증이 진정되자 얼굴 표정도 부드러워졌고, 웃는 얼굴로 조금씩 돌아왔습니다. 덕분에 매일 집안 일도 즐겁게 할 수 있게 되었기 때문에 가족과 주변 사람들도 대단히 놀라고 있습니다.

이것도 모두 열심히 권해준 후지와라씨의 덕분으로 마음으로부터 감사의 말씀 올립니다. 정말로 감사합니다. 이제부터는 발의 통증이 어디까지 사라질까 생각하며, <세이겐>을 믿고 계속 먹어야겠다고 생각했습니다.

## 59. 유방암 수술 후의 변비도 해결

시즈오카현 후지에시
나루세 기미코

저는 1991년 10월에 유방암 수술을 받았습니다. 수술이 끝나고, 의사 선생님은 악성은 아니기 때문에 방사선 치료는 하지 않아도 괜찮다고 말씀하셨습니다. 그러나 오른쪽 유방은 완전히 절제했고, 오른쪽 옆구리 아래까지 메스를 댔기 때문에 오른쪽 팔은 마음대로 움직일 수가 없어서, 퇴원 후에는 내 몸인데도 마음대로 움직일 수 없는 상태였습니다. 게다가 입원 전부터 변비가 심했는데, 입원하고부터는 자율 신경이 손상된 것처럼 보이는 증상으로 변이 토끼 똥처럼 나와서 혼자서 많이 힘들었습니다.

 수술 후 3개월 정도 경과한 어느 날, 일이 있어서 지인인 나가지마씨 댁을 방문했을 때, 마지막으로 몸에 대한 얘기를 했더니, 속는 셈치고 한 번 먹어보라며 추천한 것이 바로 유산균 생산물질이었습니다. 저는 지푸라기라도 잡는 심정으로 바로 먹기 시작했습니다. 그리고 5일 정도 지났을 때 아주 기분 좋은 용무를 보게 되었습니다. 너무 기뻐서 실례임에도 불구하고 나가지마씨에게 바로 전화를 걸어 이 기쁨을 전했습니다.

 이후 매일 먹기 시작했습니다. 가슴의 수술 부위도 점점 통증이 사라졌고, 무엇보다 피로를 느끼지 않게 되었으며, 몸 상태도 양호했습니다. 친구들에게는 "건강해 보이네.", "얼굴색이 좋네."라는 말을 들을 정도로 건강하게 지낼 수 있게 되어 정말로 고맙다고 감사하고 있습니다.

 제 둘째 딸도 1993년 6월에 뇌종양 수술을 받았습니다. 그래서 제 딸에게도 유산균 생산물질을 먹이기 시작했더니, 반년 후, 1년 후에 받은 검사에서 의사 선생님은 아무 이상이 없다고 했습니다. 그래서 제 딸은 올해 6월에는 둘째를 출산할 예정으로 하루 하루를 기쁜 마음으로 보내고 있습니다.

또 지인의 아들이 몇 년 전에 대학을 나와 취직을 했는데, 대인 관계로 인한 스트레스가 쌓여 퇴사해야 할 처지가 되었습니다. 게다가 집 안에도 안좋은 일이 겹쳐 머리카락이 다 빠졌습니다. 그 때문에 항상 모자를 쓰고 사람 앞에 나서는 것을 싫어하는 암울한 나날을 보냈던 것 같았습니다.

그래서 제가 유산균 생산물질 얘기를 해 줬더니, 그는 1994년 4월부터 먹기 시작했습니다. 그랬더니 반 년이 지난 10월쯤부터 조금씩 머리카락이 나기 시작했고, 4개월 후에 만났을 때는 못 알아볼 정도로 새까맣게 머리카락이 자라 있었기 때문에 나도 모르게 "어머나!"하고 감탄하는 소리가 나왔습니다. 물론 모자는 필요 없어졌습니다. 그리고 더 대단한 일은 본인의 성격이 매우 밝아져 가정 안에서는 말할 것도 없고, 사람과 대화하는 것도 적극적으로 변해서 지금은 대단히 즐겁게 생활하고 있다고 합니다.

유산균 생산물질을 알게 되어 건강한 생활을 보낼 수 있게 되었기 때문에 무엇보다 행복합니다. 소개해 주신 나가지마 씨에게도 진심으로 감사드리며, 앞으로도 믿으며 애용할 것이라고 다짐합니다.

## 60. 유방암 수술 후의 불면증도 해결되었습니다.

나가사키현 나가사키시  
시마다 가즈코

　저는 올 해 3월 말에 <세이겐>을 알게 되었습니다. 작년 6월에 유방암 수술을 받고 나서 불면증으로 고생하고 있을 때였습니다. 실은 이전 퇴원 직후에도 한 번 권유받은 적이 있었지만, 다른 건강 식품을 복용하고 있었기 때문에 사실 별로 염두에 두고 있지 않았습니다.

　당시 제 불면증은 입원 때부터 시작돼 이미 9개월이 지난 상태였고, 게다가 만성 어깨 결림으로 점점 더 몸은 나른해졌고, 사고력도 둔해졌습니다. 외출에서 돌아오면 한 시간 정도 쉬지 않으면 아무것도 할 수 없었습니다. 이불에 들어가면 새벽 4시 반까지 눈이 말똥 말똥해서, 어쩔 수 없이 병원에서 준 수면제의 힘을 빌려 잠자리에 들었습니다.

　그 때 다시 체질개선연구회의 권유를 받아 그것을 계기로 한 번 먹어보기로 했습니다. 먹기 시작한 지 3주가 지난 어느 날, 밤에 이불 속에 들어가자 어디로 빨려 들어가듯이 잠에 빠져 눈을 뜨자 아침이었습니다. 사전에 <세이겐>을 먹으면 잘 잘 수 있다는 얘기는 없었기 때문에 이유를 몰라 궁금했는데, 어느 사이엔가 어깨 결림도 사라졌습니다. 그 때 처음으로 <세이겐>의 덕분이라는 것을 알았습니다. 그 감격은 평생 잊을 수 없을 것 같습니다. 항상 상비되어 있던 파스도 우리 집에서는 필요 없게 되었습니다.

　<세이겐> 덕분에 제가 가장 고생했던 것이 한 번에 개선된 것입니다. 지금은 외출에서 돌아와도 힘들지 않고, 바로 식사 준비도 할 수 있어 아주 행복합니다.

　부모 곁을 떠나 혼자 자취를 하는 학생인 딸에게도 5월부터 먹였습니다. 7월 말에 집에 왔는데 자라다만 사랑니가 부어서 화농이 나왔습니다. 바로 하루에 2포씩 먹던 것을 3포로 늘렸고, 그 외에도 물에 2포를 타서 그 물을 입에 물고 있게 했더니, 평소처럼 아프지 않다고 했습니다. 보통 일주일 정도는 식사도 못하고 나을 때까지 아픈 것을 참아야 했지만, 이번에는 거의 통증도 없었고, 붓기도 2, 3만에 가라앉았다고 합니다.

　수술 후의 통증이 멈췄다는 체험담은 읽었지만, 이것으로 저도 알게 되었습니다. 저에게 <세이겐>과의 인연을 맺게 해 준 분에게 감사하고 있습니다. 앞으로도 많은 분들에게 이 뛰어난 효과를 전하고 싶습니다.


## 61. 유방암 수술 후 불면증이 눈 녹듯

나가사키현 나가사키시
시마다 가즈코

　제가 <세이겐>을 알게 된 지 2년 10개월이 되었습니다. 제 신체는 분명히 좋아져 심신 모두 가벼워진 것을 느낍니다. 1994년 6월, 걱정했던 암이 오른쪽 유방에서 발견되었습니다. 생활 습관병을 염두에 두고 30대부터 식생활에는 상당히 조심을 했다고 생각했습니다. 그런데 그만 저도 환자가 되었습니다. 이해가 되지 않았습니다.

제가 선택한 결혼을 하고 딱 한 번 푸념을 늘어놓았을 때 "세상에 일어난 모든 일은 무엇 하나 쓸데없는 것은 없으니까 끙끙거리며 걱정하지 말아라."라고 말했던 어머니의 가르침도 어딘가로 날라가 버렸습니다. 이렇게 된 이상 빨리 수술을 하고 건강해지고 싶다는 마음으로 수술에 임했습니다. 이것으로 큰 상처를 포함해 수술대에 오르는 것은 7번째입니다. 그렇지만 이 병이 저에게 <세이겐>과의 만남을 주선해 주었습니다.

수술 후부터 밤에 잠을 자는 당연한 일이 불가능해졌습니다. 의사 선생님에게 상담해도 해결책은 없었고, 머리는 항상 멍했고, 몸은 나른했으며, 기억력, 사고력, 기력이 떨어져 어깨부터 위쪽은 무언가 무거운 것으로 고정시켜 놓은 것 같이 왠지 답답했습니다. 외출에서 돌아오면 외출복을 입은 채 정신을 잃은 것 같은 상태로 한 시간 정도 누워 있었습니다. 그러지 않으면 집안 일도 할 수 없었습니다. 건강 식품도 먹었고, 동양 의학, 물리 치료도 시도해 보았지만, 밤이 되는 것이 무서웠습니다. 오늘밤은 잘 수 있기를 기대하면서 이불에 들어가는 나날이 9개월이 지났습니다. 부작용이 신경 쓰였지만 어쩔 수 없이 수면제도 먹게 되었습니다.

돌이켜보면 식량 사정이 좋지 않았던 시대에 우유도 부족한 열악한 사회 환경 속에서 모유의 부족분은 쌀죽으로 키우는 것이 당연했지만, "아프지 않고 자라 준 것만으로도 고맙다."고 어머니는 말씀하시곤 하셨습니다. 왜냐하면 저는 초등학교 4학년 때까지는 자주 병에 걸렸지만, 그 이후부터 20대까지는 아팠던 적도 없이 건강했었기 때문입니다.

그러나 30대에 들어서 어린 아이 둘을 두고 2번이나 개복 수술을 받고 장기 입원했던 안타까운 기억이 있습니다. 그 이후 내 운명의 흐름을 바꾸고 싶다는 생각으로 신흥 종교에 입신한 적도 있었습니다. 30대 후반이 되자 밤에 이불 속에 들어가도 5시간이 경과하면 허리가 아파서 잘 수가 없었습니다. 허리의 뼈가 골다공증에 걸려 있었던 것입니다. 필연적으로 잠은 5시간 밖에 잘 수 없었습니다.

그 후 메니에르병에 걸렸습니다. 수면 시간이 적으면 면역력이 떨어지고, 신체를 지키는 힘이 떨어집니다. 당시 치은염도 발병하여 밥도 못 먹었고, 게다가 메니에르병 뿐만 아니라 어깨 결림과 여러 증상에 매일 시달렸습니다. 아이들이 어렸기 때문에 자지도 못하고 돌보아야 했으며, "가족이 깨지 않도록 조심했던 배려가 오히려 귀찮게 하는 일이 되곤 했습니다. 그리고 1년에 한 두 번은 아침에 일어나지 못할 때가 있었습니다. 그 때는 남편, 아이들이 직장과 학교에 나가기 직전까지 눈이 떠지지 않아 아침밥도 먹이지 못하고 보낸 적도 있었습니다.

우리 집의 약상자에는 파스, 화농을 멈추게 하는 약, 메니에르병의 약이 상비되어 있습니다. 그 약들이 없으면 정상적인 생활을 꾸리지를 못합니다. 동창생과 비교해도 체력이 떨어진다는 것을 안 것은 이 때였습니다. 돌아보면 약을 십 수년 간 계속 먹었다는 것이 됩니다. 가족에게도 정말 많은 걱정을 끼쳤습니다.

50대에 들어서 암에 걸렸을 때 <세이겐>을 알게 되었습니다. 언제나처럼 베갯머리에 수면제를 두고 이불에 누워 있었는데 어느 사이에 잠이 든 것입니다. 눈을 떴을 때 주위가 밝았습니다. 잠 못 드는 밤 중에 몇 번이나 어둠 속에서 봤던 디지털 시계의 시간이 달랐습니다. 나도 모르게 푹 자고 일어난 것입니다.

<세이겐>을 먹고 난 후부터 점점 몸이 가벼워졌고, 어깨 결림도 없어졌습니다. 가장 힘들었던 점이 한 번에 개선되었습니다. 일 년 정도 지난 어느 아침, 허리가 아프지 않다는 것을 알았습니다. 골다공증이 나은 것입니다. 그 때부터 메니에르병의 발작도 거의 없었습니다. 지금은 몸이 마음을 따라가지 못할 때도 있지만, 그런 때는 양을 늘려 먹으면 얇은 종이가 벗겨지듯이 몸이 가벼워집니다.

매월 하는 체질 개선 공부와 우리들이 살아 가는 지침을 제시해 주는 석가모니 등, 모든 인연에 감사하다는 말씀을 보냅니다. 저는 너무 늦지 않아 다행이라고 생각했습니다. 특히 건강하신 시부모님에게도 불효하지 않게 되었습니다. 어쩌면 <세이겐>은 열심히 살아온 저에게

주는 '신으로부터의 선물'이 아닐까 생각합니다. 앞으로는 한 명이라도 많은 분들에게 전해서 그 은혜를 갚도록 하겠습니다.

## 62. 유방암 항암제 투여도 부작용이 없었다.

야마나시현 야마나시시<br>
사토 유미코

2002년 5월, 건강 검진에서 가슴에 응어리가 발견되어 검사를 해 보니 유방암이라는 진단을 받았습니다.

<세이겐>을 알게 된 것은 그보다 1년이나 전, 동료인 쿠보카와씨의 소개로 체질개선연구회에 참석했을 때였습니다. 그 후에도 도쿄 컨벤션, 카루이자와 컨벤션에 참가해 좋은 이야기를 들을 기회가 있었지만, 건강하다고 자부하는 나와는 아직은 관계가 없는 이야기라고 생각했습니다.

1년이 훨씬 지났을 무렵, 위암 수술을 한 친구에게 <세이겐>을 소개할 생각으로 아라카와씨를 중심으로 애용자회를 결성했습니다. 당시에는 제가 암 선고를 받고, 이로 인해 <세이겐>을 먹는 계기가 되리라고는 전혀 생각할 수도 없었습니다.

그렇게 자부하던 내가 암에 걸렸다는 말을 듣고는 눈 앞이 깜깜했습니다. 걱정에 빠져있던 저에게 아라카와씨는 "<세이겐>을 복용하면 괜찮아요. 절대 걱정할 필요 없어요."라며 격려해 주었습니다. 입원하고 있던 중 자연의학 임상예방연구소의 히사타 타카 선생님이 저와 같은 유방암을 극복하고 건강을 위해 노력하고 계시다는 말을 듣고는 곧바로 히사타 선생님께 전화를 걸었습니다. 선생님께서는 <세이겐>을 먹고 경과가 아주 좋았다는 이야기와 함께 "효과가 있으니 걱정하지 말고 안심하세요."라고 확신에 찬 목소리로 말씀해 주셨습니다. 암이라는 병명을 들은 것만으로도 자신의 인생이 여기서 끝나는 것은 아닌가 하는 강한 절망감을 가지고 있던 저에게는 구원의 한 마디였습니다.

하루라도 빨리 복용하고 싶어 곧바로 친구에게 연락을 해 병원으로 <세이겐>을 보내달라고 부탁했고, 수술 전부터 복용했습니다. 이전에 3차례 개복 수술을 한 경험이 있었기 때문에 수술의 통증이 얼마나 고통스러운지 알고 있었지만, 이상하게도 이번 수술은 통증이 거의 없었습니다. 퇴원 후 1개월만에 회사로 복귀할 수 있었고, 25회의 방사선 치료도 무사히 마칠 수 있었습니다. 수술 후 항암제 투여도 순조로웠습니다. 하지만 여러 번 거듭될수록 백혈구 수치가 낮아져 항암제 투여 시기를 연기하기도 했습니다. 몸 상태는 좋은데 백혈구 수치가 적거나, 반대로 몸 상태가 안 좋은데 백혈구 수치는 정상으로 유지하고 있어서 정말로 <세이겐>이 효과가 있기는 한 것 일까 하는 의심도 했습니다. 그래서 9번째 항암제 투여가 끝나고 10번째 항암제 투여까지 1주일 간 <세이겐>

을 먹지 않기로 했습니다. 내 마음 속에서 <세이겐>의 효능에 대해 아직 100% 확신을 하지 못하고 있었던 것입니다.

1주일 간은 <세이겐>을 1포도 먹지 않았고, 드디어 10번째 항암 치료를 받게 되었습니다. 그런데 항암제를 맞은 후 강한 구토감과 심한 두통으로 인해 너무나도 힘들게 치료를 끝내고 겨우 집에 돌아왔습니다. 이전 항암 치료를 받았을 때에는 치료 후 식사도 정상적으로 했었지만, 이번의 경우에는 앉아 있는 것조차 힘들었고, 누워서도 구토를 반복했습니다. 밤이 깊을수록 부작용도 심해져 이렇게 죽는구나 하는 생각으로 하룻밤을 보냈습니다. 제 딸은 엄마가 그렇게 힘들어 하는 거 처음 봤다고 했습니다.

이번에는 왜 이렇게 부작용이 심한 지 곰곰이 따져 보았습니다. 아무리 생각해도 <세이겐>을 복용하지 않았다는 것 외에는 없었습니다. 그래서 다시 <세이겐>을 먹기로 결심했고, 2번 남아있는 항암 치료를 받지 않기로 내 마음대로 정해 버렸습니다. 그 후 검게 변한 손톱도 4개월만에 돌아왔고, 머리카락도 빨리 자랐습니다.

4년이 지난 지금 아주 건강하게 지내고 있습니다. 신주쿠 플라자 클리닉에서 검사한 결과 특별한 이상은 없다고 합니다. 항암 치료로 힘들어 하고 있는 사람들에게 <세이겐>을 먹으면 나처럼 건강해진다는 사실을 꼭 알려주고 싶습니다. <세이겐>에게 너무나 고맙고, 그리고 이것을 전해준 친구, 날 응원하고 옆에서 힘이 되어 준 모든 분들에게 감사의 마음으로 가슴이 벅차옵니다. 모두들 정말 감사합니다.

## 63. 유방암, 난소암, 전립선암 환자를 지켜 본 체험담

효고현 니시노미시
사또우 야스노리

　제가 수 십년 동안 美를 탐구해 오면서 얻은 결론은 美의 궁극적인 목표는 건강이라는 것입니다. 건강 없는 아름다움은 있을 수 없고, 건강은 아름다움을 만드는 최대의 필요 요소입니다.
　제가 연구하고 있는 美의 학문 중에 개성 미학이라고 하는 과목이 있습니다. 이 중에는 골상학(骨相學)도 들어있는데, 얼굴의 형태나 체형에 의해 몸의 상태나 성격을 보는 것입니다. 얼굴 표면을 보고 내부를 아는 것을 건강 시진법이라고 합니다. 예를 들어 "어떤 일에도 큰 소리로 웃고, 모든 일에 감사할 줄 아는 사람은 병에 잘 걸리지 않는다." 라는 말과 같은 것입니다.
　그러나 이 학문은 상대의 병을 알아 맞추는 것은 가능해도 치유하는 것은 가능하지 않습니다. 겨우 음식에 대한 충고에 그치는 것으로 강한 영향력은 없습니다. 그러나 유산균 생산물질과의 만남은 저에게 새로운 체험을 주었습니다. 그 중에서도 암으로 고생하는 분과의 만남을 이야기 하려고 합니다.

## 유산균 생산물질 <세이겐>과의 만남

작년 1월, 15년만에 한 지인을 만났을 때 2권의 책을 선물 받았습니다. 히라이시 선생님의 '역시 대단하다! 유산균 생산물질'과 '체질개선 건강법'이라는 책이었습니다. 이 지인의 정보는 예전부터 정평이 나 있었습니다. 이 2권의 책에는 여러 가지 건강 식품이 범람하고 있었지만, 이론적으로 설득력이 있었고, 특히 지금까지 없었던 충격적인 여운도 있었습니다. 암, 당뇨, C형 간염 등의 병명들을 보자 머리 속에는 병으로 고생하는 분들의 얼굴이 떠올랐습니다. 혹시 이것이 정말이라면, 제가 배운 학문에 대한 대답이 나온다면, 정말로 대단한 것이라며 흥분했던 것이 마치 어제 일 같습니다. 그리고 1년 6개월이 흘러 많은 분들에게 유산균 생산물질과의 인연을 전하며 여러 가지 즐거움과 슬픔을 경험했습니다.

## 생명을 돌보는 의사의 심리, 이해할 수 있다.

의학에 대해 잘 알지 못하는 제가 생과 사의 기로에 서 있는 분들에게 유산균 생산물질을 전하는 것은 대단한 용기가 필요했습니다. 이미 이 분들은 갖가지 정보를 다 가지고 있었고, 웬만한 건강 식품은 거의 먹어 보았기 때문입니다. 하지만 저는 진실을 믿고 체질개선연구회에서의 자료와 그 체험담만을 의지했습니다. 그 다음은 그 분과의 인연에 맡길 수 밖에 없었습니다. 인연이 이어질 때에는 유산균 생산물질이 꼭 이 분의 몸 안에서 효과를 잘 내주기를 바라며 기도할 뿐이었습니다. 1년 6개월 사이 11분과 인연을 가졌는데, 정말 기적이라고 말할 수 있는 분은 가와네씨(42세)입니다.

 작년 2월 스키 타면서 입은 부상으로 가까운 뇌외과 병원에 입원했었지만, 퇴원 후에도 줄곧 통증이 가시지 않았고, 게다가 허리쪽까지 통증이 생겨 재입원하게 되었습니다. 수 개월 후에 유방암이 발견되어 H대학병원으로 병원을 옮겼는데, 부모님은 더 빨리 발견하지 못한 안타까움에 큰 충격을 받으셨습니다. 유방암의 수술은 순조롭게 끝이 났지만, 뼈 부분은 아무리 해도 손 쓸 방법이 없었습니다. 마침내 아버지의 귀에는 앞으로 6개월이라는 잔혹한 통보가 전달되었습니다. 머리 속이 새하얘졌습니다. 그 사이 좋다는 것은 무엇이든 다 해 보았지만, 맛 없고, 종류만 많고, 먹으면 속이 좋지 않고 해서 중간에 그만 두기를 반복했습니다. 딸을 고칠 수만 있다면 무엇이라도 할 것이라고 하는 필사적인 아버지의 전화를 받은 것은 그 시기였습니다.

 사또우씨가 말하는 유산균 생산물질이 암에도 효과가 있다는 말을 생각해 내고 반신반의하면서도 결정적인 약이 없는 현재, '혹시 며칠이라도 더 살게 할 수 있다면'이라는 생각으로 전화를 걸었다면서, 저에게 자택으로 와서 설명해 달라는 것이었습니다.

## 기적의 프롤로그는 시작됐다.

　먹는 방법은 자연의학 임상예방연구소 선생님의 지시에 따라 처음에는 〈골드〉 3포부터 시작했습니다. 2주째는 6포, 3주째부터는 〈알파〉 3포를 더했고, 4주째부터는 〈알파〉 6포, 〈골드〉 9포로 합계 15포를 먹었습니다.
　그 사이 강사 선생님이 보내주시는 자기치유력을 높이는 테이프 등을 복사해 보냈고, 본인 의지와 기력을 높이는 것이 무엇보다 중요하다는 말도 전했습니다.
　12월에 전화를 받았더니, 자택 통원의 허가가 내려져 항암제도 한 달에 한 번으로 된다는 것이었습니다. 검사에서 암 수치가 내려가 병원에서도 신기하다는 것이었습니다. 4월에 여동생이 "언니가 정말 건강해져서 자전거 타기, 쇼핑, 집안 일, 아이들 학교 행사에도 가고 있다."고 말해 주어, 놀라서 자택에 들러보니 정말 건강함 그 자체였습니다. 가발을 쓰고는 있었지만 눈이 반짝 반짝 빛나 인상적이었습니다. 이야기를 하면서 그녀의 밝고 아름다운 얼굴을 보며, 저는 그 밝음 또한 회복으로 이어지고 있다고 생각했습니다. 태어나 처음으로 너무나 감동직인 체험과 그 가족 분들의 기쁨을 눈으로 보았습니다. 눈물을 참으려고 꽤나 힘들었습니다.
　8월 8일에 다시 찾아갔더니, 머리카락은 이미 자라고 있었습니다. 병원 의사 선생님으로부터도 "자신이 경험한 많은 암 환자 중에서 당신 같은 경우는 처음입니다. 기적이네요. 항암제가 잘 맞았던 것 같습니다."라는 말을 들었다고 합니다.

　아버지는 간 기능이 나빠져 4월에 수술 받기로 정해져 있었지만, 딸의 건강하지 못한 모습을 보고 수술 날짜를 연기했다고 합니다. 그리고 딸이 먹고 있는 <세이겐> 양에 <알파>를 2포 더해 먹은 결과, 3개월 후 검사에서는 수치가 내려가 수술은 취소되었다고 합니다.

## 난소암, 전립선인 분들에게도

**K씨(50대 여성)** : 난소암에서 유선으로 전이된 분으로 10월에 인연이 닿아 앞서 말씀드린 가와네씨와 같은 양을 먹었습니다. 그 결과 그 분은 가장 늦게 입원했지만, 가장 빠르게 퇴원해, 현재는 한 달에 1회 통원하고 있다고 합니다. 그리고 항암제를 사용하지 않고도 좋아졌다는 소식을 들었을 때의 그 기쁨과 놀라움은 지금 생각해도 생생합니다.

**M씨(50대 남성)**. 전립선은 최근 특히 많이 걸리는 병인데, 정말 발병하고 싶지 않은 병입니다. 저는 정기적으로 방사선과 항암제 치료를 받고 있던 의사를 한 분 알고 있었습니다. 물론 그 분은 <세이겐>도 조금씩 먹기는 했지만, 의사였기 때문에 아무래도 의학적 치료 쪽으로 비중을 두고 치료를 계속했는데, 수치는 내려가지 않았고, 점점 퍼져갈 뿐이었다고 합니다. 그래서 그 분은 유산균 생산물질을 시험해보기로 결정했고, 데무라 선생님의 지시

에 따라 <알파>를 포함해 하루에 20포를 계속 먹었다고 합니다. 그러자 6월에 검사표를 데무라 선생님께서 보여 주었을 때 수치가 한자리 수가 되어 있었습니다. 선생님 으로부터 "아직 안심은 금물입니다."는 말을 들었지만, 회복의 싹이 돋아나기 시작한 것입니다.

저는 전문의가 아니기 때문에 암은 마치 사형 선고 같아 보이는데, 이 짧은 시간 안에 이렇게 바뀌는 것을 보고 유산균 생산물질의 신비한 효과에 감동했습니다.

ALA 중앙연구소의 미즈타니 박사님은 이 유산균 생산물질의 메커니즘을 해명하기에는 아직 시간이 많이 필요하다고 하셨는데, 정말 그 말씀에 수긍이 갑니다.

**좋은 뉴스만 있는 것은 아닙니다.**

좋은 뉴스만 있는 것은 아닙니다. 돌아가신 분도 6분 계십니다. 5단계까지 암이 진행된 분으로 집에서 편하게 지내시라는 말을 듣고 집으로 돌아오셨는데, <세이겐>의 힘만으로 이기는 것은 무리였던 것 같습니다.

그러나 수명을 연장하는 것에는 확실히 효과적이었고, 숙면을 취하는데 도움을 받았으며, 이전 병원에서는 큰 소리를 지를 정도로 고통스러워했지만, 마지막에는 편안해 했다고 가족 분들이 모두 말을 맞춘 듯 같은 말씀을 하셔서 신기했습니다.

사람들은 살아가면서 다양한 인연을 맺게되지만, 인생의 가장 마지막 순간에 하나의 물질이 제공해 준 효과는 너무나 감동적이었습니다. 이 정보를 전해주신 도키모토 씨에게 깊은 감사의 말씀 드립니다.

## 64. 난소 종양을 극복하고…

군마현 마에바시시<br>
와다 마쿠에

　2년 전 저는 떨어뜨린 물건도 줍지 못 할 정도로 갑자기 살이 찌게 되었고, 아프지는 않았지만 다리도 심하게 부었고, 소변에 피가 섞여 나오며, 설사도 나오는 증상이 나타났습니다. 그래서 병원에서 진찰을 받은 결과 난소 종양이라고 했습니다. 왼쪽 난소가 양쪽 주먹을 합한 크기만큼 커져 복수가 차는 최악의 상태였습니다. 집에도 돌아가지 못하고 그대로 입원하게 되었습니다. 바로 복수를 빼내기 시작했지만 종양이 너무 컸기 때문에 우선 항암제 투여를 하고, 수술은 한 달 후로 결정되었습니다.
　살아서 돌아갈 수 있을 것이라고는 생각지도 못했습니다. 암이라는 진단을 받고 머리를 싸매고 고민한 끝에, 암세포는 치료 받는 수밖에 없다는 결정을 내리기까지 10일 가까이 걸렸습니다. 그런 고통 속에서도 내년에 돌아오는 남편의 23번째 기일까지는 어떻게 해서라도 힘내서 살아야겠다고 생각했습니다. 그 때까지는 죽는다는 생각은 되도록 하지 말자고 마음 먹었습니다. 그렇다고는 해도 항암제의 부작용은 생각한 것보다 훨씬 심했습니다. 통증이 있었으면 빨리 병을 발견할 수 있었을텐데 정말 암은 무서운 병입니다. 자신의 건강을 과신하면 안 된다고 후회도 했지만, 그렇게 원망스러웠던 암으로 인해 새로운 생각을 하게 되었습니다. 그래서 생각도 못했던 진취적인 인생이 열리게 되었습니다.

그것은 6년 정도 전부터 시작한 유화가 계기가 되었습니다. 현 대회에서 입선해 회사의 2층 홀에 제 그림을 전시하게 되었습니다. 그 홀에는 가끔 미니 콘서트가 열리기 때문에 손님과 가수들이 찾아오는데, 그림을 마음에 들어 하는 가수 몇 분에게 그림을 드린 적도 있습니다. 입원할 당시 전시돼 있던 미완성의 그림 한 점이 친구의 뜻으로 시민 전시회에 걸리게 되었습니다. 전시회에 내기 위해 그린 작품은 아니라서, 입원을 하지 않았으면 절대 세상에 나올 일이 없는 그림이었습니다.

마취에서 깨어났을 때 그림의 반입을 알았습니다. 병원과 전시회장은 이웃하는 건물로 걸어도 5분도 걸리지 않는 곳이었지만 보러 갈 수도 없었습니다. 그런데 처음으로 외박 허가를 받은 날, 그 그림을 신문의 갤러리에 게재하고 싶다는 의뢰가 들어왔습니다. 여러 번 의뢰를 해 왔기 때문에 친구의 마음에 감사하는 의미도 있었고, 얼마나 살지도 모르니까 일생에 한 번은 전국판 신문에 나와도 괜찮겠지 하는 단순한 생각으로 승낙했습니다. 결과적으로는 평화예술 대상과 밀레니엄 대상을 수상하게 되었습니다. 믿을 수 없는 일이었습니다. 그 그림은 '예술계'와 출판물에도 게재되어 이 책이 세계의 미술관, 박물관, 대사관 등으로 보내진다고 했습니다. 그래서 입원 중 외박 때마다 조금씩 현에서 하는 공모에 내보낼 작품을 그리기 시작했습니다. 암 뿐만 아니라 투병 중인 사람들이 쾌유의 희망을 버리지 않고 열심히 힘낼 것을 바라는 마음을 그림의 색과 구도에 담아서 그렸기 때문에, 이 그림만은 꼭 공모에서 입선하길 바랬습니다. '이월당으로'라고 제목 붙인 이 그림은 현 전시회가 끝난 후에 우크라이나와 헝가리에 출품되어 상을 받았고, 현재는 프랑스 로트렉 백년 기념전에 반입되어 있습니다.

제가 <세이겐>을 알게 된 것은 퇴원한 다음 해 2월이었습니다. 운텐 선생님의 강연회에 갔었는데, 말씀을 듣고 항상 재발의 불안을 안고 있었던 마음이 말끔히 개인 듯 했습니다. 암 선고를 받았을 때 건강은 돈 이상의 재산이라는 것을 알았습니다. 돈도 물론 중요하지만, 죽어서 갖고 갈 수 있는 것은 아닙니다. 조금씩 모은 돈으로 "설사 5년만이라도 좋으니까 건강을 살 수 있다면…" 하고 몇 번이나 생각했는지 모릅니다. 아무 것도 하지 않고 재발한다면 후회만 남을 것이기 때문에 최선을 다해 보자라고 생각했습니다. 이전에도 다른 건강 식품을 먹어본 적이 있었지만, 운텐 선생님의 말씀을 듣고 <세이겐>과 다른 건강 식품과는 전혀 다르다는 것을 깨닫고, 이거라면 재발을 막을 수 있다고 확신하고 바로 먹기 시작했습니다. 이렇게까지 했는데도 병에 진다면 그 때 포기해도 늦지 않다고 생각했습니다.

하지만 <세이겐>의 좋은 점은 효과를 바로 알 수 있다는 점입니다. 3월에 들어서 모나코에서 개최되는 일본 문화페스티벌 출전 얘기가 나왔습니다. 마감은 7월까지로, 그림 뿐만 아니라 시상식에 본인도 참가하길 바란다는 것이었습니다. 큰 수술 후 퇴원하고 9개월째가 되던 때였습니다. 게다가 림프액이 뭉치는 후유증도 있어 아무래도 무리라고 생각했습니다. 하지만 어쨌든 <세이겐>에 의지해 보기로 했습니다. <골드>와 <알파>를 합쳐 15포를 상용했습니다. 병원 선생님에게 사정을 얘기했더니, 생각한 것보다 회복이 빠르기 때문에 무리하지 않고 동반자가 함께 가면 괜찮을 것이라고 했습니다. "해외에 갈 수 있게 된 것을 계기로 적극적이 되면 좋겠습니다."라며 오히려 격려해 주셨습니다.

모나코에는 <세이겐>을 300포 가까이 가져갔는데, 제가 막 대수술을 마친 것을 눈치챈 사람은 적었을 것이라 생각합니다. 해외에 출전하는 것은 돈도 들지만, 동행한 분들은 모두 학원을 하거나, 개인전을 열거나 해서 해외에서 활동하고 있는 분들로 저 같은 아마추어는 없었습니다. 그리고 스위스, 독일, 이탈리아도 다녀왔고, 올 해 들어서는 이집트까지 가서 주위 사람들의 걱정은 뒤로 한 채 바쁘고 건강하게 살아가고 있습니다. 병도 긍정적으로 생각할 수 있게 되어 성격도 밝아졌습니다. <세이겐>을 위한 클리닉과 연구소도 있지만, 체질개선연구회의 강연과 건강 상담 등을 들으러 가는 것만으로도 큰 병을 막을 수 있을 것 같습니다.

<세이겐>을 먹기 시작하고 1년 정도가 흘렀습니다. 재발의 불안이 적어진 것은 물론이고 해외 여행을 다니는데 더 마음을 놓을 수 있었던 것은 혈압이 정상으로 돌아온 것입니다. 예전 같은 혈압이었다면 걱정이 돼서 해외까지는 가지 못했을 것 같습니다.

  인생에서 태도를 바꾸면 생각지도 못한 전환을 할 수 있습니다. 그 때 죽었을지도 모른다고 생각하니 취미에 돈을 쓰는 것도 아깝지만은 않았습니다. 상을 받았다고는 해도 아무런 득도 없습니다. 단 그로 인해서 귀중한 삶의 보람을 발견했을 뿐입니다. 작품 '이월당으로'에 표현된 깊은 곳의 불빛은 병의 완치를, 계단 바로 앞에 많은 색은 선고를 받은 불안한 마음, 계단의 핑크색은 쾌유까지 길지만 결코 어둡지만은 않은 길, 녹색 벽은 희망을 상징합니다. 이 그림을 해외 사람들도 이해를 한다는 것은 최고의 기쁨입니다. 그리고 <세이겐>으로 한 사람이라도 많은 사람이 병에서 해방되어 개선의 길을 찾을 수 있도록 도울 수 있다면 더더욱 행복해질 것 같습니다.

**65. 혈소판 감소성 자반병과 악성 난소 종양을 이겼다.**

사이타마현 기타아다치군

가네코 요시에씨

1998년 6월 경부터 몸이 나른해졌고, 아침에 일어나기 힘들었으며, 샤워를 해도 잠이 잘 깨지 않았습니다. 그렇지만 저는 미용실을 경영하고 있었기 때문에 쉴 수가 없었습니다. 영양제, 드링크, 등 온갖 영양제를 먹으며 일을 계속했으나, 살아가는 의욕조차 없어져 정말 힘든 나날이었습니다.

그러한 날들이 계속되던 어느 날 갑자기 손발 안쪽에 푸른 반점이 생긴 것을 발견했습니다. 또 입 안은 파란 잉크를 바른 듯 새파랬습니다. 서둘러 자주 가던 병원에 가 일단 채혈을 했습니다. 3일 후 결과가 나왔는데, 혈소판이 1만 5천개라는 말을 듣고 깜짝 놀랐습니다.

그래서 혈액과가 있는 병원에서 검사를 받아야만 했기에, 사이타마 암센터를 소개 받았습니다. 다음 날 암센터에 가 검사를 받은 결과, 그 자리에서 입원하라는 말을 듣고 당황했습니다. 검사실에 가는 것도 이동하는 것도 모두 휠체어를 이용했습니다. 어제까지 아무렇지도 않았는데, 너무 오버하는 것은 아닌가 하는 생각도 들었지만, 당시 혈소판 수치가 7천까지 떨어져 있었으므로 어쩔 수 없었습니다. 이 수치는 어딘가 부딪혀 체내 혈관이 끊기면, 지혈이 되지 않는 수치라고 합니다. 살아갈 기력조차 사라졌고, 몸에는 푸른 반점이 수도 없이 생겼습니다. 입 안은 새파랬습니다. 암센터 안에서 휠체어를 타고 생활했던 경험은 다시는 하고 싶지 않은 일입니다.

입원한 날부터 스테로이드를 아침, 낮으로 5알씩 투여했고, 3일에 한 번씩 채혈을 했습니다. 그 결과 입원한 7월 28일에는 혈소판이 7천, 7월 30일에는 4만 2천이 되었고, 8월 31일에는 14만 4천 개까지 회복되었습니다. 이 수치 회복세를 보고 스테로이드가 대단한 약이라는 생각도 했지만, 부작용 또한 만만치 않았습니다. 과거 경험한 갱년기 장애와 같은 발한, 동기, 구토, 어지러움이 너무나도 심하게 찾아왔습니다. 무엇보다도 사람을 만나는 것이 귀찮았습니다. 그것이 주치의건, 간호사건, 문병객이건, 가족이건 간에 모든 것이 귀찮았습니다. 이렇게 힘들다면 죽어버리는 게 낫겠다는 생각조차 했습니다. 그것을 느꼈는지 병원 관계자 분들께서 항상 말 상대를 해주시거나, 항상 제 곁에서 신경써 주신 것에 무척 감사하고 있습니다. 그것이 없었다면 현재 저는 이 자리에 없었을지도 모릅니다. 여러분이 도와주신 덕분에 참고 스테로이드를 계속 먹을 수 있었습니다.

　매일 검사가 이어졌습니다. 여러 질병이 발견되었으나, 그 가운데 가장 충격적이었던 것은 난소 악성 종양이었습니다. 이 병은 난소와 자궁을 적출해야 합니다. 수술은 출혈을 동반하기 때문에 당시 상황에서는 혈소판 수치가 안정되어 있지 않았으므로, 안정된 후에 수술하기로 했습니다.

　입원한 지 몇 일 후, 전부터 알고 지냈던 기타모토의 다케우치씨가 병문안을 오셨습니다. 다케우치씨는 속옷 등 입원 생활에 필요한 것을 가져다 주셨고, 그 중에는 <세이겐>이 포함되어 있었습니다. 아무것도 모른 채, 다케우치씨를 믿고 저는 <세이겐>을 먹었습니다. 처음에는 3포씩 먹었는데, 다케우치씨가 갯수에 상관없이 계속 먹으라고 하여, 매일 10포 이상은 먹게 되었습니다. 그 후 다케우찌씨가 수술 전에는 매일 20포 이상을 먹으라고 했습니다. 다케우찌씨는 또다시 180포들이 <골드> 1박스를 가져오셨습니다. 지금 생각하면 360포였습니다. 가격도 모르고 먹었던 저는 나중에야 알았는데, 상당한 금액이라 많이 놀랐습니다. 다케우찌씨는 병실에서 제게 <세이겐>에 대해 열심히 이야기해 주셨지만, 스테로이드 부작용으로 인해 당시에 저는 그것을 들을만한 여유가 없었습니다. 하지만 다케우찌씨에 대한 신뢰만으로 저는 열심히 먹었습니다.

  이것이 저와 <세이겐>의 만남입니다. 다케우찌씨가 열심히 <세이겐>에 대해 이야기해 주었던 것, 고액의 <세이겐>을 가져다 주신 것 등, 지금 돌이켜 보면 다케우찌씨에게 너무나도 감사드립니다. 그 후에는 5박스를 제가 구입해서 계속 먹었습니다. 계속 먹자 <세이겐>의 효과가 점점 몸에 와 닿았습니다. <세이겐>이 병을 낫게 하는 것이 아니라, 인간이 본래 가지고 있던 면역력, 자연치유력을 도와, 확대시키는 것이라는 것을 깨달았습니다. 다케우찌씨가 몇 번이나 끈기있게 알려주셨기에 알 수 있었던 것 같습니다. 그 날부터 오늘까지 저는 <세이겐>을 놓지 않고 있습니다.

  입원 당시 3포씩 먹었던 때는 그다지 눈에 띄는 변화가 없었지만, 10포 이상 복용하게 된 후로는 정신적으로도 안정되었고, 차라리 죽는게 낫겠다고 생각했던 제가 병실 내에 미용실 장부를 가져와 계속 미루었던 장부 정리를 하게 되었습니다. 몸도 좋아진 것 같았습니다.

　11월 들어 수술 날짜가 잡히자 그 때부터 <세이겐>을 20포 이상 먹게 되었습니다. 의사 선생님께서는 수술 할 때에 혈소판이 적어 지혈이 되지 않으면 위험하기 때문에, 수혈 준비에 만전을 기하라고 말씀하셔서 무척 위험한 수술이라는 것을 알았습니다.

　그리고 11월 13일, 복식단순자궁전적출술/양측부속기절제술/비장적출술을 받았습니다. 수술실에 들어가기 전에 가족들의 얼굴, 친척들의 얼굴을 보면서, 이것이 마지막이 될지 모른다는 생각이 들어 눈물이 났던 것을 지금도 기억합니다. 수술 시간이 오전 10시부터 오후 5시까지 이어지는, 총 7시간에 걸친 대수술이었습니다. 수술 후 담당의 선생님께서 보호자에게 수술 내용과 결과에 대해 말씀해 주셨는데, 그 후 의식이 돌아온 나는 그 내용을 듣고 무척 놀랐습니다. 수술 결과는 성공적이었으며, 출혈도 없어 수혈을 하지 않았다고 합니다. 그렇게 걱정하던 대출혈이 없었던 것에 담당의, 집도의, 수혈 담당의 모두가 놀랐으며, 상식적으로는 생각할 수 없는 일이었다고 하셨다고 합니다. 저도 솔직히 신기했습니다. 이것도 <세이겐>의 면역력 향상, 자연치유력 향상의 덕분이라 생각합니다.

　수술 후에도 순조롭게 회복되어, 11월 25일에는 퇴원했습니다. 수술 상처 부위는 아팠으나, 일상적인 생활로 돌아올 수 있었으며, 12월 말에는 미용실로 다시 돌아갈 수 있었습니다.

현재 몸 상태는 병을 앓기 전보다도 좋아진 것 같습니다. 예전에 비해 감기 등도 잘 걸리지 않게 되었습니다. 해마다 심한 감기에 시달렸는데, 심한 감기는 잘 걸리지 않습니다. 그리고 사소한 일로 우울해 하거나, 기분이 안 좋아지는 일도 없어져, 정신적으로도 <세이겐>은 좋은 영향을 미치는 것이라고 생각합니다. 그리고 골밀도는 수술 후에 수치가 낮아져, <세이겐> 5종류를 모두 먹었습니다. 그 결과 평균치를 웃돌게 되었습니다. 지금은 같은 연령대의 사람들보다 124%의 골밀도를 나타내고 있으며, 젊은 사람들과 비교해도 80% 정도를 유지하고 있습니다.

저는 71살인데도 불구하고 수영장에도 일주일에 세 번씩 다닙니다. 지금 이렇게 건강하게 생활할 수 있는 것도 <세이겐>을 6년 간 애용한 결과라 생각합니다. 이전보다 지금이 건강하게 생활하고 있다는 것을 스스로 실감하고 있습니다.

제가 운영하고 있는 미용실의 직원들도 모두 애용하고 있습니다. 제 병의 추이, 그리고 몸이 회복되는 것을 보고 신뢰하게 되었기 때문입니다. 또한 제 자식들 둘 다 애용하고 있으며, 특히 3살이 되는 손자도 이것을 마시면 열이 내려간다며, 스스로 가위를 가져와 <골드>와 <알파>를 뜯어 먹곤 합니다. 아들도 처음에는 믿지 않았는데, 속는 셈치고 먹어보라며 3개월 간 <골드>와 <알파>를 2포씩 먹게 했습니다. 그 결과 무슨 약을 써도 낫지 않던 아토피가 나았습니다. 38년 간 고생하던 아토피가 거짓말처럼 깨끗하게 나아 본인도 놀라고 있으며, 지금은 <세이겐> 팬이 되었습니다. 이렇게 여러분이 제 체험담을 들으시고 한 분이라도 많은 분들이 건강하고 행복해지는 것이 최고의 기쁨입니다.


## 66. 돌발성 혈소판 감소성 자반병에 걸려서…

효고현 가와니시시
마하토 이사무

 저는 50살이 넘도록 감기 한 번 걸린 적이 없는 건강 그 자체의 몸이었습니다. 급하고, 고집 세고, 괴팍하고, 편협된 성격으로 전혀 감사할 줄 모르는 인간이었습니다. 그런데 52살 때 갑자기 입술과 혀에 팥알 정도의 피가 섞인 물질이 많이 생겼습니다. 놀라서 근처의 의사 선생님께 진찰을 받았지만, 원인을 알 수가 없었습니다. 바로 효고의대로 달려가 가슴과 위 등의 X-ray를 찍었고, 골수에서도 채혈을 하는 등 여러 가지 정밀 검사를 받았습니다. 결과가 나온 것은 일주일 후였습니다. 우선 입, 코, 귀에서 출혈이 있었고, 혈뇨, 하혈, 마침내는 모공에서 피가 나오는 상태가 되었습니다. 밤중에 잠이 깨면 입 안이 피로 가득했습니다. 그리고 몸 여기 저기에 보라색 반점이 생겨났습니다. 어쩌면 암이 아닐까 하는 불안한 생각이 든 것도 사실입니다.

그러는 사이에 검사 결과가 나왔습니다. 병명은 돌발성 혈소판 감소성 자반병이었습니다. 게다가 만성 간염, 당뇨병, 고혈압, 동맥 경화도 겹쳤습니다. 왜 지금까지 방치했냐며 의사 선생님에게 심하게 혼났습니다. 어쨌든 혈소판이 50분의 1까지 줄어들어 피가 멈추지 않는 것이라고 했습니다. 검사 결과, 척수 안에서 만들어지는 혈소판이 오장의 하나인 비장에 의해 파괴된 것으로 보인다며, 바로 비장적출 수술을 하지 않으면 목숨이 위태로운 상태라고 했습니다. 하지만 수술을 해도 살 확률은 50%였습니다. 많은 지인들이 헌혈을 해 주어 어떻게 목숨만은 유지해 위기를 넘길 수 있었습니다.

시간이 지나자 상처도 회복되어 갔고, 혈소판도 아주 조금씩이지만 늘어났습니다. 외과 선생님도 가까운 시일 내 퇴원할 수 있겠다고 말씀하셔서 기뻐하고 있었지만, 내과 선생님께서 "아직 당뇨가 남아 있으니까 좀 더 치료합시다."라고 하셔서 입원 날짜가 늘어나게 되었습니다. 그냥 감사한 마음으로 받아들이면 되었지만 불평불만이 튀어나왔습니다. 그런데 지금까지 며칠이나 걸려서 늘려온 혈소판이 한 순간에 뚝 떨어져 원래 수치대로 줄어 들었습니다. 제가 왜 화가 났는지 말씀드리자면 이웃에 "마하토씨는 피가 멈추지 않는 병이래." "그게 백혈병하고 달라?" "얼마 못 버틴데." 이런 소문이 퍼지고 있었기 때문에 하루라도 빨리 퇴원하지 않으면 죽었다는 소문이 날 것 같았기 때문이었습니다. 비장은 적출되었고, 게다가 혈소판도 줄어버리면 사형 선고와도 같습니다. 그 후부터는 어떤 일이 있어도 불평하지 않았고, 화도 내지 않았으며, 하루 하루를 살아가고 있다는 사실에 마음으로부터 감사와 기쁨을 느끼며 지내고 있던 중, 드디어 퇴원을 할 수 있게 되었습니다.

그러나 퇴원 후에도 혈소판은 불안정했고, 혈당치가 높을 때에는 320이나 되었습니다. 그러던 중 <세이겐>을 알게 되었습니다. 데무라 선생님이 오사카에 오셨을 때 개인 상담의 기회가 주어졌고, 선생님으로부터 매일 <골드> 10포 정도를 먹으라는 조언을 들었습니다. 선생님의 말씀에 따라 <골드>를 먹자, 혈소판도 점차 늘어나 수치도 17만으로 안정적으로 되었고, 혈당치도 115까지 내려갔으며, 간 기능도 혈압도 정상치였습니다. 현재는 <골드> 2포와 <알파> 1포를 조석으로 2번 먹는 덕분에 건강합니다. 이렇게 얻은 귀중한 생명을 소중히 하며 세상에 도움이 되도록 정진하고 노력하겠습니다.


## 67. 특발성 혈소판 감소성 자반병과 아토피 체험담

사이타마현 기타아다치군
가네코 켄지

제가 <세이겐>을 만난 것은 지금으로부터 6 ~ 7년 전의 일입니다. 저희 어머니가 국가가 지정한 난치병인 특발성 혈소판 감소성 자반병에 걸렸을 때였습니다. 당시 제 어머니는 회복 가능성이 전혀 없어 보였기 때문에, 앞으로 몇 개월 밖에 사시지 못할 거라 생각했습니다. 그때 어머니의 친구 분이신 다케우찌씨께서 <세이겐>을 가지고 와 어머니께 권하셨던 것을 기억합니다. 당시 저는 어떤 영양 보조제도 별다른 효과가 없다고 생각했었기 때문에, "이것은 건강에 좋다.", "미용에 좋다.", "이 병에는 이것이 좋다."는 등 전문가도 아니면서 이런 것을 팔아도 되나 하는 부정적인 생각이었습니다. 즉 돈벌이를 위해 파는 것이란 생각이었습니다. 당시 어머니가 병에 걸리셨을 때에도 같은 생각이었습니다. 그래서 저는 어머니, 또 속으시면 안된다고 속으로 외쳤습니다.

　<세이겐>을 복용하고 난 후부터 어머니의 몸과 정신이 점점 좋아지는 것이 느껴졌습니다. 하지만 저도 엄마를 닮아 고집이 센 편이라, 어머니의 병은 의학의 진보 때문에 회복되었다고 생각했습니다. <세이겐> 같은 것은 전혀 신경도 쓰지 않았고, 해가 되지 않아 다행이라는 정도로 밖에 생각하지 않았습니다. 하지만, 마음 속 어딘가에서 점점 <세이겐>으로 마음이 갔습니다. 왜냐하면 그 병 이후, 어머니께서는 하루도 빠짐 없이 <세이겐>을 드시고 건강해지셨고, 그 모습을 본 사람들이 어머니 소개로 <세이겐>을 복용하면서 점점 건강을 회복하고 있었기 때문입니다.

　작년 10월 경의 일로 기억합니다. 어머니께서는 지난 6년 간 너도 <세이겐> 좀 먹어보라며 권유했지만, 저는 계속 거부해 왔습니다. 그렇지만 어차피 어머니가 사신

<세이겐>이니 돈도 들지 않는데, 속는 셈치고 먹어보자 생각하고, 매일 <골드>를 2포씩 먹기 시작했습니다. 저는 반 년 정도 복용해보고, 아토피가 나으면 정말로 믿기로 결심했습니다.

제 아토피는 32년 간 어떤 치료를 받아보아도 낫지 않았기 때문에 100% 포기하고 있었습니다. 저는 6살 때 심장 수술을 하면서 전신 마취를 한 적이 있었습니다. 당시의 후유증인지, 부작용인지 모르겠지만, 그 때부터 귀 뒤쪽에 염증이 생겨 간지러워 견디기가 힘들었습니다. 아무 것도 하지 않았지만, 귀 뒤쪽에 염증이 생겼기 때문에 항상 귀 뒤쪽은 피투성이였습니다. 조금 나았나 싶으면 다른 곳에 또 다시 염증이 생겼기 때문에 일년 내내 고생했습니다.

저는 미용사였기 때문에 고객 앞에 나갈 때에는 상당히 신경을 썼습니다. 그 이유는 귀 뒤쪽이 피투성이였기 때문에, 염증이 난 미용사에게 손님이 머리를 맡기고 싶지 않을 것이기 때문입니다. 제가 손님이라도 그런 미용사에게 머리를 맡기지 않을 것 같습니다. 그런 이유 등으로 온갖 시도를 해 보았지만 효과는 없었습니다.

<세이겐>에 대해서도 큰 기대는 하지 않았습니다. 그런데 먹기 시작한 지 3주만에 염증이 사라졌고, 두 달만에 깨끗해졌습니다. 3개월 후부터는 두피나, 귀 뒤쪽을 신경쓰지 않고 머리를 감을 수 있게 되었습니다. 저는 놀라고도 감동했습니다.

그러나 저는 이렇게 좋아진 이유를 <세이겐>이 아닌

다른 것에서 찾으려 하고 있었습니다. 그러나 생각하면 할수록 결론은 <세이겐> 밖에 없었습니다. 저는 원래 이과적 성향이 있기 때문에 뭐든 이론적으로 완벽하지 않으면 신뢰하지 않는 성격입니다. 그런 제가 마침내 아토피를 개선할 수 있는 것은 <세이겐> 밖에 없다는 결론을 얻었습니다.

  그랬지만 제 성격상 왜 <세이겐>인지에 대한 답을 얻어야 직성이 풀릴 것 같았습니다. 그래서 올 해 들어 <세이겐> 스터디 그룹에 마음을 반쯤 닫은 상태로 참여했습니다. 당시 20명 정도 참석했었는데, 설명을 해 주신 것은 이치카와씨와 타키자와 매니져였습니다. 그 때 처음 알았습니다. <세이겐>이란 어떤 것인지, 바이오퍼멘틱스란 무엇인지, 인간의 면역력, 치유력, 체질 개선의 중요성에 대해 비로소 이해하고 납득할 수 있었습니다. 그 제서야 무릎을 쳤습니다. <세이겐>은 병을 낫게 해주는 것이 아니라, 병을 이기는 면역력, 치유력을 높이는 것이란 것을 깨달았습니다. 건강한 사람이 <세이겐>을 먹음으로써 병이 잘 걸리지 않는 체질이 된다는 것을 깨달았습니다. 그 후 저는 아무런 의심도 없이 <세이겐>을 먹고 있습니다.

  저는 미용실을 경영하고 있는데, 제 신념 중 하나는 '무지는 죄'입니다. 저는 <세이겐>의 진정한 효력을 알게 된 후 다시 한 번 '무지는 죄'라는 것을 머리에 되뇌었습니다. 저는 <세이겐>을 만날 수 있어서 정말 행복합니다. 감사합니다.

## 68. 뇌경색을 극복

아이치현 오카자키시
고미타 료지

　30년 전, 다리의 복사뼈가 약간의 진동에도 참을 수 없을 정도로 아파 잠을 잘 수도 없는 지경이었습니다. 응급진찰을 받은 결과, 통풍이었습니다. 그래서 진통제 코르히틴, 요산치를 내리는 벤즈브로마론을 투약했습니다. 제 요산치는 12.1이었는데, 10을 넘으면 요주의가 필요하다고 했습니다.
　치료를 받고 통풍이 나았다고 생각했는데, 이번에는 알코올성 간염이 찾아왔습니다. 확실히 저는 알코올을 좋아했지만 이것이 원인인지, 벤즈브로마론이 원인인지 의심했습니다. 간염으로 입원 중일 때 주치의는 제 혈액이 보통 사람보다 진하기 때문에 혈류 등도 조심하라고 했지만, 젊었을 때였기 때문에 이 일이 어떻게 발전할 지 전혀 상상도 못했고, 신경도 쓰지 않았습니다.
　세 번째는 뇌경색이었습니다. 지금도 똑똑히 기억하고 있습니다. 1993년 9월 26일, 오전 8시 10분 경 출근 도중 평소처럼 걷고 있었는데, 왜 그런지 자꾸 왼쪽으로 몸이 쏠리며, 자꾸만 왼쪽으로 가버리는 것이었습니다. 어떻게 해서든 목적지까지 가보려고 했는데, 다른 사람의 눈도 있었기 때문에 아주 천천히 가까스로 도착했습니다. 하지만 머리가 아프다든가 다른 증상은 없었습니다.

스스로 뇌가 장난을 치고 있는 것은 아닌지, 뇌에 이상이 있는 것은 아닌지 등등의 생각이 들었습니다. 그러면서 말도 잘 할 수 없는 상태가 되어 있었습니다. 제 상태가 이상하다고 느낀 상사는 서둘러 가까운 병원에 가보라고 했고, 저는 입원을 해야 한다는 것을 직감하고 오카자키 시민병원까지 무리를 해서 갔습니다.
　이것이 첫 번째 뇌경색이었습니다. 20일 정도 지나 정상으로 돌아와 퇴원했습니다. 단지 땀이 나오는 상태가 오른쪽보다 왼쪽이 적었고, 또 잘 때는 왼쪽을 아래로 하면 잠들기가 힘들어 잠을 못 자는 때도 가끔 있었습니다. 저는 우뇌에 손상을 입었습니다. 쓰러지기 반 개월쯤 전부터 목덜미의 땀이 왼쪽은 거의 없는 상태가 계속 되고 있었습니다. 무엇인가 이상하다고 느꼈지만 아픔도 없었고, 이렇다 할 만한 변화는 없었기 때문에 그냥 넘겨 버렸습니다. 그러나 결정적인 것은 쓰러지기 이틀 전부터 아침에 자명종이 울려도 못 일어났고, 낮잠을 잘 때 차임벨이 울려도 일어나지 못했습니다. 이것이 징조였다고 확신합니다.
　그리고 5년이 지나 아이치 현청에서 미팅하던 중에 두 번째 장애가 찾아 왔습니다. 역시 입원도 길어졌고, 왼쪽 반신에 장애가 생겼습니다. 재활 훈련도 열심히 했고, 일도 그만 두었습니다. 계단 오르내리기도 마음대로 되지 않는 상태였습니다. 지금 생각해도 정말로 끔찍한 암흑 같은 하루 하루였습니다. 저는 솔직히 한 번 죽은 인간이라는 생각이 들었습니다. 왜냐하면 목욕하고 나올 때 타

올 조차 짤 수 없을 정도로 한심한 상태였기 때문입니다. 이렇게 힘겹고 고통스러운 생활을 하고 있을 때, 이토 메리코씨가 저희 집을 방문하셔서 자신의 <세이겐> 체험담을 들려주셨습니다.

하지만 저도, 난치병을 앓고 있던 아내도 결심이 서지 않아, 그대로 3개월을 보냈습니다. 어느 날 제 아내가 이웃에 사시는 이시하라 키요노씨에게 <세이겐>을 먹으면 무엇이 차이가 있냐고 물어 보았습니다. 키요노씨는 "네. 아침에 눈 뜨는 것이 상쾌하고, 몸이 가볍습니다." 라고 대답했습니다. 그리고 1상자를 나누어 주어 3포씩 먹기 시작한 것이 아내의 <세이겐> 체험의 시작입니다. 저는 이토 메리코씨로부터 다시 권유를 받고 먹게 되었습니다. 저는 장 상태가 좋은 편이어서, <세이겐>을 먹으면 사람의 앞에서도 상관하지 않고 가스가 많이 나왔습니다. 3개월 지났을 무렵부터 혈압이 정상치가 되었고, 그 후 점차 안정되어 갔습니다.

아내는 난치병으로 40년 간 투병 생활을 해 왔기 때문에 독한 약을 계속 복용해 왔습니다. 소화기과, 피부과, 내과, 안과, 이비인후과 등 18종류의 약을 먹고 있었기 때문에 약으로 인한 부작용도 꽤 있는 상태에서 <세이겐> 만은 계속 먹으며 2년이 지났습니다.

저도 생명이 있는 한 <세이겐>과 함께 좋아하는 술도 조금씩 즐기면서 여유 있는 생활을 하고 싶습니다. 정말로 몸이 가벼워졌고, 왼쪽 손가락이 내 의지대로 생각하는 것처럼 움직이지 않아 연주하지 못했던 테너 색소폰도 금년 오카자키 체질개선연구회의 신년회에서 연주할 수 있게 되어 너무나 기뻤고, 아내, 아들 부부, 손자 모두 함께 기쁨을 나누었습니다.

지금은 아내가 <골드>를 하루 10포, 저는 <골드>를 하루 6포씩 먹고 있습니다. 앞으로도 즐겁게 생활하도록 노력하면서 '이 세상에서 최고!'를 목표로 <세이겐>을 계속 먹을 것입니다.

## 69. 남편은 뇌경색, 아내는 무증상경색을 극복

홋카이도 삿포로
미후네 준코

발병은 갑작스러울 때도 있고, 증후가 있기도 하지만 우리들이 그 사실을 늦게 깨닫는 경우도 있습니다. 4년 전의 일입니다. 어지럽다는 남편은 자주 다니던 병원에서 혈관을 넓혀 주는 약을 받았는데, 평소와 다른 증상이 있다는 것을 알았습니다. 그래서 뇌신경의 진찰을 빌으니까 예상했던 대로 뇌경색이라는 판정을 받았습니다. 2개월 동안 입원하고 퇴원하게 되었는데, 그 후유증으로 말끝이 확실치 않았고, 오른쪽 발을 움직이는 것도 생각처럼 되지 않았으며, 이발을 할 때도 혼자서 똑바로 앉아있지 못해서 안아주어야 했습니다.

마침 그 때 알게 된 것이 <세이겐>이었습니다. 정말로 지푸라기도 잡는 심정이었습니다. 그렇지만 저에게는 지푸라기가 아니라 금이었습니다.

　그래서 진지하게 <세이겐>을 먹기로 결정했고, 재활 치료도 할겸 남편이 전에 다녔던 한시 낭송 교실에 버스를 타고 다녔습니다. 남편의 수업 시간에는 다른 교실에서 기다렸습니다. 이런 날들이 계속되는 동안 말도 확실히 하게 되었고, 산책도 잘 하게 되어 주위 사람들에게 좋아졌다는 말을 들을 정도가 되었습니다. 지금은 둘이 나란히 걸을 수 있게 되었고, 혼자서 조금 먼 곳까지 필요한 것을 사러 가는 등 너무 행복한 일상이 되었습니다.

　이렇게 좋아지면 쓸데없는 걱정이 생기는가 봅니다. 혹시라도 상황이 바뀌어서 아내인 내가 먼저 저 세상으로 가면 어떻게 될까 걱정되어, 저도 뇌혈관 검사를 받기로 했습니다. 그런데 그 설마가 정말 저에게 일어났고, 저 또한 경색이 발견되었습니다. 한 개였지만 무증상경색이기 때문에 증상이 나타나지 않는다고 했습니다.

　그 날 이후 잊지 않고 둘이서 반 년마다 검사를 받고 있는데, 의사 선생님은 아주 양호한 상태라고 하시며 경색은 늘어나는 게 일반적인데 늘어나지 않고 1개인 채로 있다고 했습니다. 또 남편은 경색은 아니지만 연령상 (76살)으로 이 정도는 보통이라고 하시며, 혈관이 아주 깨끗하다고 하셨습니다. 저희 부부는 모든 것이 <세이겐> 덕분이라고 얘기하고 있습니다. 이 외에는 생각할 수 없습니다.

　최근 점점 상태가 좋아진 남편은 전기 제품 수리도 하

고, 손목 시계를 고치기도 하고, 좋아하는 음악을 녹음해 지인에게 선물하기도 하며 만족스런 생활을 하고 있습니다. 또한 시낭독 교실도 쉬지 않고 참석하고 있으며, 작년에는 8단에 합격했습니다. 올 여름에는 준사범을 패스해 합격증이 오기를 목 빠지게 기다리고 있습니다.

정말로 너무 건강해져서 얼마 전에는 왕복 5시간 걸리는 가무이곶까지 드라이브를 갔다 왔습니다. 이런 날은 평소보다 많이 <세이겐>을 먹습니다. 조금 높은 곳에 있는 전망대까지 올라가 멀리 등대를 바라보고, 바닷 바람을 맞으며 기분 좋은 하루를 보내고 있습니다.

　바다의 향기가 그립다고 하는 남편과 와서
　가무이곶의 바람을 쐬다

제 서투른 시 한 수가 완성되었습니다.

실은 최근 첫 째 며느리가 유방암으로 한쪽을 도려내는 수술을 받았습니다. 저희가 듣기로는 일주일 후 수술이라고 해서 앞으로 며칠 밖에 여유가 없었습니다. 그래서 바로 <골드> 3포를 먹였고, 날이 별로 남아 있지 않아서 점점 양을 늘려 수술 당일 밤에는 <알파>와 <골드>를 합쳐 10포를 물에 녹여 먹였습니다.

적출 후의 설명은 좋은 얘기는 아니었습니다. 그러나 <세이겐>을 계속 먹였고, 피부로도 침투한다고 들었기 때문에 알로에 액에 <세이겐>을 녹여 손목, 옆구리, 팔 등을 닦았습니다. 덕분에 다행히 후유증도 심하지 않았고, 현재는 아이들의 교육과 가정 살림으로 바쁜 나날을 보내고 있습니다. 역시 같은 <세이겐>을 사용하더라도 정성이 중요하다고 느꼈습니다. 앞으로도 우리 가족은 <세이겐>을 계속 애용할 생각입니다. 다른 분들에게도 이런 사실을 꼭 알리고 싶습니다.


## 70. 뇌경색에 의한 구음 장애도, 고혈압, 당뇨병도 동시에

효고현 코베시
야마모토 미츠에씨


지금으로부터 19년 전인 1986년 6월 경 독서회 스터디에 참가했을 때였습니다. 참가하신 분들께서 보통 때와는 다르게 책을 읽는 발음이 이상한 것 같다고 지적해 주셨습니다. 한 번 병원에 가보는 것이 좋을 것 같다고 하시기에 진찰을 받으러 갔더니, 검사 결과는 뇌경색이었습니다. 2개월 간 입원 치료를 받았는데 다행히도 그렇게 심각하지 않아서 금방 퇴원할 수 있었지만, 발음이 조금 부정확해져서 불편했습니다. 또 입원 중에 담낭 결석이 발견됐지만, 통증도 없고 해서 특별한 치료를 받지는 않았습니다. 또 혈압은 예전부터 조금 높았기 때문에 입원해서부터 혈압 낮추는 약을 복용하였고, 혈당치도 높다고 해서 당뇨약도 먹었습니다.

그런데 4년 후인 2000년에 저혈당으로 인해 집에서

쓰러지게 됐습니다. 구급차로 20년 가까이 다니던 아다치병원으로 실려갔고, 그 이후로는 당뇨약을 끊고, 식생활에 주의하면서 하루 하루를 보내고 있었습니다.

바이오 퍼멘틱스 <세이겐>과의 만남은 그 이듬해였습니다. 지인인 다카나시씨가 소개해 주셔서 한 번 먹어보기로 결심했습니다. <세이겐 골드> 5포로 시작해서 지금까지도 그 정도 양을 계속 먹고 있는데 꽤 효과가 좋았습니다.

뇌경색 때문에 부정확했던 발음도 <세이겐>을 먹기 시작한 지 반 년만에 거의 정상 수준으로 회복되었습니다. <세이겐>을 먹고 나서는 신진 대사가 좋아져서인지 변비도 없어졌고, 이뇨 작용을 돕는다고 했는데 말 그대로 소변도 잘 나오게 되었습니다. 예전에는 57.8kg 정도 되었던 체중이 45kg 정도로 돌아와서 생활하기도 한결 편해졌고, 혈압도 안정되어 130에 80 정도까지 개선되었습니다. 당뇨병 수치인 헤모글로빈 A1C도 7.0 이하로 안정되었지만, 식사량이 늘어나면 혈당치가 150 정도까지 높아지는 경우가 있어서 조심하고 있습니다. 하지만 당뇨병 약은 여전히 복용하지 않고 있습니다.

지금은 건강한 매일을 보낼 수 있는 것이 너무 기쁘고, 주위 분들이 혈색 좋아졌다는 말씀을 많이 해주셔서 즐거운 마음으로 살아가고 있습니다. 또한 매일 식생활이나 생활 습관에 주의하면서 가능한 한 많이 걷도록 하고 있습니다. 이렇게 건강을 되찾을 수 있었던 것도 모두 <세이겐> 덕분이라고 생각하고 정말 감사하고 있습니

## 71. 뇌종양 후유증, 위암도 극복

나가노현 미나미사쿠군
우스이 노리코

제가 처음 <세이겐>을 만난 것은 1999년 8월 벌레에 물려서 입원했을 때였습니다. 그 때 숙모님께서 물에 희석해 직접 발라도 좋고, 먹어도 좋으니 속는 셈치고 먹어 보라며 보내주셨습니다. 저는 그 때 <세이겐>의 빠른 회복력에 감격을 했습니다. 이번에는 제가 아닌 남편이 앓고 있는 병에 대해 이야기하고 싶습니다.

남편은 1979년에 몸이 안 좋았던 적이 있었지만, 7년 지나서야 겨우 뇌종양이라는 것을 알게 되어 수술을 받았습니다. 종양의 위치는 뇌의 좌측으로 수술하기 몹시 어려운 장소였기 때문에, 앞으로 반 년 정도 사실지 어떨지 모르겠다고 했습니다. 수술 결과 역시 종양이 중요한 부분의 가장 안쪽 깊은 곳에 있었기 때문에 전부 제거 하는 것이 불가능했고, 눈썹의 뼈 등 생명에 지장이 없는 한도에서 최선을 다해 제거했다고 했습니다. 이 때의 종양의 크기는 5cm나 되었습니다. 또 종양은 시신경에 닿아 있어서 수술하기 반 년 전부터 왼쪽 눈으로는 볼 수가 없었습니다. 그런데 올해 6월 말부터 희미하게 색이나 형태가 보이기 시작했습니다. 원래 남편의 시력은 상당히 좋은 편이었습니다.

수술 후 왼쪽 눈은 탁구공만큼 돌출되어 있었고, 보통

위치보다 조금 쳐져 있었습니다. 수술 후 진단으로는 재발할 가능성이 커다고 했습니다. 아직 아이들도 어렸기 때문에 재발이라는 말은 제게는 너무나 가혹한 말이어서 하루 하루 건강하기만을 기도했습니다.

그런 남편에게 <세이겐>을 먹이고 싶어, 1999년 10월 무렵부터 밥을 지을 때 <세이겐>을 몰래 섞는 등, 어떻게든 체내에 들어갈 수 있도록 했습니다. 그 해 11월에는 처음으로 남편을 체질개선연구회에 데리고 갔고, 강연을 듣고 나서는 남편 스스로가 <세이겐>을 먹게 되었습니다. 처음에는 1포로 시작해, 서서히 늘려 5～6포 내외를 먹는 듯 했습니다. 그리고 그 해 연말에는 눈이 들어가고, 위치도 조금 올라간 것 같다고 해서, 가족 모두가 확인해 보고 너무 기쁘고 놀라웠습니다.

하지만 해가 바뀌면서 2000년 2월에 직장에서 실시한 건강 검진에서 위암, 위궤양, 장의 폴립이 발견되었습니다. 그 충격은 도저히 숨길 수가 없었습니다. 곧바로 4월에 열리는 체질개선연구회에 개인 면담을 부탁했고, 강사 선생님과 상담을 하자 <세이겐> 복용량을 15포로 늘리라고 권유하셨습니다. 양을 조금씩 늘려야 부담이 없을 것 같았지만, 초조한 마음에 한꺼번에 15포로 늘려 버렸습니다. 혈압도 올라갔고 두통과 심장이 격렬하게 두근거려 남편은 일도 할 수 없게 되었습니다. 결국 4일 동안 일을 쉬었지만, 제 자리로 돌아왔던 눈이 원래대로 돌아가 버렸습니다. 이런 상황이 되자 더 이상 <세이겐>을 먹지 않겠다고 하면 어쩌나 걱정했지만, 어느 정도 회복되어 다시 출근하게 된 날 아침, 다시 1포씩 먹기 시작해 마음이 놓였습니다. 결국 1포씩 재시도하는 경우가 되어 버렸지만, 초조해 해선 안 된다고 통감했습니다. 그 해 9월 재검사에서 위궤양과 장의 폴립은 깨끗하게 나왔지만, 위암만은 그대로였습니다. 커지지도 작아지지도 않은 상태였습니다. 그 무렵부터 서서히 <세이겐>의 복용량도 늘려서 <골드> 8~10포, <알파> 3포를 먹였습니다. 그런데 이게 웬일입니까? 다음 해 2월에는 그 위암도 사라져 버렸습니다. 뇌종양으로 앞으로 반 년 남았다는 소리를 들은 지 벌써 18년이 지났고, <세이겐>을 먹기 시작한 지 5년이 지났습니다.

남편이 뇌종양으로 입원해 수술을 할 때 초등 학생이었던 두 딸도 지금은 28세와 26세가 되었습니다. 아이들도 작은 가슴이 찢어질 정도로 아빠를 걱정했기 때문에 담임 선생님으로부터 아이의 상태가 이상하다는 전화를 받았던 적도 있었습니다. 저도 딸들의 협력이 없었다면 그 괴로운 시기를 극복할 수 없었을 것입니다. 지금은 <세이겐> 덕분으로 남편의 컨디션도, 눈이 튀어나온 것도 완전히 제자리를 찾았습니다.

작년 겨울부터는 일을 쉬는 일도 적어졌고, 피곤하다는 말도 하지 않습니다. 남편은 농기구 수리나 관리를 하는 일을 하고 있는데, 매일 매일 풀가동시키고 있습니다. 최근 우리 부부가 하는 대화는 정년 퇴직을 하면 1년에 한 번 또는 2년에 한 번이라도 좋으니 온천 여행을 했으면 좋겠다는 내용입니다. 거기에는 <세이겐>을 빼 놓을 수 없습니다. 평생을 지켜주는 수호천사로서 <세이겐>을 앞으로도 항상 가까이에 놓아 둘 생각입니다. 그리고 열심히 먹는 남편, 전해준 숙모님, 언제나 응원해 주는 딸들, 마치 자기 일처럼 걱정해 주는 동료들에게 진심으로 감사하고 있습니다. 감사합니다!

## 72. 뇌경색, 신장 수치도 정상으로

오사카 다카츠키
후쿠시마 도요코 (형 53세)

제가 <세이겐>을 알게 된 것은 저의 오빠가 알콜성 간경변으로 입원했을 때였습니다. 1998년 12월 26일, 오빠는 간경변 말기 상태로 복수가 차서 당장에라도 터질 것 같은 배를 하고 있었는데, 30일 오후 3시 경 식도정맥류 파열로 긴급 수술을 하게 되었습니다. 출혈은 멈췄지만, 내일 어떻게 될지 알 수 없는 위독한 상태라고 얘기를 듣는 순간 머리 속이 새하얘졌습니다. 아직 53살의 정정한 나이입니다. 부디 건강하게 해달라고 돌아가신 어머니에게 기도를 했습니다. 그러던 중 야마나카씨가 면역력을 높이고, 병의 회복에 도움이 되는 좋은 것이 있다며 가르쳐 준 것이 <세이겐>이었습니다. 즉시 형부와 동생에게 전했습니다. 야마나카씨는 오빠가 입원 중이던 오카야마병원까지 오셔서 <세이겐>에 대한 상세한 설명을 해 주셨습니다. 오빠는 의사의 약으로도 낫지 않는 것이 다른 것으로 나을 리가 없다고 고집을 부리며, 처음에는 들으려고도 하지 않았습니다. 그리고 하루 밤 동안 많은 생각을 했는지 그 다음 날 <세이겐>을 넣은 차를 마셨습니다.

1999년 5월 중순부터 먹기 시작해서 약 한 달 지났을 때부터 호전 반응 때문인지 몸에 습진이 생겼고, 심상치 않은 가려움증과 싸우는 날들이 계속되었습니다. 그렇지만 매주 받았던 혈액 검사 결과는 좋아지고 있었습니다. 본인도 몸이 한결 가벼워졌다고 말했고, 같은 해 8월에 다행히도 퇴원하게 되었습니다.

퇴원 후 일에 복귀했지만, 일반 사람과 똑같이 일을 했기 때문에 신장 수치가 나빠졌고, 뇌경색 판정까지 받았습니다. 늦어도 일 년 후에는 인공 투석을 하게 될 지도 모른다는 의사 선생님의 말에 큰 충격을 받았습니다.

그 당시 제 딸이 유치원에 근무하고 있었는데, 운동회 연습을 너무 해서 근육이 아프다며 'DN 칩'을 붙이기도 했고, <골드>의 양을 늘리기도 했습니다. 그 때 마침 신상품 <세이겐 GH>가 등장했습니다. <GH>는 요통, 근육통에도 좋다고 들어서 딸에게 추가해서 먹여 보았더니, 근육의 통증이 약해지며 빨리 사라진다고 했고, 오랫 동안 고생한 변비도 한결 좋아졌다고 말했습니다. 형도 추석쯤부터 자기 전에 <GH> 1포를 같이 먹기 시작했는데, 10월에 한 신장 검사 결과에서는 선생님도 놀랄 정도로 좋아졌습니다.

오빠는 현재 자기 일과 농사 일로 분주하게 지내고 있습니다. 오빠가 입원했을 때 제가 매주 오사카와 오카야마 사이를 왕복했던 병원 중심의 생활이 지금은 거짓말 같습니다. 앞으로도 너무 무리하지 않고, <세이겐>과 함께 웃으면서 건강하게 장수하고 싶다고 생각하며 살아가고 있습니다.

## 73. 뇌출혈 후유증, 하수체선종 후유증도 말끔히

군마현 다카사키시
아라마키 유키코

7년 전, 저는 뇌출혈로 쓰러져 병원에서 긴급 수술을 받고 간신히 목숨을 이어갈 수 있었습니다. 수술 후 후유증도 거의 없었고, 한 달 만에 퇴원했습니다. 그 후에는 병원에 정기적으로 다녔습니다. 후유증은 없었지만 거의 집에서 빈둥거리는 나날을 보내고 있었습니다.

그랬던 제가 1999년 4월 경 <세이겐>을 알게 되었습니다. 이웃에 살고 있는 친구가 건강에 좋은 강의가 있다며 함께 들으러 가자고 해서, 마에바시에 있는 상공회의소에 처음 참석했습니다. 강사 선생님의 얘기를 들었을 때, 저는 시집간 딸을 떠올리며 이런 좋은 얘기를 꼭 딸에게도 들려주고 싶다고 생각했습니다.

현재 33살인 제 딸은 동경 자혜의대병원에서 하수체선

종이라는 병으로 2번이나 수술을 받았지만, 좀처럼 상태가 좋아지지 않았습니다. 제 딸은 남편에게 업히거나, 안기지 않고는 식사 준비를 비롯한 모든 일을 할 수 없는 존재였습니다. 밖에도 나갈 수가 없었고, 사람과 만나는 것도 싫어해서 단지 집 안에만 틀어박혀 있었습니다. 저는 탐탁해하지 않는 딸을 회장에 데리고 가서 딸과 함께 선생님 말씀을 듣고, 건강 상담을 받았습니다. 제 딸은 선생님의 지도를 받고 처음에는 <골드> 3포와 <알파> 3포를 먹기 시작했습니다.

<세이겐>을 먹기 시작한 지 얼마 지나지 않은 7월, 기온이 30도를 넘는 더운 날의 일이었습니다. 딸이 어떻게 하고 있나 보러 딸 집에 갔더니, 딸은 땀에 젖은 채 정원에 난 풀을 뜯고 있는 것이 아니겠습니까? 저는 제 눈을 의심했습니다. 저는 딸을 걱정스러운 눈으로 보면서도, <세이겐>의 대단한 효과에 머리가 절로 숙여졌습니다.

그 날로부터 며칠이 지난 7월 하순, 제 딸이 근처 가게에서 파트타임 일을 하고 있는 것을 보고 너무 놀랐습니다. <세이겐>을 알게 된 지 얼마 안 된 우리 모녀지만, 이렇게 좋은 것을 알게 되어, 딸과 우리 부부는 정말 기쁘게 생각합니다. 그리고 진심으로 감사드립니다.

건강해야만 다른 일도 할 수 있는 것입니다. 저는 앞으로도 <세이겐>을 먹으며 건강하게 열심히 살고 싶습니다. <세이겐>에 대해 알려준 친구한테도 고마운 마음을 전하며, 많은 사람들에게 이 기쁨을 전해주고 싶습니다.

머리가 너무 아프다고 말했던 딸이, 남편 내조도 하지

못했던 딸이, 사람 앞에 나서는 것을 너무나 싫어했던 딸이 지금은 집안 일도 할 수 있게 되었고, 사람들과의 교류도 가능해져 매일 활기차게 일을 다니고 있습니다. 항상 밝고 즐겁고 건강하게 사는 것이 얼마나 좋은지 실감하고 있습니다. 이제 <세이겐>은 빼놓을 수 없는 우리 가족의 일원입니다.

## 74. 심한 현기증, 메니에르병으로부터 해방

시즈오카현 후지에시
아사카와 스미에

제가 <세이겐>의 도움을 받기 시작한 지 일 년 반이 되었습니다. 숫자로 나타낼 만한 일은 아니지만, <세이겐> 덕분에 손자도 저도 건강하게 되었고, 이로 인해 주위에 <세이겐>의 애용자가 자연히 늘어나고 있는 것 같습니다. <세이겐>에 관한 얘기는 이웃에 사는 N씨로부터 처음 들었습니다. 큰 병을 겪은 후 얼마 지나지 않았지만 건강하게 활동하는 N씨의 모습을 보면서, 마음 한구석에는 언젠가부터 나도 <세이겐>을 먹고싶은 마음이 있었던 것 같습니다. 그렇지만 경제적인 문제를 생각하면 다른 나라 일처럼 느껴졌습니다.

그런데 초등학교 3학년인 손자가 감기라고 진단받은 것이 병의 시작이었습니다. 의사 선생님께 진료를 받고 많은 약을 먹였지만, 계속해서 다른 증상이 생겨났습니다. 그래서 한창 놀기 좋아할 남자 아이가 여러 제약을 받으며 지내게 되었습니다. 사람들이 지푸라기라도 잡고 싶은 심정이라고 말을 하는데, 그런 당시의 제 마음을 헤아려 준 것이 발병 후 5개월 때, <세이겐.을 먹인 후부터 였습니다. 제 손자는 급성 신장염도 점차 좋아졌고, 반점도 많이 사라지며 나았습니다. 덕분에 학교를 쉬는 날도 적어졌고, 외관상으로는 병원에 다니는 것도 모를 정도로 지낼 수 있었습니다.

<세이겐>을 먹이기 시작하고 제일 처음 놀란 것은 항상 '응가'라며 화장실에 가서 한참 동안 나오지 않던 아이가 너무 빨리 눈 앞에 서 있는 것입니다. 그 날 이후로 손자는 화장실에 오래 있지 않게 되었다고 합니다. 요즘은 할아버지께도 먹기를 권했더니, 손자는 할아버지 방 텔레비전 소리가 작아졌다고 했습니다. 몸의 상태가 좋아진 증거인 것 같습니다.

저는 심한 현기증이 언제 그랬냐는 듯 좋아졌습니다. 10년 정도 전부터 현기증, 구토, 귀 울림이 심해 병원에 갔더니, 검진 결과 메니에르병이라는 판정을 받았습니다. 그 당시 약은 계속 먹고 있었지만, 항상 비틀거렸고, 현기증이 원인이 되어 골절이 된 적도 있었습니다. 제대로 걷지도 못했기 때문에 불안한 마음에 잠시 동안의 외출에도 현기증과 구토약을 항상 휴대했습니다.

2년 전 현기증이 났을 때는 양쪽에 경동맥 경화가 일어나서 위험도가 70%였으며, 일반적으로 수술 가능한 나이는 70살까지라고 들었습니다. 현기증이 시작되면 일어나는 것은 물론 먹는 것도 할 수 없었습니다. 그래서 남편에게 도움을 받을 때마다 그런 자신에게 화가 났는지 모릅니다.

왠지는 모르겠지만 손자와 함께 먹기 시작한 <세이겐>이 좋은 것이라는 생각이 들었습니다. 밑져야 본전이라 생각하고 먹기 시작했지만, <세이겐>을 먹을 무렵 왠지 몸이 가벼워졌고, 계단도 단숨에 올라가게 되어, 나도 모르는 사이에 몸 상태가 좋아지고 있구나 하는 걸 느꼈습니다. 불안하게 생각된 날도 있었지만, <세이겐>을 먹고 일 년 반 동안 한 번도 못 일어난 날이 없었고, 심한 현기증도 없이 보냈습니다.

"컨디션이 좋으니까 몸도 마음도 마음대로 움직일 수 있어서 정말로 기쁘다."라고 노트에 기록한 것이 반 년도 더 된 일입니다. 덕분에 밖에서 자는 여행도 혼자서 참가할 수 있게 되었고, 현기증약도 가지고 다니지 않습니다. 병원약도 아무 효과가 없었던 현기증이었지만, <세이겐>의 무엇이 어떻게 작용해서 건강하게 지낼 수 있게 되었는지, 저두 믿지 못할 정도입니다.

작년 가을, 말할 기운도 없었던 98세 가까운 나이의 어머니가 입원을 했습니다. 의사 선생님은 "3개월 정도 남았습니다."라며 빠른 퇴원은 무리라고 말씀하셨지만, 그냥 근처 병원으로 옮겼습니다. 간호하던 여동생이 처음 <세이겐>을 받았을 때부터 가능한 한 여러 가지 방법으로 드시게 했다고 했습니다. 덕분에 한 달 만에 퇴원을 했습니다. 처음 진단해주신 선생님께도 인사를 드렸는데, 병원에서 쫓겨난 것 아니냐며 매우 놀랐다고 합니다. 지금은 3층부터 천천히 혼자서 내려와, 근처 공원까지 동생과 산책도 나갈 수 있게 되었습니다. 그래서 동생도 <세이겐> 애용자가 되었습니다.

　지금 우리 집에서는 남편도 함께 먹고 있어, 걱정됐던 부분들도 좋아지고 있는 것 같습니다. 딸과 아들의 가족에게도 전하고 싶습니다. 우리 집 경제 상태로는 무리라고 생각했던 제가 아이들에게까지 보내주고 싶은 마음이 들었습니다.

　며칠 전 남편의 고향에 다녀 올 때의 일입니다. 차 안에 같이 있던 부부에게 고향의 만쥬를 받았습니다. 감사한 마음에 갖고 있던 몇 포의 <세이겐>을 드렸습니다. 그분은 시어머니가 간 기능이 나빠져 기력이 없으셔서 많은 약을 드시고 계신 것을 걱정하고 계셨습니다. 그런데 <세이겐>을 먹어 보더니, "이것은 먹기 좋네요. 약 냄새도 안나고 맛이 깔끔해서, 시어머니께서 오래 계속해서 드실 수 있을 것 같아요."라고 하셔서 저까지 기분이 좋아졌습니다. 저는 먹기 쉽고, 휴대도 편한 작은 스틱형이라서 아무데서나 먹을 수 있다고 말했습니다.

　친구에게 받은 마음의 선물, 한방약 등 여러 가지 먹어봤지만 모두 길게는 가지 못했습니다. 처음에는 <세이겐>도 이렇게 좋은 결과가 나올 것이라고는 전혀 생각지 못했습니다. 기분좋게 건강하게 지내는 요즘은 할 수 없다고 생각했던 것도 할 수 있게 되었습니다. 자신의 의지로 무엇이든 할 수 있다는 것은 정말로 행복한 것입니다. 손자도 성인이 되었을 때 <세이겐>과 좋은 의사 선생님을 만날 수 있었던 것에 대해 감사한 마음으로 회상할 것이라고 생각합니다.

## 75. 원인모를 어지러움증을 극복했다.

아이치현 호이군
나가이 아키코

<세이겐>과의 만남은 1993년쯤이었습니다. 유리 케이스 안에 고급스러운 녹색 상자가 들어있었는데, 그것이 <세이겐>이었습니다. <세이겐>과는 어머니가 돌아가신 후에 깊은 관계를 맺게 되었습니다.

현재 저는 취미로 검도를 하고 있습니다. 검도를 시작한 것은 16년 전인 37살 때였습니다. 아들보다 2년 늦게 시작했는데, 도요타시의 야마모토 선생님께 가정 주부로서의 절, 정좌하는 법 등 기초 지도를 받았습니다. 1급에 합격했을 때의 기쁨과, 초단 시험을 볼 때의 긴장감 등은 지금도 생생합니다.

4단까지는 주 2, 3회 훈련을 계속하던 중, 1995년 3월에 남편이 어지러움증으로 쓰러졌습니다. 병원 검사 결과는 특별한 이상이 없다고 해서 일단은 안심했지만, 일주일에 한 번 꼴로 같은 증상이 나타나서 결국 저는 검도 연습에 갈 수 없게 되었습니다. 그 당시 평소 알고 지냈던 자연의학 임상예방연구소의 가토리 강사의 소개로 <세이겐>을 먹게 되어 지금의 제가 있는 것 같습니다.

남편도 처음에는 좀처럼 순순히 먹으려고 하지 않았습니다. 할 수 없이 몰래 음식에 섞어서 먹였더니 한 달도 지나지 않아서 현기증을 일으키지 않았고, 3, 4개월 지나자 못 알아볼 정도로 혈색도 좋아졌습니다. 1996년 동경 베이힐튼에서 열린 컨벤션에 남편과 같이 참석했는데, 특히 돗토리현의 다니구치씨의 체험을 들은 것이 남편의 마음을 바꾼 큰 계기가 된 것 같았습니다. 그 이후부터는 자기가 스스로 챙겨 먹습니다. 지금은 남편이 회사에 출근할 때 잊은 것 없냐고 물으면, "<세이겐>과 면허증? 응, 있어!"라는 대화가 일상이 되었습니다.

남편이 건강해져서 저도 검도에 몰두할 수 있게 되었습니다. 저도 물론 <세이겐>을 먹고 있습니다. 그래서 이전보다 건강해져서 회복력이 빨라진 것 같습니다. 작년 여름 검도 5단 승단 심사를 하는 아침에는 <세이겐>을 5포 먹고 나가서 침착하게 심사에 임할 수 있었습니다. 합격자 번호 발표를 보고 내 번호를 확인했을 때는 너무 기뻤습니다. 다행히도 5단으로 승격할 수 있었습니다. 모두 선생님의 지도 덕분이라고 생각하며 감사하고 있습니다. 그리고 항상 저를 격려하고 도와주는 좋은 조력자인 가족에게 진심으로 고맙다고 말하고 싶습니다.

마지막으로 남편의 60조 개의 세포를 활성화시키고, 건강하게 해준 대단한 <세이겐>에 감사함과 동시에 <세

이겐>과 만난 것을 행복하게 생각합니다. 이 인연을 소중히 생각하며, 앞으로도 잘 부탁드립니다. <세이겐> 만세!

## 76. 끈질긴 편두통으로부터 구해 준 나의 왕자님

동경도 네리마
오카다 도시코(59세)

저는 젊었을 때부터 머리 한쪽이 아픈 편두통에 시달려 왔습니다. 겪어 보지 않은 사람은 모르겠지만, 편두통이 시작되면 얘기하는 것도 괴롭고, 일을 하고 있어도 구역질이 났던 일이 여러 차례 있었습니다. 이런 증상이 3일간 계속될 때도 있습니다.

의사이신 백부님과도 상담해 봤지만 원인을 알 수가 없었습니다. 또 가끔 쿠스모토 사장님과 두통에 대한 얘기를 하기도 했습니다. 진통제도 여러 종류 써 보았습니다. 텔레비전 광고에서 "이 진통제는 위에 부담 없이 복용할 수 있습니다."라며 아주 밝은 표정의 얼굴이 되는 장면을 보고는 당장 약국에 달려가곤 했지만, 아무 소용 없었습니다.

제 나름대로 원인을 알고 싶어서 두통이 일어난 날을 달력에 기입했습니다. 스트레스가 있었는지, 식욕은 어땠는지, 바빴는지 등등 아주 자세히 메모를 했습니다. 그렇지만 결국 원인은 알 수 없었습니다.

결국 평생 두통과 친구를 하기로 각오를 한 그 날, <세이겐 GH>라는 신제품이 나올 예정인데, 그 모니터 요원을 찾고 있다는 뉴스를 들었습니다. 바로 모니터 요원을 신청했습니다. 이유는 <GH>가 요통과 연골 통증에 좋고, 피부도 좋아진다고 들었기 때문입니다.

6월 20일부터 먹기 시작했습니다. 그리고 7월이 끝나갈 때 달력을 8월로 바꾸려고 보니까 두통이 체크된 날이 하루도 없었습니다. 특별한 약을 먹지도 않았는데, 어쩌면 <GH>가 효과가 있었나 하며 반신반의했습니다.

매일 아침, 점심, 저녁으로 <GH> 2포, <골드> 1포씩을 먹었습니다. 그랬더니 8월 달력에는 체크된 날이 하나도 없었습니다. 이것은 <GH>를 먹었기 때문이라고 확신했습니다. 그렇지만 <GH>의 어떤 성분이 효과가 있었는지는 모릅니다. 저에게는 백마 탄 왕자보다 믿음직스러운 것이 <GH>입니다. 정말로 <GH>를 먹어 "GOOD & HAPPY"입니다.


### 77. 원인모를 두통도 사라졌다.

후쿠오카현 구루메시<br>
이시카와 루리코

제가 <세이겐>을 안 지도 2년 10개월이 되었습니다. 덕분에 매일 불안하지 않은 즐겁고 편안한 날을 보내고 있습니다. 건강에 자신을 가질 수 있다는 것은 무엇과도 바꿀 수 없는 소중한 것입니다. 좋아하는 여행을 갈 때에도 걱정 없이 앞장 서 갈 수 있기 때문에 대단히 감사하고 있습니다.

예전에는 예고도 없이 찾아오는 두통, 그것도 후두부 혈관이 당장에라도 끊어질 것 같은 통증과 구역질이 하루 종일 계속되었기 때문에 일어나 있지도 못했고, 누워서 자연히 낫기를 기다렸습니다. 게다가 후유증으로 2 ~ 3일은 걸려야 회복할 수 있는 상태가 빈번하게 일어났습니다. 가족들도 많이 걱정을 했기 때문에 종합병원에서 여러 가지 정밀 검사를 받았지만 원인을 알 수 없었습니다. 어느 날 히라다씨 부부가 집에 놀러 왔을 때, 마침 두통이 시작되어 히라다씨가 갖고 있던 <세이겐> 1포를 받아 먹고 쉬었습니다. 1시간 정도 지났을 때 신기하게도 통증이 싹 사라져서 놀랐습니다.

지금까지 여러 종류의 건강 식품을 먹어 보았지만, 어느 것도 효과가 없어 단지 위안을 삼는 정도였습니다. 이렇게 바로 효과가 있는 것은 처음 경험했습니다. 그래서 저는 "놀랄만한 건강 식품을 찾았다. 이것 밖에 없다."라고 생각해 바로 회원이 되어 하루 3포씩 먹기 시작했습니다.

또 <세이겐>이 대단하다고 느낀 일 중에 하나는 치과에서 치조농루 치료를 받을 때의 일이었습니다. 선생님께서는 이렇게 계속 아프면 이를 빼는 수밖에 없다고 했습니다. 계속해서 잇몸이 죄어와서 <세이겐>을 7일 동안 먹고 다음 치료받는 날에 치과에 갔더니, "잇몸이 현 상태를 유지한다면 뺄 필요는 없을 것 같습니다."라고 말씀하시며 의아하게 생각하는 듯한 눈빛이었던 것이 지금도 기억납니다.

지금은 두통도 사라지고, 빼야 했던 이도 튼튼합니다. 심했던 어깨 결림도 언제부턴가 나아 있었습니다. 현재는 컨디션에 따라 복용량을 조절하며 먹고 있습니다. 실제로 먹어 보지 않으면 이 효과를 알 수 없습니다. 이 훌륭한 유산균 생산물질을 소개해 준 히라다씨에게 감사하며, 많은 분들에게 추천하고 싶습니다.

## 78. 지주막하출혈에서 다시 살아나다.

치바현 치바시
호소네 가즈네

제가 지주막하출혈로 긴급 입원한 것은 1993년 10월 10일 이른 아침이었습니다. 저는 입원하고 2개월 반 정도 의식 불명 상태였기 때문에, 지금부터 얘기하는 대부분은 아내의 얘기를 듣고 하는 것입니다.

입원 당일은 검사만 했고, 수술은 다음 날로 정해졌습니다. 의사 선생님은 제 몸 안의 출혈이 심해서 전부는 제거할 수 없다고 하셨고, 저 또한 아무 반응도 할 수 없는 매우 심각한 상태였습니다. 수술 결과 고비는 어떻게 넘길 수 있었지만, 최악의 경우 식물 인간이 된다고 했다고 합니다. 의식이 돌아오지 않은 상태에서 11월에는 수두증 수술을 받았습니다. 그 후에는 아무 변화도 없었는데, 아내는 수술 후 40일 정도 지나 지인의 소개로 시나다씨를 만났습니다.

그 때 처음으로 <세이겐>을 알았습니다. 그 후 시나다씨가 가르쳐 주신 대로 복용법에서부터 파스 사용법까지, 증상에 맞춰 응용하면 좋다고 생각되는 것은 무엇이든 반복해서 계속했다고 합니다. 12월 상순 어느 날, 저는 아내의 얼굴을 찬찬히 보면서 "어디의 누구신지 모르겠지만 친절하게 대해 주셔서 감사합니다," 딸을 향해서도 "거기 따님에게도 여러 가지로 감사합니다."라고 인사를 해서 같은 병실의 환자들도 놀랐다고 합니다. 그 때는 심각했지만 지금은 웃으며 얘기를 하고 있습니다.

입원 중 문병을 오신 분들도 한결같이 "살기 힘들겠네요.", "만약 살더라도 원래대로 돌아갈 수 없겠네요."라고 말했다고 합니다. 의사 선생님도 중증의 지적 장애가 남을 거라고 말해 아내도 반쯤은 포기했다고 합니다. 그러나 <세이겐>을 소개받고 헌신적으로 간병을 해준 아내와 그 외 다른 분들 덕분에 저는 4월 8일에 퇴원할 수 있었습니다.

퇴원 후 많은 분들이 "쓰러졌을 때의 상황은?", "입원 중의 상태는?" 등 여러 가지 질문을 하셨지만, 저는 의식이 없었기 때문에 아무 대답도 할 수가 없었습니다. 단 말할 수 있는 것은 입원에서 퇴원까지 반 년 가까이 한 번의 통증도 모르고 지냈다는 것입니다. 퇴원 후 자연의학 임상예방연구소의 소개로 동경여자의대의 데무라 교수님께도 진료를 받을 수 있었습니다. 데무라 선생님도 아무 후유증이 없다고 하셔서 안심할 따름입니다.

그런데 <세이겐>으로 치료에 도움을 받은 것은 저 한 명 뿐만이 아닙니다. 20여년 전에 3번의 대수술을 한 아내가 <세이겐>을 먹고 수혈 후유증으로 보이는 간 기능장애와 두드러기가 진정되어, 간 기능 검사 결과상으로도 걱정없을 정도가 되었습니다. 우리들은 <세이겐>을 먹기만 하는 것이 아니라, 목욕용품으로도 매일 사용하고 있습니다. 그래서 몇 년이나 고생한 두드러기도 간 기능 장애도 좋아졌습니다. 여러분도 꼭 사용 방법을 연구해 보십시오.

1995년 2월 건강이 많이 좋아진 저는 체질개선연구회 치바 회장에 강연을 하러 들렀는데, 그 때 강사가 고바야시 선생님이었습니다. 회장 분위기는 감동이라는 한 마디로 밖에 설명이 안됩니다. 여러분의 심금을 울렸다고 느꼈습니다. 이것도 여러분들의 성원 덕분입니다. 그 후 1996년 CMC 컨벤션에서 아내가 제 경험을 많은 분들 앞에서 얘기했는데, 그 때 코멘트를 해 주신 분이 고바야시 선생님이었습니다. 그리고 작년 12월 아사쿠사에서 열린 체질개선연구회에서도 선생님을 뵙고, 선생님의 마음이 담긴 강연과 따뜻한 격려를 받을 수 있었습니다.

제 체험을 한 명이라도 많은 분에게 전하는 것이 앞으로 저와 아내에게 주어진 사명이라고 생각하며, <세이겐>

과의 만남에 감사하는 나날을 보내고 있습니다.

## 79. 지주막하출혈을 극복

시가현 나가하마시
니시코 마리코

제 손에 있는 한 권의 노트는 '조기 회복/남편의 건강'이라고 씌여 있는 2005년 6월 4일에 쓰여진 남편의 투병기입니다.

지금 59세인 남편은 일본의 문화를 춤으로 표현하는 검무술 사범이었으며, 검무술은 히카리이키류 가요무의 종가입니다. 남편은 젊은 시절 검무를 본 순간, 그 깨끗하게 정제된 감성에 바로 이거라는 직감적인 느낌을 받아, 몸을 움직일 수 조차 없었다고 했습니다. 그것이 그의 출발점이었습니다. 시음(詩吟) 연구에도 진지하지 못하여 물러서는 저를 하나 하나 알기 쉽게 설명해 주어, 같이 즐길 수 있게 될 때까지 이끌어준 제 선생님이기도 합니다. 지금은 검시무(檢詩舞)와 샤미센으로 대성한 두 아들과 더불어 마음 속 깊이 존경하는 사람입니다.

밝은 세상을 만들기 위해, 남편은 검무를 통해 밝게 빛나는 일본의 전통 문화를 이 곳 나가하마에서부터 알려갔습니다. 시가현, 긴키지방에서부터 시작하여 일본 전국으로 검무와 가요무의 저변을 확대하겠다고 의욕적으로 활동하고 있었는데, 그 운동도 어느 정도 궤도에 올라 섰던 시점인 6월 4일, 제 남편은 목욕탕에서 쓰러져 저를 큰 목소리로 불렀습니다. 평소부터 맡고 있던 중책이 사명감과 책임감, 그리고 중압감으로 한꺼번에 쏟아져 남편의 몸은 짓눌려 있는 상태였던 것이었습니다.

"카테테일 방법으로 지주막하출혈이라는 심각한 뇌 출혈에 빨리 조치를 취할 수 있었던 것은 매우 드문 일입니다. 남편 분은 드물게 비교적 가벼운 증상으로 입원을 하셨고, 기억이 있는 상태에서 병원까지 오셨다는 것 자체가 상당히 드문 케이스입니다."라고 의사 선생님은 말씀하셨습니다. 남편은 토요일 날 쓰러졌는데, 토요일, 일요일이 휴진이었기 때문에 월요일 수술을 결정할 예정이었지만, 그 병이 얼마나 무서운 병인지를 알고 있던 저는 도저히 그 상황을 받아들일 수 없어서 과감하게 나섰습니다. "선생님 내일은 일요일입니다. 남편은 둘째 아들과 함께 검무 공연을 하러 경로회에 갈 예정이었습니다. 제 남편 대신에 제가 아들과 함께 갈 수도 있습니다. 그러나 같은 시간에 남편은 수술을 받고, 저는 한 시간이나 떨어진 곳에서 어르신들에게 일본의 전통 문화 가요무를 보여드리겠습니다. 마음만은 서로 하나로 열심히 하겠으니 제발 같은 시간에 수술을 해 주십시오. 월요일까지 기다릴 수가 없습니다. 일요일에 수술을 해 주실 수는 없나요?"라고 필사적으로 부탁을 했습니다. 선생님은 약간은 놀란듯 하셨지만 "알겠습니다. 일단 수술을 맡을 사람들이 모두 나올 수 있는지부터 알아보겠습니다." 라는 대답을 들을 수 있었습니다.
 수술은 다음날 일요일에 이루어졌습니다. 스탭진들이 모두 모였다는 말을 듣고, 둘 째 아들과 저는 차를 타고 어르신들이 기다리고 계시는 류오쵸에 있는 경로회에 가기 위해 출발했습니다. 뒤로 물러설 수 없다는 필사적인 각오를 했습니다. 둘 째 아들은 기무라 오모나리 콩쿨에서 우승하여 일본 제일의 자리에 올랐을 때의 느낌 그대로 춤을 추었습니다. 내년에도 꼭 와달라는 부탁을 듣고 고개를 숙여 인사를 했지만, 사실 그 춤은 자신이 존경하는 아버지의 수술이 무사히 이루어지기를 바라는 마음으로 가득 찼던 춤이었다고 생각합니다.
 남편의 수술 결과에 대한 설명을 들으니 90% 이상 좋아졌다고 했습니다. 얇은 동맥을 통해서 코일 형태로 동맥류에 집어 넣는 시술로 출혈부를 막는데 성공했다며 온화한 미소를 지어 보이는 선생님의 모습은 저에게는 마치 구세주처럼 보였습니다. "아무튼 2~3일 간 상태를 지켜보고 앞으로 할 것도 정합시다. 약과 링거가 아니라 입으로 영양분을 섭취하여 체력과 몸을 좋게 만들어야 합니다. 이게 제일 중요합니다."라는 너무나도 고마운 말씀이었습니다.
 자연의학 임상예방연구소에 문의를 했더니, <세이겐>을 하루에 16포씩 흡입기를 통하여 끈기있게 투입하라고 했습니다. 그래서 저는 남편의 입에 흘려도 주었고, 가제를 <세이겐>을 푼 용액에 담구어 짠 다음 머리와 얼굴 등 닦을 수 있는 부분은 다 닦았습니다. 먹을 때와 바를 때의 효과가 동일하다고 했습니다. 제가 남편을 돌보는 동안 <세이겐>만큼 남편이 좋아지는 모습을 매일 매일 기대하게 하고 도와준 것은 없었습니다.

한 달 하고도 4일 동안 이어졌던 남편의 입원 생활도 7월 8일 마침표를 찍었습니다. 입원 중 연습을 쉬었기 때문에 제자들의 수가 많이 줄어 들었지만, 일시적인 것일 거라 생각하자 다시 기운을 내야겠다는 힘이 생겨납니다. <세이겐>을 공통 분모로 건강한 사람들의 미소를 다시 모을 수 있다면, 그리고 모두 함께 검무를 다시 즐길 수 있었으면 하는 마음입니다. 이 꿈이 최고의 풍취가 넘치는 이 곳 나가하마에서 실현될 수 있기를 바랍니다. 세계 제일의 진심이 넘치는 도시를 만들기 위해 미력이나마 매진해 가겠다고 마음을 다지고 있습니다.

지금도 저는 의사 선생님과 5년 간 지속적으로 먹어온 <세이겐>의 힘이 남편을 다시 살려주었다고 믿고 있으며, 정말이지 너무 행복합니다.

## 80. 지주막하출혈로부터 살아 돌아왔다.

시마네현 마츠에시
기무라 케이코

제가 <세이겐>과 만난 것은 1997년 10월 말, 친구인 시미즈씨에게 여러 체험담을 들었을 때였습니다. 저는 검사를 받을 때마다 237 ~ 244mg/dl로 콜레스테롤 수치가 높아 평소 식사에 신경을 썼고, 건강 식품도 여러 가지 먹고 있었습니다. 그러나 좀처럼 수치가 내려가지 않아 <세이겐>을 복용하려고 마음먹게 되었고, 회원 등록을 하고 <세이겐>을 먹기 시작했습니다.

몇 개월 후 성인병 검진을 받았는데 놀랍게도 수치는 193mg/dl의 정상치로 내려가 있었고, 다른 검사 결과도 전혀 이상 없다는 판정을 받았습니다. 놀라움과 동시에 너무나 기뻐 시미즈씨에게 연락해 기쁨을 함께 나누었습니다.

다음은 제 남편의 이야기입니다. 제 남편은 38년 간 큰 병 없이 건강하게 근무하고, 작년 2월에 정년 퇴직을 했습니다. 5월 4, 5일 연휴 기간 동안 가족 6명이 함께 야마구치현에 차로 1박 2일의 여행을 갔습니다. 유명지와 사파리 공원 등에서 저녁까지 재미있게 놀았고, 여관으로 돌아와서 식사도 맛있게 하고 이른 잠자리에 들었습니다.

그리고 5일 아침 5시 30분 경, 제가 모르는 사이에 남편은 화장실에 들어가자마자 강한 두통을 느끼고 의식 불명의 상태로 쓰러져, 30분 정도 후에 정신을 차리고 스스로 비틀거리며 방으로 돌아왔습니다. 그 때 상태는 발목이 차갑게 마비되었고, 두통과 함께 땀이나 6시 경에 알약과 <세이겐>을 먹였지만, 모두 토하는 상황이었습니다.

두통이 심해져 6시 30분에 여관을 출발해 병원으로 향

했습니다. 차 뒷 자석에 남편을 눕히고 저는 기운내라며 손을 잡고 격려를 해 주었습니다. 병원에 가는 도중 휴식할 때에도 남편은 구토를 3번이나 했고, 오후 2시 경에야 병원에 도착했습니다. 남편은 급히 뇌외과에서 응급환자 진찰을 받았는데, 지주막하출혈로 판정을 받고 바로 입원하게 되었습니다.

원인을 찾기 위해 안디오스코브 검사(뇌혈관 검사)를 했지만 정맥류가 보이지 않아, 다음 날 아침 출혈하는 곳에서 혈액을 없애는 수술을 시작해 낮이 되기 전에 끝났습니다. 너무 긴 시간이었습니다. 그 후 뇌외과 병동 관찰실로 옮겨졌는데 그 2주 간의 괴롭고 힘든 치료를 남편은 잘 버텨주었습니다. 혈압은 하압제(혈압을 떨어지게 해주는 약)를 사용해도 잘 떨어지지 않았고, 겨우 입으로 물만 마실 수 있는 상황이었기 때문에 <세이겐>을 하루 3포씩 먹게 했습니다.

2주 후 큰 병실로 옮긴 후 남편은 식욕이 좋아져 식사를 아주 잘 했습니다. 수술 후 한 달이 지나 2번째 혈관조영 검사를 하게 되었습니다. 그 결과 수두증으로 판정을 받고, 수술을 받게 되었습니다. 그 일주일 후 가제를 제거하고 휠체어로 병원 안을 산보하는 것이 허가되었습니다. 이 때쯤부터 남편은 혈압이 떨어지기 시작해 안정되었습니다.

7월 9일, 남편은 장기 요양 병동으로 옮겨져 손과 발, 두뇌의 재활 훈련을 받았고, 순조롭게 회복하여 31일 무사히 퇴원했습니다. 1개월 후 받은 CT 검사에서도 이상 없다고 나왔습니다.

 10월 28 ~ 30일, 3번째 혈관 조영 검사를 위해 입원했는데, 이 검사 결과에도 정맥류가 발견되지 않아 의사 선생님도 굉장히 신기해 하셨습니다. 또 회진 때에도 의사 선생님은 "그렇게나 높았던 혈압이 깨끗하게 안정되었고, 다리에도 근육이 생겨 건강해지셨습니다. 기무라 씨 약 외에 따로 드신 것이 있습니까?"라고 물으셔서 남편은 한 순간 멈칫했습니다.

 검사와 입원도 무사히 마쳤고, 약도 아침, 저녁 5알에서 3알까지 줄였습니다. 퇴원을 하려고 인사를 드리려 할 때 의사 선생님은 "이제부터는 다른 가까운 병원에 가실 수 있게 소개장을 써 드릴테니 몸 조심 하십시오. 입원한 때의 일 기억하십니까? 지금이니까 사실을 말씀드리겠지만 그 때 굉장히 위험한 상태셨습니다. 아무쪼록 건강해지셔서 정말 다행입니다. 검사 결과 정맥류도 발견되지 않았으니 이제부터는 안심하고 오래 사실 수 있으시겠네요."라며 웃는 얼굴로 말씀해 주셨습니다. 남편도 저도 눈시울이 뜨거워져 고맙다고 하며 병원을 뒤로 하고 나왔습니다.

 <세이겐>과 권위있는 선생님을 만나 큰 도움을 받고 가족 모두 건강해져 정말로 감사하게 생각하고 있습니다. 마지막으로 남편의 병으로 함께 걱정해 주셨던 모든 분들께 진심으로 감사의 말씀을 드립니다.

## 81. 지주막하출혈도 장애를 모른다.

군마현 야스나카시
츠키 유우코

　2000년 2월에 조모님이 지주막하출혈로 쓰러져 12시간에 걸친 대수술을 받고, 다행히 목숨은 건질 수 있었습니다. 하지만 주치의 선생님은 목숨은 건졌지만, 한쪽 눈 실명, 반신 불수, 언어 장애 등의 후유증이 남을 것이라고 했습니다. 의식을 회복하더라도 그 이상 개선되지는 못할 거라고 했습니다.
　그러던 중 지인의 소개로 유산균 생산물질인 <세이겐>을 알게 되었고, 의사의 허락을 받아 조모님께 드시도록 했습니다. 그러자 조금씩 경과가 좋아져 바로 회원으로 가입해서 꾸준히 <세이겐>을 먹게 되었습니다. 지금 조모님은 양쪽 눈 모두 잘 보일 뿐만 아니라 말을 하는 데에도 불편함이 없습니다. 몸을 움직이는 것은 아직 조금 부자연스럽지만, 믿기지 않을 정도로 빠르게 회복되었습니다.
　유산균 생산물질이라 안심도 되었고, 조모님의 회복세를 보고 나서 저도 <세이겐>을 조금씩 먹어보기로 했습니다. 저는 일 때문에 피곤해서 잠을 제대로 이루지 못했었는데, <세이겐>을 먹기 시작한 날부터 숙면을 취할 수 있게 되었습니다. 숙면을 취할 수 있게 되니 몸의 피로도 덜 쌓이게 되었고, 머리가 멍해지거나 귀에서 이상한 소리가 들리는 이명 현상 때문에 고민했었는데, 더 이상 걱정하지 않아도 될 정도로 좋아졌습니다.

또한 80세가 되신 시아버님도 폐화농증으로 입원을 하게 되었습니다. 퇴원시에는 뼈와 가죽 밖에 남지 않았을 정도로 살이 빠졌고, 누웠다가 앉는 것도 겨우 할 수 있을 만큼 쇠약해졌습니다. 저는 <세이겐 골드>를 넣어서 지은 밥을 시아버님에게 드리기 시작했고, 1주일 정도가 지나자 시아버님은 식욕도 생기시고, 조금씩 몸을 회복하시게 되었습니다.

또 시할머님도 제가 시집을 온 직후 바로 병이 심해져서 몸을 가누지 못하게 되었습니다. 관장을 해도 대변을 보지 못하실 정도로 변비가 너무 심했기 때문에 너무 힘들어 하셨습니다. 그래서 유산균 생산물질이라 장 운동에도 도움이 되는 <세이겐>을 드시게 했더니, 장 운동이 활발해져서인지 더 이상 대변 때문에 고생을 하지 않게 되었습니다.

그 이후로 저는 <세이겐>에 푹 빠져 체질개선연구회에도 꾸준히 참석하게 되었습니다. 또 <세이겐>은 제 경험을 통해서도 믿을만한 건강 보조 식품이라는 확신이 있습니다. 그래서 다른 사람에게 도움을 주기 위해 추천을 해줄 수 있어서 더욱 기쁩니다.

잿빛이었던 제 인생을 장미빛으로 만들어 준 것은 <세이겐>입니다. 제 인생의 활력을 되찾아 준 <세이겐>을을 만나게 된 것은 제 일생 최대의 행운입니다.

## 82. 만성신장염으로 보낸 긴 투병생활이 끝났습니다.

군마현 오오라쿠
시모야마 마스미

농가로 시집온 저는 건강이 자랑거리였습니다. 그런데 15년 전 갑자기 건강이 나빠졌고 감기라고 쉽게 봤는데, 고열이 며칠이나 내려가지 않았습니다. 진찰을 받은 결과, 신장염이 악화되어 2시간만 늦었어도 죽었을 거라고 했고, 어쩔 수 없이 2개월 간 입원했습니다. 신장염은 이미 만성이 되어 있었습니다 뿐만 아니라 갱년기도 겹쳐 밭 일은 할 수 없게 되었습니다.

게다가 아이들도 큰 병에 걸렸고, 큰 사고가 나는 등 불행한 일이 계속되었습니다. 계속 쌓이는 스트레스로 인해 4년 전에는 오른쪽 다리의 검지가 부어 너무 아파서 병원에 갔더니 수술을 권유받았습니다. 수술을 하면 3개월 정도 입원해야 했고, 재활에 반 년이 걸린다고 들었기 때문에 어떻게든 약으로 해결하고 싶었습니다. 그래서 8개월 간 보험이 되지 않는 고가의 항생 물질을 주 1회 병원에 가서 7일분씩 받아 왔습니다. 그러나 차도가 없었습니다. 발 뒤는 스폰지가 붙어있는 것처럼 신경이 쓰였고, 부은 발가락의 참기 힘든 통증은 끊임없이 계속되어 고통스럽고 불안했습니다. 그런 때 지인인 이와이씨가 체질개선연구회에 나올 것을 권유했습니다.

그것이 <세이겐>과 저의 만남의 시작이었습니다. 개인

상담을 하자 이대로라면 발을 절단해야 할지도 모른다고 했기 때문에 우선 〈세이겐〉에 모험을 걸어보자고 결심했습니다. 〈세이겐〉을 복용함과 동시에 매일 밤 세숫대야에 따뜻한 물을 담고 2포를 녹여 그 안에 발을 30분 정도 담갔습니다. 그러자 4일째부터 붓기도 통증도 줄어들기 시작했고, 발 뒤의 감각도 정상적으로 돌아왔습니다. 그래서 계속하자 완치되어 컨디션도 좋아졌습니다.

1년 정도 지났을 때 마을에서 한 건강 검진시, 혈압이 높다고 나와서 병원에 갔습니다. 혈압 200, 혈당치가 400에 가까워 바로 입원했습니다. 의사 선생님은 자각 증상이 없는 것이 더 무서운 것이라고 하시며, 각종 검사를 하기 위해 매일 아까울 정도로 채혈을 했습니다. 저는 빨리 집에 가고 싶다는 마음 하나로 〈세이겐〉을 몰래 매일 15포씩 먹었습니다. 3주째부터 혈압, 혈당치가 쑥쑥 내려갔는데, 거의 한 달 걸려서 나온 검사 결과는 유전성 고혈압이었습니다. 수치가 정상으로 되었기 때문에 의사는 고개를 갸우뚱거리며 퇴원 허가를 내 주었습니다.

퇴원 후 1년 정도 지나서 감기로 진찰을 받았는네, 선과 똑같이 수치가 높게 나와서 입원을 했습니다. 연휴여서 지루함을 달래려 병원 안을 돌아다니면서도 〈세이겐〉을 먹으며, 휴가가 끝나기를 기다렸습니다. 이번에는 3주만에 퇴원을 했습니다. 의사 선생님은 제 몸이 아주 신기하다고 하셨습니다. 그리고 1년 이상이 지났지만 지금도 정상입니다.

<세이겐>과 인연을 맺고 3년이 지난 지금은 <골드>를 중심으로 밤에는 <알파> 2포까지 해서 총 8 ~ 10포를 컨디션에 맞춰서 먹고 있습니다. 요즘은 피곤하지도 않고 쾌면, 쾌식, 쾌변을 하고 있습니다. 퍼렇고 검었던 얼굴색도 건강해지고, 촉촉한 윤기가 흐릅니다. 심신 모두 젊음을 되찾은 것을 실감하고 있습니다. 큰 호전 반응을 두 번이나 경험한 것은 <세이겐>을 믿고 계속 희망을 가진 덕분으로 지금도 감사하게 생각하고 있습니다.

## 83. 조기 골암, 진균성 패혈증, 급성 신부전, 호중구 기능 저하증, <세이겐>으로 생명있는 날들이 돌아왔다.

군마현 토미오카시<br/>타카세 유미코

　저희 남편은 1997년 10월 16일 조기 골암 수술을 받았습니다. 수술은 성공적이었지만, 고열이 계속되어 진균성 패혈증이 되었습니다. 그리고 10월 25일에는 급성 신부전이 되어 인공 투석을 시작했습니다. 이후 잠시 동안은 면회 사절 상태였습니다. 소변은 일절 나오지 않은 상태로 왼쪽 눈도 보이지 않게 되었고, 전신에는 물집이 생겼고, 부종도 심해져 입도 잘 움직이지 못했고, 설사를 계속했고, 눈은 점점 풀렸으며, 온 몸에서 배어 나오는 이상한 냄새는 저의 할머니가 74세에 돌아가실 때와 같은 냄새였습니다. 죽음이 쫓아오는 것 같은 기분이 들어 그 공포감 때문에 한 숨도 제대로 자지 못하고 천장만 바라보는 날들이 계속되었습니다. 물건을 인식할 힘도 없어 헛소리처럼 "아이들을 부탁해."라든가, "고마워." 등의 말을 했습니다. 저는 너무 지치고 힘들어 괴로웠지만, 남편만은 마지막까지 희망을 가지고 행복한 시간을 보내길 바랬습니다.

그런데 11월 12일, 폐수종과 급성 신부전으로 마침내 심폐 정지의 위독한 상태까지 갔습니다. 저는 모든 것이 끝나버렸다는 절망감 밖에 느껴지지 않았습니다. 의사 선생님은 "혹시 여기에서 조금 더 사신다고 해도 평생 인공 투석을 각오하셔야 합니다. 그 다음은 신에게 맡길 수 밖에는 없습니다."라고 하셨습니다. 저는 남편이 누워만 있는다 해도, 그 어떤 모습이라 해도 하루라도 더 살아줬으면 하는 바램 뿐이었습니다. 혹시라도 남편을 저 세상에서 불러 간다면 세 아이를 남기고 죽는 것이 얼마나 가슴이 미어질까 하는 생각을 하면 너무나 마음이 아팠습니다.

남편은 기관을 절개해 인공 호흡을 하였고, 대퇴부에는 24시간 투석관과 링거, 모니터에 둘러싸여 병과 싸우고 있었습니다. 절망이라고 생각했던 남편은 의사 선생님의 현명한 치료 덕분에 목숨을 건지게 되었고, 점점 차도를 보이기 시작했습니다. ICU를 나오던 바로 그 때 딸의 담임이신 다카하시 선생님이 <세이겐>을 가득 들고 병문안을 오셨습니다. 이것이 <세이겐>과의 첫 만남이었습니다. 그 때는 아직 위독한 상태여서 설명을 자세히 들을 여유가 없었고, 먹일 용기도 나지 않아 결국 그대로 두었습니다. 그 후 의사 선생님의 적절한 치료로 소변은 나오게 되었지만 열은 도통 내려가지 않았고, 진균을 죽이는 링거와 약을 많이 사용하기 시작했습니다.

체중은 64kg에서 45kg까지 급격하게 줄어들었고, 체력도 떨어졌으며, 머리카락도 점점 빠지게 되었습니다. 그리고 새해가 밝은 1월 18일, 다시 한 번 악몽이 닥쳐왔습니다. 장염전 때문에 수술을 하게 된 것입니다. 위험을 동반하고 수술을 견딜 수 있을지 하는 불안감 속에서 수술을 하게 되었습니다. 수술은 성공적이었지만, 체중과 체력은 급격하게 감소되어 체중이 40kg까지 떨어졌습니다. 이미 얼굴은 다른 사람처럼 되었고, 몸은 뼈와 피부 밖에 없는 상태가 되었습니다. 열도 도통 잘 떨어지지 않아서 자세한 검사를 한 결과 호중구 기능저하증이라는 판정을 받았습니다. 이미 식욕은 없어져 한 입 먹는 것이 겨우였습니다. 계속적으로 이어지는 병들과 싸우며 여기까지 왔는데, "이제 싸울 힘을 잃어버렸나? 생명이 여기까지인가?" 라는 괴롭고 힘든 생각을 하면서 나날을 보냈습니다.

그럴 때에 저희 부모님이 <세이겐>을 병원에 들고 오셨습니다. <세이겐>과의 2번째 만남이었습니다. 아시는 분이 <세이겐>을 먹으면 분명히 좋아질 거라며 많이 주셨다는 것입니다. 지푸라기라도 붙잡는 심정으로 먹이기 시작했습니다. 하루 3포를 일주일 간, 그 다음 주는 하루에 6포를 먹는 식으로 조금씩 양을 늘려가며, 하루 15포를 먹였습니다. 그러자 너무나 신기하게도 남편은 식욕이 생겨 먹는 양이 꽤나 늘어나게 되었고, 3개월 이상 계속 되었던 설사도 멈추었고, 사라졌던 혈관이 나오게 되었고, 혈액 검사의 결과도 눈에 띄게 좋아져 2월 25일 퇴원을 하게 되었습니다.

몇 번이나 남편을 이대로 병원에서 보내게 되겠구나 하는 생각을 했었는데, 자신의 발로 걸어 나오게 되었다는 것은 말할 수 없이 기쁘고 꿈 같은 일이었습니다. 저는 인간이 미숙하고, 평소에 소중한 것을 잊어버리고 살아가기 때문에 신이 이런 시간을 준 것이라고 생각하고 있습니다. 또 생명이라는 것은 다른 것과 바꿀 수 없는 너무나 소중한 것이라는 것을 너무나 감사하게 느끼게 되었습니다.

남편은 집에서 5개월 간 요양을 하고 현재는 건강하게 회사에 다니고 있습니다. 머리카락도 많이 나고 체중도 48kg까지 늘었습니다. 남편과 저, 둘만으로는 이길 수 없었던 일이었는데, 의사 선생님과 간호사들, 〈세이겐〉에 대해 어드바이스를 해주셨던 운텐 선생님과 히라이시 선생님을 비롯해 많은 분들이 힘이 되어주셔서 기적적으로 여기까지 올 수 있었습니다.

어떻게 보답을 해야 할지 말로 할 수 없을 만큼 감사드립니다. 〈세이겐〉을 만나지 않았더라면 이렇게 놀라운 회복은 없었을 거라고 생각합니다. 〈세이겐〉을 만나게 된 것을 가슴 깊이 감사드립니다.

## 84. 신부전도 정상인과 같이…

사이타마현 요시가와시
나카무라 에이지

  1993년 3월, 아는 친척으로부터 전화가 걸려 왔습니다. 제 병을 걱정하던 친척은 가와구치에서 체질개선연구회가 있으니까 와 보지 않겠냐고 말했습니다. 저는 이미 투석을 위해 정기적으로 통원 치료를 하고 있는 몸이었습니다. 그 때까지는 체질 개선이라는 것은 들어 본 적도 없었고, 본 적도 없었습니다. 그렇지만 친척의 따뜻한 마음에 감동해서 창백한 얼굴로 기차를 타고 가와구치로 갔습니다. 역에서 계단을 오르내리는 게 힘들었던 기억이 생생합니다. 회장에 들어가니 지금까지 들어본 적 없는 얘기들이 계속해서 홍수처럼 넘쳐 제 머리 속은 혼돈 상태였습니다. 하지만 결국 <세이겐>을 먹어보기로 결심했습니다.

  <세이겐>을 먹기 시작하고 3개월 정도 지났을 때부터 조금씩 얼굴색이 좋아졌고, 더불어 농사 일도 할 수 있게 되었습니다. 집에서는 쌀과 표고버섯을 재배하고 있었습니다. 현대 의학 상식으로는 인공 투석을 하기 시작하면 평생 하지 않으면 안됩니다. 그렇지만 어차피 사는 거 무언가 목적을 갖고 즐겁게 살고 싶다는 생각으로 <세이겐>과의 인연을 만든 것 같습니다.

  농사 일까지 다 할 수 있게 된 저는 어느 스터디 모임

에 참석하게 되었습니다. 투석을 받으면서도 즐겁게 할 수 있는 것이라며 아사쿠사의 마츠모토씨가 바비큐 파티를 열면 어떠냐는 제안을 했습니다. 참석한 모두가 좋다고 해서 바로 날을 잡았고, 전원이 힘을 합쳐 파티를 열었는데, 생각지도 못한 좋은 반응이 나왔습니다.

한 명이라도 많은 사람에게 기쁨을 주는 것은 저에게도 사는 보람과 기쁨이었고, 내일을 향해 밝은 희망이 솟아오르는 것과 같습니다. 그 바비큐 파티도 이미 3회를 넘어, 이번 가을에 4회가 예정되어 있습니다.

그 때 맛보실 주먹밥은 <농업용 세이겐>으로 재배한 쌀로 만들어질 것인데, 그 쌀 이름도 <세이겐 쌀 코시히카리>라고 명명했습니다. 농약은 처음에 제초제 한 번만 뿌렸고, 그 다음부터는 일절 사용하지 않았습니다. 그래서 대단히 몸에 좋은 유기농 쌀입니다. <세이겐 쌀>로 지은 밥은 차가워져도, 그 맛이 다른 것과 확실히 차이가 납니다. 이 맛있는 <세이겐 쌀>을 많은 분들이 맛보셨으면 하는 생각으로 농사에 힘쓰고 있습니다.

인공 투석을 하는 좋지 않은 조건 하에서도 쌀 농사, 표고버섯 재배를 하며 즐거움을 찾을 수 있는 저는 정말로 행복합니다. 그렇지만 이것은 저 한 명의 힘만은 아니었고 많은 분들이 힘을 빌려 주셨습니다. 수많은 건강 식품 중에서도 가장 좋은 유산균 생산물질 <세이겐>을 만날 수 있었던 것에 진심으로 감사 드리며 하루 하루를 열심히 살고 있습니다.

## 85. 극심한 만년 설사 증세에서 해방되다.

도쿄도 고다이라시

마쓰모토 호우오/ 마쓰모토 유미

**남편** : 저는 상당히 고집이 센 편입니다. 약이나 건강 보조 식품은 절대 먹지 말자는 주의자이며, 영양은 음식을 통해 섭취하는 거라 생각하고 있습니다. 암에 걸렸을 때에도 항암제를 복용해야 한다는 의사의 지시를 제 마음 대로 어겼습니다. 그리고 맛있는 것을 너무 좋아하기 때문에 맛있는 것을 먹는 것이 가장 큰 기쁨이기도 합니다. 직접 요리하는 것도 좋아해 매일 식사 준비도 제가 하고 있습니다.

그러한 저의 가장 큰 약점은 젊었을 때부터 앓아 오던 설사 증세입니다. 오랫 동안 심한 설사 증세로 인해 매일 매일 고민했습니다. 특히 통근 때나 버스로 여행을 할 때에는 고민이라기 보다는 오히려 고통에 더 가까웠습니다. 출발하기 전에 집에서 여러 가지 신경을 쓰고 나가는 데도 전차나 버스를 타기만 하면, 너무도 자주 그 증상이 나타나는 것이었습니다.

특히 통근 시간대 역내 화장실은 언제나 만원이었기 때문에 일단 사용을 할 수 없습니다. 역 근처에 있는 화장실을 찾아서 걷거나 뛰는 것도 고통스러운 일이었지만, 그 가운데 가장 고통스러운 것은 전차나 버스가 이동하는 중에 갑자기 변이 마려울 때입니다. 차가 만원이기 때문에 움직일 수 없다는 것은 저에게는 너무나도 큰 고통이었습니다.

커피 전문점 등 역 근처에 있는 화장실은 모두 알아 두었습니다. 물론 그곳도 다른 사람이 사용을 할 때에는 사용할 수 없습니다. 그래서 가장 쉽게 이용할 수 있는 곳이 어딘가 하고 찾아보았더니, 바로 파출소 화장실이었습니다. 설사 증세란 저에게 있어 이렇게나 큰 문제였던 것입니다.

제가 앓았던 병인 위암 같은 것은 설사 증세에 비하면 천국과 같은 병이라고 저는 단언할 수 있습니다. 저는 어렸을 때부터 기름진 음식은 잘 못먹었기 때문에 거의 입에 대는 일이 없었습니다. 원래 장이 약한 체질이었는지도 모릅니다.

그런데 어느 날 심한 설사 증세에 시달리고 있었던 저에게 설사 증세가 멈추고 세상에 태어나서 처음으로 정상적인 변을 지속적으로 볼 수 있는 날이 찾아 왔습니다. 얼마나 좋았겠습니까? 저는 지금 너무 행복합니다. 그계기가 된 것은 제 아내가 저의 위암 사후 관리를 위해 억지로 〈세이겐〉을 먹게 했던 것이었습니다. 그것도 매일 먹을 수 있도록 준비해 해주었습니다. 그런 〈세이겐〉을 먹지 않을 정도로 저는 완고하지는 않습니다.

그리고 그 날은 극적으로 찾아 왔습니다. 의심이 많은 저도 일주일 정도 설사 증세가 사라지자 기쁘기도 하고 놀랍기도 했습니다. 저를 설사에서 해방시켜 준 원인으로 다른 것은 찾을 수가 없었습니다. 오직 〈세이겐〉을 복용한 것이 그 원인이었다고 생각할 수 있었습니다. 오랫 동안 제가 느꼈던 큰 공포로부터 해방되었고, 그 해방감은 지금도 이어지고 있습니다. 훌륭하고 또 훌륭한 일입니다. <세이겐>에 정말로 감사드립니다.

**부인 :** 남편은 건강 보조 식품을 믿지 않는 사람이었지만, 수분을 많이 섭취했기 때문에 <세이겐 알파>를 하루에 2포, <세이겐 골드>를 3포 정도 잔이나 페트병에 물에 녹여 냉장고에 넣어 두었습니다. 목이 마를 때면 청량음료처럼 가볍게 마시곤 했습니다. 제 남편은 7년 전에 위암 수술을 받았는데, 1년 반 사이에 2번이나 수술을 받아 현재 위는 완전히 절제된 상태입니다. 반 년에 한 번씩 정기적으로 검사를 받을 때 남편에게는 비밀로 하고 <세이겐 골드>, <세이겐 알파> 등을 약 14, 15포 정도 페트병에 녹여 마시게 했습니다. 6개월 검진이 3개월 검진으로 바뀔 때도 있었지만, 재검사는 언제나 이상 없다고 나와서 큰 일을 겪지 않고 지금에까지 이르고 있습니다.

 남편은 약을 일절 먹지 않았고, 항암제를 거부하며 직접 철저하게 식사로 조절을 하고 있었습니다. 일상 생활도 규칙적으로 보내고 있었습니다. 단 알코올이 문제입니다. 약 250cc의 위스키를 하루도 빼먹지 않고 마십니다. 설사의 가장 큰 원인은 알코올이라고 주치의도 말씀하셨지만, 도저히 끊지는 못하는 모양입니다. 남편이 <세이겐 알파>를 복용하고 일주일 정도 지나자 변이 좋아졌다고 하며 놀랐습니다. <세이겐>이 건강에 얼마나 좋은지를 지금까지 시험해 본적이 없었던 저도 남편을 통하여 <세이겐>의 효능을 확신하게 되었고, 이 제품을 알게 된 것을 진심으로 감사하게 생각합니다. 앞으로 만나는 사람들에게도 <세이겐>이 얼마나 뛰어난 제품인지 알리고 싶습니다.

지금 남편은 키 176cm, 몸무게는 51kg입니다. 설사 증세가 없어진 지는 약 4개월이 지났는데, 앞으로 체중이 더 늘기를 바라며 <세이겐>을 계속 애용할 것입니다.

## 86. 의사인 남편이 만성 설사증

도쿄 신주쿠
세키구치 카즈코

지인으로부터 <세이겐>을 소개받은 것은 지금으로부터 5년 전의 일입니다.

예전에 저는 1년에 두 번 정도 독감이나 감기 때문에 고생을 하곤 했습니다. 또한 1년에 몇 번씩 장 속에 나쁜 세균이 활동을 하는지 심한 복통과 설사를 했습니다. 하지만 <세이겐>을 먹기 시작한 이후 감기나 독감도 거의 걸리지 않았고, 특히 설사는 그 이후로 한 번도 한 적이 없었습니다. 정말 신기한 경험이었습니다. <세이겐>이 인체에 미치는 영향을 몸소 체험하고 난 저는 의사인 남편에게도 <세이겐>을 권해 주었고, 그 날부터 남편도 꾸준히 <세이겐>을 먹기 시작했습니다.

결혼한 이후 약 40년 동안 만성 설사증에 시달렸던 남편도 <세이겐>을 먹고 난 이후 변의 상태가 정상으로 돌아왔고, 기관지 천식 발작 증세도 <세이겐>을 물에 녹여 입 안에 머금고 있다 삼키면 증세가 가라앉곤 했습니다.

이렇게 우리 부부 모두 <세이겐>의 효과를 본 이후 남편은 체질개선연구회의 고문 닥터로 일하게 되었습니다. 지금 남편은 대학병원을 정년 퇴직한 이후 동경 도심에 아카사카 클리닉을 개업했고, 여기에서도 <세이겐>을 많은 분들께 소개하고 있습니다.

## 87. 설사와 출혈 섞인 배변을 극복

가나가와현 요코하마시<br>가세 요시시

현재 75살인 저는 전쟁 후유증으로 인해 몸이 약해, 감기에 걸리면 40도의 열이 났으며, 편도선으로 힘든 나날을 보냈습니다. 그리고 영양실조 때문에 건강해지고 싶어서 여러 가지 약을 먹었습니다. 그러나 제 위는 주름이 없어져서 일 년 내내 설사와 출혈 섞인 배변이 계속되었고, 얼굴색은 창백해 생기가 없었으며, 빈혈기도 있어 일도 만족스럽게 할 수 없는 생활이었습니다.

재작년 지인인 네모토씨에게 <세이겐>에 대한 얘기를

들었습니다. 체질개선연구회 회장에 몇 번이나 출석해 강사의 얘기를 들었고, 나가지마 건강법, 녹차와 <세이겐>에 관한 얘기 등, 제 몸에 가장 좋은 것이 무엇인지를 공부하게 되었고, 위장을 건강하게 하는 것이 무엇보다 중요하다고 확신했습니다.

처음에는 3포, 한 달쯤부터는 4~5포, 3개월부터는 <알파>를 추가해서 먹었고, 아침에 <골드>를 녹차에 타 마시는 등, 여러 가지 방법을 궁리해서 먹었습니다. 일주일 정도부터 배변 상태가 변하면서 하루에 3, 4번 화장실에 갔습니다. 지금은 하루에 1, 2번 가며 설사도 없어졌고, 식욕도 생겼으며, 위장의 상태도 완전히 좋아졌습니다. 건강이 원래대로 좋아져서 다시 한 번 <세이겐>의 훌륭함을 확신했습니다.

<세이겐>을 먹고 난 후, 목 주위에 솔잎 같던 사마귀가 <세이겐> 수용액을 얼굴과 목에 바르자 어느 사이엔가 싹 없어져 털실로 짠 옷을 입어도 통증이 없었습니다. 그리고 손 등의 불그스름한 기미도 사라졌고, 손, 발톱이 튼튼해져서 4, 5일마다 손, 발톱을 자를 수 있게 되었고, 몸 구석 구석까지 건강한 몸이 되었습니다. 예정되어 있던 백내장 수술도 1, 2년 뒤로 연기할 정도로 건강해져, 의사 선생님이 "놀랍지만 조금 뒤로 연기합시다."라는 말을 하게 되었습니다.

아내도 녹내장이었는데 안압이 높아지면 실명된다고 했던 것이 저와 함께 <세이겐>을 먹기 시작하고, 백내장도 녹내장도 변화가 없어 수술을 하지 않고도 건강한 생

활을 하고 있습니다. 다리와 무릎의 통증도 <세이겐>을 먹거나 바르면 통증이 싹 사라져, 둘이서 댄스 연습까지 할 수 있게 되었습니다. 건강해진 이 기쁨을 더 많은 친구들에게 전하고 싶습니다.


## 88. 혈변이 쾌변으로

쿄토 야와타시
카네코 카오리

저는 매일 같이 똑 같은 일상 속에서 다른 것은 돌아 볼 겨를도 없이, 일에만 푹 빠져서 해가 바뀌는 것도 모르고 살았습니다. 6년 전, 이것이 과로로 이어져 갑작스레 몸에 이상이 생겨 구급차에 실려가 일주일 간 입원을 하게 되었습니다. 검사 결과 메니에르라는 병명이었습니다. 이것이 나와 병과의 투쟁의 시작으로, 그 후 10개월 정도 통원했습니다.

그 기간 동안 조금씩 설사 증상이 심해짐을 느껴, 일단 약을 중지하였고, 익히지 않은 음식은 먹지 않았으며, 커피와 홍차도 마시지 않았습니다. 그러나 따뜻한 것을 먹어도 설사 증상이 계속되어 식사에 무척이나 신경을 썼습니다. 무엇보다 배변이 가장 큰 고통이었으며, 이 때마다 슬픈 마음에 심적 고통까지 찾아왔습니다.

동네 병원에서 다른 병원으로 옮기고 검사를 받은 결

과, 대장염이라는 진단을 받았습니다. 그 병원에서 장의 폴립을 1개 절제하였고, 2년 간 약 치료를 받았으나 신체상으로는 아무런 변화가 없었고, 어찌해야 할지 몰라 당황스럽고 숨이 막혔습니다. 과연 나을 수 있을까 하는 불안한 마음으로 가득 찼습니다.

 그리고 재차 폴립을 2개 절제하고 체중이 6kg 감소했습니다. 앞으로 건강해질 거라는 확신을 가지고 주의를 하며 최선을 다했습니다. 수분이 가장 중요하므로 외출 시에는 여름, 겨울을 불문하고 반드시 보온병에 차를 싸가지고 다녔습니다. 한 숨도 채 돌리지 못한 상태에서 연말에는 손자가 신장염으로 입원을 했습니다. 우리 노부부는 식이 요법에 혈안이 되었습니다. 덕분에 기대 이상으로 빨리 건강을 회복해 의사 선생님과 저희 가족 모두 기뻐했습니다.

 그러나 그 기쁨도 잠시 이번에는 저에게 혈변 증상이 찾아 왔습니다. 하루에 몇 번이나 설사에 피가 섞여 나왔습니다. 이러한 위협적인 현상이 2주 이상 계속되었습니다. 식사를 조절하고 휴식을 충분히 취해 잦은 설사는 어느 정도 나았지만, 배변을 할 때마다 증상에는 변함이 없었고 자신감을 잃게 되었습니다.

 지푸라기라도 잡고 싶은 심정에 전부터 권유 받았던 〈세이겐〉을 먹어보기로 결심했습니다. 제발 설사 증상이 차도를 보이길 바라며, 작년 4월 3일 〈세이겐 골드〉를 구입해 하루 3회, 1포씩 복용하기 시작했습니다. 왠지 모르게 컨디션이 좋아진 듯한 느낌이 들었고, 전에는 불가능했던 우유나 토마토 등을 입에 댈 수 있게 되었습니다. 기쁨과 안심감이 앞서 오랜만의 외출을 즐겼습니다. 쇼핑이나 딸의 집에 놀러 가기도 했습니다. 그러던 어느 날 도쿄로 가부키를 보러 가려던 날 아침, 그 동안 잠잠했던 혈변을 보게 되어 망설였지만, 예정대로 신칸센을 타러 나갔습니다. 하지만 결국 신칸센을 뒤로 하고 집으로 돌아오게 되었습니다.

아무 것도 하지 않고 휴식에만 전념하였고, 식사에도 주의하며, <세이겐>을 하루에 6포로 늘렸습니다. 5일 정도 지났을 무렵 배가 아파서 잠도 자지 못했고, 정신 안정제에 의지하며 이틀 밤을 괴로워했습니다. 10여일이 지났을 때 드디어 피가 멈추었습니다. 그리고 20일 정도 지난 어느 날 아침, 6년만에 건강한 대변을 보게 되었습니다. 너무나 기쁜 나머지 "고마워요"라고 합장까지 했습니다. 익히지 않은 것, 기름기있는 것도 아무런 신경 쓰지 않고 무엇이든 먹을 수 있다는 기쁨에, 길고 어두운 터널을 탈출한 듯한 기분이었습니다.

7월 중순부터 아침, 저녁으로 <세이겐> 2포씩(하루 4포)을 기쁜 마음으로 복용하고 있습니다. 다시 태어난 듯한 심신의 기쁨, 청춘이 되돌아 온 듯한 착각에 빠졌습니다. 그러던 요 전날 밤 다시 배의 통증이 느껴졌습니다. 하지만 내일 아침이면 괜찮아질거야 하고 <세이겐>의 힘에 확신을 가졌습니다. 늙는다는 것과 나이에 얽메이지 말고, 마음을 건강하고 젊게 가져 언제까지나 이 기쁨을 소중히 보내고 싶다는 생각이 들었습니다. 딸 둘도 나의 건강한 모습을 직접 보고 7월 하순에 <세이겐>을 구입했습니다. 그리고 2004년 원숭이해가 찾아왔습니다. 남편은 욕조에서 나오면 자주 현기증을 느껴 주저앉게 된다고 했기 때문에 11월 중순 경 딸에게 지압 마사지를 받게 했습니다. 어깨는 돌처럼, 등은 철판처럼 몸이 딱딱하고 굳었고, 요통이 심했습니다. 주의를 주었지만, "알고 있어." 라고 짧게 대답하는 남편의 얼굴은 아주 씁쓸한 표정이었습니다.

그리고 연말에 사무라이 같은 손자들 7명이 놀러 와 2박을 머물러 있는 동안에도 우리 부부는 식사 준비에 바빴습니다. 손자들이 와 주어서 반가웠지만, 집에 돌아가 준 것이 더 기뻐게 생각되었습니다. 손자들의 습격으로 휴식이 불가능해졌기 때문입니다. 지난 11월에 딸이 조심해야 한다고 했던 얘기가 생각났습니다. 남편에게 딸한테 마사지 한 번 더 받으라고 권유하자 "오늘은 컨디션 좋아. 괜찮아."라는 생각지도 않은 대답이 돌아 왔습니다. 분명히 손자들에게 시달려 힘들텐데? 라는 생각에 "거짓말이죠?" 하고 어깨를 만져 보니 신기하게도 어깨가 부드러워져 있었습니다. 요즘 내가 저녁 식사 후에 <세이겐>을 먹는 것을 보고, 남편도 따라서 매일 같이 먹고 있었던 것이었습니다. 이것이 딱딱하게 굳어진 어깨를 부드럽게 하고, 건강으로 이어졌던 것을 알게 되었습니다. 신장염에 걸렸다가 회복한 손자도 재발하지 않고 건강해졌습니다. 1회 2포씩, 겨우 2포이긴 하지만 <세이겐>은 우리 집의 상비약이자 보물입니다.

## 89. 위장 불량, 상악동염도 이기고 있습니다.

군마현 사나미군
아라카와 스구루

<세이겐>과의 만남은 1990년 1월에 연말 휴가로 본가에 갔을 때였습니다. 어머니께서 제가 위장이 약한 것을 아시고, 매일 챙겨 먹으라면서 건네 주셨습니다.

그럼 제가 위장으로 고생한 경험담을 들려 드리겠습니다. 몇년전 NHK TV의 특집 프로그램을 보았습니다. 1950년부터 1958년 사이에 태어난 사람은 평균 수명이 40세 정도 밖에 되지 않는다는 놀랄만한 내용이었습니다. 이유는 고도 성장과 함께 식품 첨가물이 빈번히 사용되었고, 부모의 정보 부족과 무지로 인해 그당시 아이들은 다량의 첨가물을 섭취했었다는 내용의 프로그램이었습니다. 저는 1965년생으로 당시 도쿄에 살았기에 식품 첨가물이 많이 들어 있는 50원, 100원 하는 불량 식품을 많이 먹었던 기억이 있었습니다. 어쩌면 이런 경험들이 위장 불량의 원인 중 하나가 되었을지도 모릅니다.

그러면 생각하기 조차 싫은 위장의 병력에 대해 자세히 이야기하겠습니다. 먼저 2살 때 자가 중독으로 입원을 했습니다. 3살 무렵에는 콜라를 마시고 위경련을 일으켰고, 소아 경풍 증상으로 구급차에 실려갔습니다. 고등 학생 무렵은 감기가 위장까지 침입해 급성 위장염으로 10일 간 학교도 못갔고, 체중이 7kg이나 빠졌습니다. 성인이 되자 술을 마시게 되었고, 술 먹은 다음 날은 속이 많이 쓰렸습니다. 그리고 외식이 많았으며, 불규칙한 식습관으로 인해 급성 위장염이 장폐색으로 발전되어 구급차에 5번이나 실려가 입원했던 경험이 있습니다. 이 해까지 위 카메라 9회, 항문약 투여, 대장 내시경도 3번이나 했습니다.

5 번째 장폐색은 증상이 심각했으며, 대장암, 위암이 의심되어 최악의 경우 수술까지 할 수도 있다는 전제로 정밀 검사를 했습니다. 다행히 위와 대장에는 이상이 없었으며 수술의 위기에서도 벗어날 수 있었습니다. 의사 선생님께서는 아마도 제가 선천적인지 아닌지는 모르겠지만, 소장의 기능에 문제가 있을 지도 모른다며 생활 습관, 특히 식생활을 조심하라고 하셨습니다. 그 후 몸이 피곤하면 장폐색은 아니었지만, 소장에 가스가 찬 느낌이 들었고, 이러한 증상이 몇 번이나 계속되었습니다.

1997년 2월 즈음에 체질개선연구회에 참석했을 때에도 증상이 와서 서 있는 것 조차 힘들어, 숨어서 위를 보호하는 마록스를 먹었습니다. 그리고 그 현장을 선배에게 들켜 버렸습니다.

선배는 왜 그런 약을 먹냐며 <세이겐>은 얼마나 먹고 있냐고 물어 보았습니다. 3 ~ 4포 먹기도 하고 안 먹을 때도 있다고 하자, 그러면 안된다며 꾸준히 먹어보라고 했습니다. 제 스스로 자신을 돌아보았고, 이제 앞으로는 꼬박 꼬박 먹어보기로 결심을 했습니다.

그리고 그 날 밤, 한 번에 <골드> 30포를 물에 녹여 단

숨에 마셨습니다. 그랬더니 바로 다음 날 변을 시원하게 볼 수 있었습니다. 한 번에 30포란 양은 처음이자 마지막이었지만, 이로 인해 <세이겐>을 먹는 방법과 그 복용량의 중요성을 알게 되었습니다. 그리고 이 때부터 인체 실험이 시작되었습니다. <골드>, <알파>, <GH>의 비율을 바꾸었고, 스스로의 적당량을 파악하는 노력을 했습니다. 휴일에 아내가 직접 만들어준 음식을 먹으며, 안정을 취하는 날에는 기본적으로는 총 9 ~ 15포 정도를 먹었습니다. 피곤한 날은 2배로 늘렸고, 가끔은 3배를 먹는 날도 있었습니다.

<세이겐>의 복용량이 조금 많다고 생각하는 분이 계신데 여기에는 이유가 있습니다. 저는 위장 때문에 5번 입원한 경험 외에도 전신 마취 수술을 3번이나 했습니다. 이 때의 병명은 상악동염으로 수술해도 완치되지 않았고, 평생 이 병과 함께 살아가야만 했습니다. 면역력이 떨어지면 재발할 수도 있고, 암으로 발전할 수도 있다고 했습니다. 면역력을 떨어뜨리지 않기 위해서라도 <세이겐>을 많이 먹어야 했습니다. 이것은 어디까지나 저만의 복용법이며, 여러분 각자가 무턱대고 드시지 말고 스스로의 양을 파악하실 필요가 있다고 생각합니다.

지금은 정기적으로 치료를 받고 있고 무엇보다도 <세이겐> 덕분에 위장의 상태는 아주 좋습니다. <세이겐>을 알려주신 어머니, 그리고 <세이겐>에 관련된 모든 분들의 덕분이라고 생각합니다. 모든 분들께 감사하는 마음 뿐입니다. 마지막으로 앞으로도 이렇게 뛰어난 <세이

겐>을 우리 아이들은 물론 제가 만나는 모든 사람들에게 꼭 전해드리고 싶습니다.

## 90. 위장 장애로 먹기 시작했는데…

가나가와현 요코하마시
사토 키요

현재 70살인 저는 젊은 시절부터 몸이 약해 소변을 보는 것도 힘들었습니다. 또 위장이 약해서 뭔가를 먹으면 소화가 잘 안되었기 때문에 여기저기 병원과 약을 찾아 돌아다녔지만, 어디에서도 좋은 치료를 받지 못한 채 시간만 갔습니다. 50살을 넘겼을 때부터 오랫동안 계속됐던 위장 장애 때문인지 얼굴 전체에 검은 기미가 끼었는데, 정말 검다는 말 밖에는 할 수가 없는 상태였습니다. 효과가 있다고 들으면 모든 약과 식품을 먹어 보았고, 중국의 마시는 약도 좋다고 소개 받아서 수년 간 계속해 먹어봤지만 눈에 띄게 좋아지지는 않았습니다.

2년 반 정도 전에 제가 병으로 힘들어 하던 모습을 차마 볼 수 없었던 지인이 <세이겐>에 대해서 가르쳐 주었습니다. 그래서 <세이겐>을 알게 되었습니다. 그런데 <세이겐>을 먹기 시작하고 몇 개월 정도 지났을 때 호전 증상이 나타나기 시작했습니다. 너무나 엄청난 증상이었습니다. 몸 전체가 특히 허리 밑으로 격렬한 가려움증 때문에 힘들었습니다. 그것은 말로는 형용할 수 없을 정도의 고통이었습니다. 가려운 곳은 긁으면 안된다고 하는 것은 자주 듣는 말이지만, 그런 단계의 얘기가 아니었습니다. 닥치는 대로 마구 긁어대면 겨우 조금 편안해지는데, 이번에는 쓰라린 곳에 <세이겐>으로 만든 수용액을 바르고, 몇 분 간 꾹 참습니다. 그러기를 하루에 몇 번이나 반복했는지 모릅니다.

그리고 또 하나 힘들었던 점은 분비액이 하복부 전체에서 그칠 줄 모르고 나오는 것이었습니다. 몸 안의 독이 넘쳐 흐르듯이 닦아도 닦아도 끝도 없이 계속 나왔습니다. 너무나 괴로워서 마침내 작년 여름 미야다씨에게 상담 전화를 걸었습니다. 의사 선생님과 상담해 보자고 해서 피부과에 갔습니다. 주사로 분비액이 나오는 것은 진정시켰지만, 두 번째 갔을 때 "지시한 대로 안 하시니까"라고 해서 이 병원에서 치료받느니 <세이겐>을 믿자, 믿고 한 번 해보자라고 다시 결심했습니다.

또 하나 놀랄 일이 생겼습니다. 오랜 시간 저를 괴롭혔던 얼굴의 기미가 <세이겐>의 덕분으로 완전히 자취를 감춘 것입니다. 매일 매일 거울을 보며 <세이겐> 수용액을 발랐습니다. 꼭 <세이겐>이 기미를 옅어지게 해 줄 거라고 믿으며, 약을 얼굴에 계속 문질러 발랐습니다. 가끔 검은 덩어리가 나올 때도 있었습니다. 그리고 지금은 얼굴의 기미는 사라져 조금 홍조를 띤 듯한 정도로 되어, 이웃 사람들은 저를 보면 변한 모습에 이구동성으로 놀라서 어쩔 줄을 모릅니다.

가려움증도 분비액도 지금은 많이 가라앉았고, 얼굴도 기미도 사라졌고, 피부는 매끄러워졌습니다. 모든 것이 믿을 수 없는 얘기들 뿐입니다. 이것도 <세이겐>을 끝까지 믿은 것과 호전 반응을 참아낼 수 있는 힘을 주신 선배 분들의 격려 덕분입니다. 앞으로는 제가 은혜를 갚을 순서입니다. 병으로 힘들어 하시는 분들을 돕는 것에 조금이라도 도움이 되기를 진심으로 바랍니다.

## 91. 변비가 해결되어 행복합니다.

아이치현 오카자키시<br>
이토 메리코

저는 지금 70살입니다. <세이겐>을 안 것은 1995년 가을이었습니다. 그 때까지 저는 심한 변비로 고생하고 있었습니다. 복부에 4,000cc 가까이 물이 고여 시민병원에서 검사를 했더니, 왼쪽 난소가 부어 있었습니다. 의사 선생님은 "이것은 틀림없이 종양이 생긴 것입니다. 악성은 아니니까 걱정하지 않으셔도 되지만, 빨리 떼어내는 것이 좋겠습니다."라고 하셔서, 외과에서 산부인과로 옮겨져 1993년에 종양을 절제했습니다. 난소도 자궁도 난관도 림프도 다 떼어냈습니다.

그런데 그 때부터 변비가 시작된 것입니다. 변비약을 산만큼 먹었고, 관장도 해봤지만 장은 약을 먹으면 먹을 수록 습관이 되어 변이 나오지 않는 건지 전혀 좋아지지 않았고, 50일 간 힘든 날이 계속되었습니다. 체중도 수술 전은 86kg이었는데 45kg로 급격히 줄었고, 어느 날 갑자기 하반신을 움직일 수 없었습니다. 입도 생각처럼 움직이지 않아 어쩔 수 없이 병원에 갔더니, 백혈구의 움직임이 극단적으로 둔해졌기 때문이라고 했습니다. 이웃들은 모두 위험한 거 아니냐고 수근거렸다고 합니다.

그 때 딸 에츠코가 병원을 옮길 것을 강력하게 권했기 때문에 굳게 마음먹고 도요가와까지 가기로 결심했습니다. 혼자서는 외로우니까 지인에게 간병을 부탁하고 어렵게 결단을 내리고 갔습니다. 그 때 받은 것이 <세이겐> 2포였습니다. 이제 괜찮아졌겠지 하고 생각하고 집으로 돌아왔는데, 그 날 밤부터 소변이 안 나왔습니다. 대변이 안 나오는 일은 자주 있었기 때문에 어쩔 수 없었지만, "소변까지는 큰일이다. 대체 나에게 뭘 준 거야?" 라는 생각이 든 것이 솔직한 심경이었습니다. 조금 참아보고 상태를 지켜보자고 생각하고 하루가 지났습니다.

그리고 다음 날 너무나 기분이 좋은 징조가 있었습니다. 더러운 얘기지만 대변도 지금까지는 약을 먹어야 화장실에 갔었던 저는 묽기는 했지만, 굳어진 형태로 나온 변을 보고 너무 놀라고 감동했습니다. 이것은 정말로 나에게 맞는구나 라고 생각했습니다. 이것이 <세이겐>을 믿게 된 계기였습니다. 그 때부터 <세이겐>을 본격적으로 복용했습니다.

먹기 시작한 지 벌써 1년 반이 되었지만, 몸 안에 면역력이 생긴 것 같은 느낌입니다. 콧물과 기침이 나올 때에도 밤에 자기 전에 <세이겐>을 물에 녹여 5포를 먹습니다. 그냥은 5포를 한 번에 먹을 수 없지만, 물에 녹이면 한 번에 먹을 수 있습니다. 그리고 밤 중에 또 3포 먹으면 다음 날 아침에는 멀쩡해져서 주위 사람을 놀라게 했습니다. 솔직히 얘기하면 저는 현재도 변비약을 먹고 있지만, 예전과는 전혀 상태가 달라졌고, 이렇게 회복할 수 있었던 것에 진심으로 감사하게 생각하고 있습니다.

어느 날 길에서 오랜만에 만난 지인이 저를 찬찬히 보더니 "어머! 지난번과 지금은 모습이 하늘과 땅차이네요. 건강해보이고..."라고 안도의 숨을 쉬면서 말한 것을 잊을 수 없습니다. 또 오랜만에 동창생과 만나면 "뭐야, 너 많이 변했네. 몸은 탄탄해졌고, 얼굴색도 아주 좋네. 옛날에 네가 오렌지 껍질 차를 마시면 그런 얼굴이 됐었는데, 지금은 마셔도 그런 얼굴이 안되더니. 건강 그 자체인 얼굴을 하고 있네."라고 말했습니다. 그리고 어떻게 그렇게 좋아졌냐고 물었습니다. 또한 남편도 "요즘은 아침에 당신이 어디가 아프다고 말하지 않는 것 같아. <세이겐> 덕분인 것 같아."라고 말했습니다. 아마도 지금까지 나빴던 몸이 구석 구석까지 하나씩 좋아졌기 때문인 것 같습니다.

한 때 저는 녹내장일 우려가 있다고 해서 안과 의사 선생님에게 눈이 안보이게 될 지도 모른다는 말을 들은 적이 있습니다. <세이겐>이라면 녹내장에도 효과가 있을지 모른다고 생각했던 저는 일단 열심히 복용했습니다.

그후 의사 선생님한테 "낫기 힘들다는 황당한 얘기를 했던 것은 죄송합니다. 정말 괜찮아지셨네요."라는 말을 들을 수 있었습니다.

또 남편이 한쪽 눈은 잘 보이는데, 한쪽 눈이 잘 보이지 않는다고 해서 병원에 억지로 끌고 갔더니, 보이지 않는 쪽 눈은 시력이 0.01이었습니다. 검사 결과는 눈에 작은 수포가 생기는 어려운 이름의 병으로 치료법이 없다고 했습니다. 안심시키기 위해 약을 받아서 먹기도 했고, 눈에 넣기도 했지만 성과가 없어, 저는 남편에게 <세이겐>을 권했습니다. 처음에는 이런 맛없는 것을 먹이려고 하냐며 화를 냈지만, 샐러드에 뿌리거나 해서 어떻게든 먹여 보았습니다. 그리고 일주일 정도 지날 때쯤에는 "오늘 나도 주는 거야?"라고 할 정도로 <세이겐>을 좋아하게 되었고, 지금은 하루에 3포를 먹고 있습니다.

병원에서 남편과 함께 오라고 해서 검사를 받았습니다. 여러 기계로 안압과 눈 내부를 검사하고, 현미경으로 봐도 이상이 없었습니다. 이것은 정말 신기한 일이었습니다. 낫을 수 없다고 말했던 의사 선생님도 이상하다며 고개를 갸우뚱거렸습니다.

그리고 남편은 <세이겐> 덕분으로 점점 더 건강하고 활동적이 되었습니다. 저에게도 남편에게도 큰 힘을 준 <세이겐> 고마워! 이 마음을 담아 평소 나가고 있는 자원봉사 활동에도 한층 열의를 갖고 임하고 싶습니다. 우리 집에서는 남편도 딸도 지금은 완전히 <세이겐> 팬이 되었습니다.

## 92. 설사도, 변비도 유산균 생산물질로 관장해 보세요.

오사카부 스이타시
모리야마 노부코

작년 초봄의 일입니다. 이른 아침부터 갑자기 전화벨이 울렸습니다. 전화에서는 엄마가 다 죽어가는 목소리로 변이 안 나와서 괴롭다며 신음하셨습니다. 저는 놀라서 자전거를 타고 급히 갔습니다.

3분 정도 떨어진 곳에 살고 있는 엄마는 얼굴이 창백해져서 누워 있었습니다. 저는 바로 <세이겐>으로 관장을 해야겠다고 생각했습니다. 제가 비염이었을 때 사용했던 고무로 된 기구를 대신 썼습니다. 따뜻한 물에 <세이겐> 1포를 넣고 관장을 했더니, 바로 변이 나왔습니다. 얼굴색도 순식간에 좋아져 한시름 놓았습니다.

그 날은 2, 3번 정도 화장실을 갔는데, 변이 다 나왔는지 배 속이 개운하다고 했습니다. 도대체 어떤 느낌일까? 저는 주사기 모양의 관장 기구를 구입해 혼자서 해 보기로 했습니다.

얼마나 기분이 좋았는지 모릅니다. 시판되는 관장 기구와 비교해도 장에 무리가 가지 않았고, 통증도 없었습니다. 다른 사람에게도 가르쳐 주고 싶어서 체질개선연구회의 사카구치 선생님에게 팩스를 보냈습니다. 선생님도 바로 해 보셨다고 합니다. 그 후, <세이겐> 관장이 인기가 있다고 들었습니다.

얼마 전 명절 때 시골에 내려갈 때, 남편이 히루젠 산에 있는 휴게소에서 우유를 샀습니다. 우유를 마신 남편은 차가 너무 밀려서 탈이 났는지 설사를 했습니다. 그런데 남편은 소라를 잡으러 바다에 가고 싶은 마음에 저에게는 아무 말도 하지 않았습니다. 하지만 얼굴색도 창백했고, 식욕도 없는 것 같아서 제가 조목 조목 물으니까, 심한 설사가 나온다고 했습니다. 약국에 들러 관장 기구를 사서 따뜻한 물에 관장을 2, 3번 했습니다. 남편의 처음 한 마디는 "기분 좋다!"였습니다. <세이겐>을 평소보다 많이 먹어 변도 원래대로 돌아왔고, 역시라는 말이 절로 나왔습니다.

또한 대장에 폴립이 있던 남편의 직장 동료에게 <세이겐>을 먹을 것과 관장을 권했는데, 효과를 빨리 봤다고 해서 무척 기뻤습니다. 이후 저희 집에는 관장을 하기 위해 <세이겐>을 녹이는 컵이 항시 준비되어 있습니다. 치질에 걸리신 분도 해보시면 어떨까요? 저는 <세이겐>으로 즐겁게 생활하고 있습니다. 감사한 나날들입니다.


### 93. 관장은 습관성이 될 우려가 있습니다.

체질개선연구회 사무국장<br>
사카구치 도오루

스이타시에 사시는 모리야마씨가 "변비가 심한 분들은

＜세이겐＞을 넣은 관장을 해 보면 어떨까요?"라는 문의를 해 오셨을 때에는 그 아이디어에 놀랐습니다.

지금까지 자궁근종을 비롯해 산부인과 질환이 있으신 분들에게는 ＜세이겐＞이 들어있는 비데로 세정할 것을 추천했습니다.

질은 원래 자정 작용을 하지만, 이것은 에스트로겐의 분비에 의해 데델라인균을 증식시켜 질내의 산도를 높여 잡균을 배제하는 작용입니다. 그러나 나이를 먹으면서 에스트로겐의 분비가 적어지게 되면 잡균이 증가하게 되고, 그러면 여러 질환을 일으킬 가능성이 높아집니다. 그래서 ＜세이겐 액＞으로 세정해 잡균을 씻어내고, 질벽에서는 ＜세이겐＞을 흡수시켜 에스트로겐을 자극해 자정작용을 높이면 개선을 기대할 수 있기 때문입니다. 이것을 장에 응용하는 아이디어라서 제가 생각지 못한 부분을 찾아낸 것 같았습니다.

어릴 때 이유를 알 수 없는 고열이 나면 관장을 해서 열을 내렸던 경험이 생각났습니다. 바로 해보려고 집에 있던 유리 관장 기구에 ＜세이겐＞ 1포를 넣은 다음 미온수로 잘 녹였습니다.

저는 변비에 걸린 적도 없었고, 매일 쾌변을 봅니다. 그런데 관장 후 장에서 소리가 나기 시작하더니 화장실에 가고 싶은 느낌이 시간이 가면서 더해지다가, 10분 후에는 참을 수 없게 되어 화장실로 달려 갔습니다. 속이 뻥 뚫린 느낌으로 보통보다 2배 정도의 양이 나왔기 때문에 놀랐습니다. 배변 후의 쾌감은 말로 다 할 수 없습니다.

배 안이 텅 빈 것처럼 말끔한 느낌이었습니다. 역시 다음 날은 화장실에 가지 않았지만, 다음 날의 변은 색도 좋았고, 형태도 좋은 이상적인 변이 나와서 감격했습니다. 때로는 장을 대청소하는 것도 중요하다고 생각했습니다.

단 주의하실 점은 관장은 습관성이 될 우려가 있습니다. 특히 변비인 분은 이 자극을 주지 않으면 배변을 못하게 될 우려가 있고, 장내를 청소하는 것은 자극이 강한 방법이기 때문에 자주 하면 좋지 않습니다. 그 때마다 상담해 주십시오.

## 94. 위 부종 진단받고 수술도 안했는데

가나가와현 사가미<br>
다케자키 요시코

제가 유산균 생산물질을 알게 된 것은 1993년 6월이었습니다. 그 당시 이제는 위 수술을 해야만 할 때가 온 것 같다고 느꼈습니다. 반은 포기하고, 반은 부정하는 마음으로 혼란스러웠습니다.

병원을 싫어하는 제가 건강 관리를 할 생각으로 위 검사를 받았는데, 국립병원에 가라고 소개장을 받은 것입니다. 그리고 내시경 검사 결과 위 상부에 부종이 있으니까 수술을 하자고 하며, 한 장의 사진을 보여주었습니다. 검게 부풀어 오른 앞 부분이 새빨갛게 되어 있었습니다.

저는 놀라서 말이 떨어지기가 무섭게 통증도 없고, 몸도 괜찮다고 했습니다. 의사 선생님은 "악성은 아니지만 암으로 발전될 가능성이 많습니다. 1월 10일 입원 준비를 해서 9시까지 내원하도록 하십시오." 라는 말을 하신 것이 1900년 11월 8일이었습니다.

저는 힘든 선택을 해야만 했습니다. 편부모 슬하에서 자라 온 아들은 18살로 고등 학교 수험을 앞두고 있었습니다. 그래서 경제적, 정신적인 측면에서도 고민을 해야만 했습니다. 게다가 20년 전 저는 위암으로 아버지를 잃었습니다. 2번이나 수술을 했었는데, 아버지는 몹시 힘들어 하시며 돌아가셨습니다. 저는 몸에 메스를 대지 말고, 살 수 있는 만큼만 살자고 결심했습니다. 그러나 1993년에 들어서자 식욕은 떨어졌고, 좋아하는 맥주도 커피도 맛이 없어졌고, 설사와 구토를 했으며, 몸도 무겁고 미열까지 있었습니다.

이런 상황에서 유산균 생산물질을 먹기 시작했기 때문에 불안이 더 했습니다. 건강을 되찾기 위해서는 스스로 뭔가를 해야 한다고 생각하고, 체질개선연구회에 참가했습니다. 혼자서 갈 자신이 없었기 때문에 친구에게 동행을 부탁했습니다. 겨우 강연을 듣는 정도였지만, 왠지 희망이 생겼습니다. 집에 돌아오는 길에 친구는 "좋은 공부가 됐어. 유산균 생산물질도 좋은 것 같고..." 라고 하며 저를 격려했습니다. 유산균 생산물질이라는 공통의 화제로 오랜만에 기분이 좋아졌습니다.

그 날 밤 저녁은 유난히 맛있었습니다. 그래서 안심하

고 복용량을 늘렸습니다. 그 후의 저는 회장에 가는 것이 기다려졌습니다. 모르는 곳에서도 유산균 생산물질이라는 공통점이 있는 사람들이 있다는 사실에 생활에 활력이 생겨서, 맥주, 커피도 맛있어졌고 배변도 정상으로 돌아왔습니다. 한 달만에 이렇게 효과가 있다니 하고 생각했습니다.

3개월째에 들어섰을 때 목 주위에 습진이 생겼고, 부풀어 오르듯이 퍼지며 심해졌습니다. 따끔거리고, 간질 간질해서 참지 못하고 피부과에 갔습니다. "이런 습진은 본 적이 없네요. 낫기 시작하면 또 보여주세요."라는 의사 선생님의 말에 너무 황당했습니다.

그렇지만 내 몸 안에서 세포들이 엄청난 기운으로 움직이고 있는 것을 느꼈습니다. 이전 자동차 사고를 당했던 후유증 때문인지, 목 근육이 땡기거나, 어깨와 등이 짓눌리는 것처럼 아팠었는데, 그것도 괜찮아졌습니다. 위의 상태는 어떨까? 걱정이었던 몸 상태가 완전히 기대로 변했습니다.

유산균 생산물질을 먹기 시작한 지 4개월 후, 국립병원에는 가지 않고 모리시타 위장 외과에 가서 종양에 대한 얘기를 하고, 검사를 받았습니다. 내시경을 보시며 의사 선생님이 "없네. 없어. 이상하네."라고 말하는 것을 저는 괴로운 중에도 아무 반응없이 듣고만 있었습니다. 나중에 알았지만 제 종양을 찾고 있었던 것입니다. 각도를 바꿔서 찍은 사진 6장에 그 꺼림칙한 종양이 흔적도 없이 사라졌습니다. 믿을 수가 없었습니다.

작년 8월의 일입니다. 20살이 된 아들이 10일 간 인도 여행을 갔습니다. 4일 정도 지났을 때 배가 아팠는데, 현지 약사가 콜레라라며 처방을 해 주어 약을 먹고 무사히 귀국했습니다. 보건소 검사에서도 이상이 없다고 해서 아들은 회사 기숙사로 돌아갔는데, 그 날 밤 기숙사 사감 선생님으로부터 아들이 구급차에 실려 요코하마 시립병원 감염병동에 입원했다는 연락이 왔습니다.

 연락을 받고 바로 달려갔더니, 간염병동 선생님은 원래는 이쪽 병동에 입원하면 면회를 시켜주지 않는데, 아직 균이 나오지 않았으니까 괜찮을 것이라고 했습니다. 만나기는 했는데, 심한 탈수 상태로 열도 높았고, 머리가 아프다는 한 마디 뿐이었습니다.

 어떻게 하면 좋을지 입술이 바짝바짝 말랐습니다. 그렇다! 입을 적셔주자는 생각이 나서 유산균 생산물질을 물에 높여서 빨대로 떨어뜨려 입에 넣어 주었습니다. 의사 선생님은 치후스균이 잠복되어 있는 것은 아닐까 의심되지만, 균 같은 것이 아무 것도 나오지 않는다며 이상해하고 있었습니다. 그 날 중에 열은 37도로 떨어졌고, 조금씩 회복되고 있었습니다. 5일간 입원하고 퇴원했는데 병명은 극도의 영양 장애였습니다.

 물론 아들도 유산균 생산물질을 먹고 있었습니다. 만약 먹지 않았다면 무서운 일이 생겼을 지도 모릅니다. 유산균 생산물질 덕분에 저희 모자는 소중한 생명을 지킬 수 있었습니다.

## 95. 3개월 시한부의 위암도 극복

기후현 시라가와쵸
가쿠무 아키코

　제가 CMC의 회원인 된 것은 작년 12월이었습니다. 계기는 시아버님의 입원 때문이었습니다. 작년 여름 지금까지 병을 앓은 적이 없으셨던 시아버님이 위암으로 쓰러지셨습니다. 세 군데의 병원에서 몇 명의 의사에게 앞으로 3개월 남았다는 선고를 받았습니다. 만사를 제쳐두고 긴급 입원을 하고 정밀 검사를 받았는데, 간장에도 전이된 것으로 보인다고 했습니다. 간장의 상태에 따라서 더 큰 병원으로 옮길 수도 있다는 의사 선생님의 말씀에 집안 전체가 암울한 분위기였습니다.
　그 때 이웃에 사는 야스에씨가 문병을 와서, "이걸 한 번 복용해 봐요. 어차피 살기 힘든 목숨이라면 뭐든지 해 볼 가치는 충분히 있을테니까요."라고 하면서 <세이겐> 1박스를 주셨습니다. 지푸라기라도 잡고 싶은 심정으로 어쨌든 하루에 1포씩 먹었습니다. 3주가 지나고 다시 한 번 CT 촬영을 했는데, 간장에 있던 덩어리가 사라진 것이 아니겠습니까? 의사 선생님도 "매우 신기하네요. 전이된 것처럼 보였는데, 기계가 이상한가?"라고 하시는 것입니다. 이틀 후로 수술이 결정되었고, 돌아가는 차 안에서 분명 <세이겐> 덕분에 사라진 것 일거라며 남편과 얘기했습니다. 수술 후에도 시아버님은 <세이겐>을 매일 6포씩 먹었습니다. 그러자 경과도 무척 좋아 7시간 반이나 걸렸던 수술이었지만, 4주도 안되어 퇴원할 수 있었고, 현재는 일상적인 일을 할 수 있게 되었습니다. 퇴원 후에도 월 2회씩 진찰을 받고 있는데, 아무데도 이상은 보이지 않았고 굉장히 건강하셔서 전보다 더 일을 열심히 하시고 계십니다. 너무 건강하셔서 제가 힘들 지경입니다.

제 두통도 나았고, 남편의 십이지장궤양도 나았으며, 무좀도 낫는 등, 이것은 예사 물건이 아니라고 생각했습니다. 그래서 체질개선연구회에 출석해서 강연과 의료 상담을 듣고는 비로소 믿게 되어, 남편이 먼저 가입하였고, 저도 가입했습니다. 지금은 식구 모두가 애용하고 있는데, 확실한 애프터 케어가 있으니까 먹어 보라고 이웃에 권할 때도 자신 있게 추천할 수 있습니다.

지금도 저는 체질개선연구회에서 공부를 하고 있는데, 가장 좋은 것은 지금까지 몰랐던 많은 사람들과 새롭게 사귈 수 있는 것입니다. 〈세이겐〉에 대한 얘기를 하면 처음 뵙는 분도 오랫 동안 알고 지낸 친구 같은 느낌입니다. 너무나 반가운 만남의 장입니다. 예전에 야스에씨가 인간 관계에도 도움이 된다고 말한 적이 있었는데, 정말 그 말이 맞습니다. 그리고 또 하나 좋은 점은 나도 건강해지고, 추천해서 복용하고 있는 주위 사람들도 건강해지니까, 그것을 서로 고마워하는 것입니다. 〈세이겐〉을 통해 새로운 관계가 점점 넓어져 가는 것을 매일 낙으로 삼고 있습니다.

## 96. 전이된 위암 4기도 극복

사이타마현 코다마군
스가누마 미치코

작년 2월 독감에 걸린 것 같아서 근처 병원에 가서 진찰을 받고, 위암 판정을 받았습니다. 순간 저는 제 귀를 의심했습니다. 건강 하나는 자신 있었던 저는 마치 남의 일 같았습니다. 내일 종합병원에 소개장을 가져가면, 분명 오진이었을 거라고 생각하며 자위했습니다.

그 때 재작년에 기모노(우리 나라의 한복과 같은 일본의 전통 옷. 입는 법이 힘들어 전문적으로 입혀 주는 사람이 있다.) 입는 법을 가르치는 나가오카 선생님을 따라서 우라야스시의 마이하마에서 열린 CMC 도쿄 컨벤션에 갔던 것이 머리에 떠올랐습니다. 그곳에서 체험 발표 때 들은 내용이 생각났습니다.

그 날 밤 당장 나가오카 선생님을 찾아 갔고, 내가 암 선고를 받은 이야기를 하면서 <세이겐>을 구해달라고 부탁했습니다. 나가오카 선생님은 회원으로 가입하고 물건을 받기까지는 시간이 걸린다고 하시며, 우선 선생님께서 가지고 있던 <알파>와 <골드>를 1박스씩 주시면서 그 날부터 바로 먹어보라고 하셨습니다. 그리고 이치카와씨에게 전화를 해서 복용량을 확인해 주셨고, 일단 하루에 <골드> 5포씩 먹기 시작하라고 하셨습니다. 그래서 저는 지푸라기라도 잡는 심정으로 그대로 실행했고, 서서히 복용량을 늘려 <알파> 40포, <골드> 10포로 늘려 갔습니다.

그리고 2월 중순 언니가 전문 병원으로 가자고 해서, 마중을 나온 언니와 함께 큰 병원으로 옮기게 되었습니다. 그 병원에서 담당 의사는 "악성 진행암으로, 이미 진행이 많이 되었으니 검사하는 수술부터 합시다. 배 3곳에 3cm 정도의 구멍을 뚫고 복강경 검사를 해서, 위 외에 어디까지 암세포가 진행되었는지 알아봅시다. 만약 많이 퍼져있다면 항암제 치료부터 할 것입니다." 라고 했습니다.

그 수술이 행해진 것이 3월 5일이었습니다. 그 날까지 약 1개월 동안 <세이겐>을 먹을 수 있었습니다. 그리고 드디어 수술에 임하게 되었습니다. 결과는 림프절에도 전이되어 있었기 때문에 담낭과 위의 5 분의 4를 절제했습니다.

하지만 여생이 일년 남짓이란 말을 들었던 것을 생각하면 꿈만 같은 일이었습니다. 퇴원하고 항암제의 치료를 위해 일주일마다 병원에 다녔는데, 입원 전에 7,000 가까웠던 백혈구가 3,000 정도로 줄었고, 허벅지와 배 근처에 빨간 것들이 생겨 났습니다. 더구나 몸이 가렵고, 나른해졌으며, 금방 피곤해졌고, 손은 떨렸습니다. 퇴원만 하면 하루가 다르게 건강해질 수 있다고 기대했었는데, 물을 두 모금만 마셔도 목에 걸렸고, 정말 나을 수 있을까 하는 불안감으로 가득 찼습니다.

참다 못해 자연의학 임상예방연구소에 전화를 했습니

다. 전화를 받은 선생님은 제 이야기를 듣고, 괜찮다며, 반드시 나을 수 있다고 격려해 하셨습니다. 그 말이 저에게는 큰 힘이 되었고, 버팀목이 되었습니다. 그리고 자료를 보내 주셨는데, 저는 그것을 수십번이나 읽고 또 읽었습니다. 선생님으로부터 항암제 부작용에 대해서 여러 가지 얘기를 들었기 때문에 항암제를 가능한 한 줄이기로 결심했습니다. 그러나 병원의 담당 선생님은 제가 초기가 아닌 4기 상태이기 때문에, 항암제를 줄이면 어떻게 되는지 알기나 하느냐며 걱정하셨습니다. 그렇지만 저는 항암제를 받아도 먹지 않았고, 그 대신에 <세이겐>을 먹자고 마음 속으로 굳게 결정했고, 지금까지 그렇게 해왔습니다.

병원에서 알게 된 다른 환자 중에서 저보다 2주 빨리 퇴원했던 사람은 지금 체중이 8kg이나 줄었고, 살이 찌지 않는다고 고민하는 이야기를 들었습니다. 그렇지만 저는 <세이겐> 덕분에 체중도 예전과 비슷하게 돌아왔습니다. 현재 저는 <알파> 20포, <골드> 10포씩 매일 먹고 있습니다.

지금 여기까지 저를 도와주신 자연의학 임상예방연구소의 선생님, 나가오카 선생님, 이치카와씨, 체질개선연구회의 스터디 그룹에서 나를 응원해 주신 많은 분들, 그리고 마지막으로 나를 전문 병원에 데려가 주고 2개월 가깝게 보살펴 준 언니와 그 가족 모두에게 진심으로 감사 드립니다. 정말로 감사합니다.

## 97. 위암 수술 후 항암제 부작용도 모르고

돗토리현 요나고시
타니노 아키

저는 1951년부터 40년 간 중학교에서 근무를 했고, 퇴직했습니다. 원래부터 운동을 좋아해 배구, 농구, 테니스, 배드민턴 등의 경기에도 참가하는 등 건강에는 자신이 있었습니다. 그리고 올해는 희수를 맞이하게 되었습니다.

그러나 9년 전에 있었던 일입니다. 위암 검사에서 이상이 나타나 병원에서 정밀 검사를 해봐야 한다고 하여 내시경, CT, MRI 검사를 받았습니다. 검사 결과, 바로 입원을 해서 수술을 받아야 한다는 얘기를 들었습니다. 그리고 3일 후 위의 2/3를 절제하는 수술을 받았습니다. 집사람과 친지 분들이 매우 걱정을 해 주셨지만, 저는 괜찮다며 별로 크게 신경쓰지 않았습니다.

수술을 받고 4일째부터는 링거를 꼽고서 지인의 병실을 찾아가 이야기를 나눌 수 있는 상태가 되었습니다. 그럭저럭 경과도 순조로웠고, 약 1개월만에 퇴원을 할 수 있었습니다. 퇴원을 하고 10일 정도 지났을 때, <세이겐> 경험자이신 아키타씨를 만나 <세이겐 알파>가 지닌 탁월한 효능에 대해 듣게 되었습니다. 처음에는 반신반의하는 마음 때문에 좀처럼 쉽게 익숙해지지 않았지만, 1개월이 지난 후부터는 <세이겐 골드>를 매일 아침, 점심, 저녁으로 3포씩, 총 9포를 먹게 되었습니다.

　퇴원 후에는 정기적(3개월, 6개월, 1년)으로 검진을 받았고, 혈액 검사를 했는데 모두 이상이 없다는 결과를 받았습니다. 퇴원 후에 주치의 지시로 항암제를 2년 간 복용했지만, 이렇다할 부작용은 없었던 듯 합니다. 이와 같은 효과를 경험했기 때문에 현재는 굳이 치료를 위해서라기 보다는 예방 차원에서 <세이겐>을 계속 애용하고 있습니다.

　퇴원을 한 지 3개월 후부터 입원 전에 소속되어 있던 소프트볼 클럽과 테니스 클럽의 연습을 다시 시작했습니다. 소프트볼 부에서는 60세 이상의 연륜 핑크, 전국 대회, 서일본 대회 등에 참가했고, 현 예선에서 우승을 거두어 북쪽의 후쿠시마현과 남쪽의 미야자키현과 함께 총 14회 출전을 하였습니다. 작년에는 아이치 만국박람회 기념 대회에도 참가를 했습니다. 제 몸이 이렇게 건강해질 수 있었던 것도 <세이겐> 덕분이라 생각하며, 즐겁게 생활하고 있습니다.

　그리고 다음으로는 제 아내가 겪은 체험입니다. 위암 진단에서 2년 연속 계속 이상이 발견되었고, 병원 내시경 검사에서는 폴립이 발견되었습니다. 그런데 3년째는 위가 깨끗하고 이상이 없다는 검사 결과를 받았습니다. 왜냐하면 제 아내는 예전부터 <세이겐 골드> 3포, <세이겐 알파> 3포씩, 총 6포를 매일 섭취해 왔기 때문인 듯 합니다. <세이겐>의 효과는 정말 대단하다고 생각합니다. 감사합니다

## 98. 대장암 수술 후유증도 몰라…

가나가와현 요코하마시
호가 사치코

　우리 가족이 유산균 생산물질을 알게 된 것은 1년 반 전의 일입니다. 건강 보증수표였던 남편이 인간독에서 대장암이 발견되었는데, 초기라고는 했지만 눈앞이 깜깜했습니다. 근처에 사는 친구가 좋은 것이 있다며 <세이겐>을 가르쳐 주었고, 저는 지푸라기라도 잡는 심정으로 체질개선연구회에 참석하여 선생님의 강연도 들었습니다. 그래. 이것에 남편의 병을 맡겨 보자는 생각에 하루에 9포를 남편이 알지 못하도록 야채 주스 안에 넣어 마시게 했습니다.
　당시 남편은 항암제를 먹고 있었기 때문에 부작용이 있으면, 이상한 걸 먹이기 때문이라며 불평을 했습니다. 저는 열심히 주스를 만들며, 이 주스가 살이 되고, 영양이 되고, 항암제가 되기를 손을 모아 매일 기도하는 심정으로 남편에게 주었습니다.
　그리고 남편이 기분이 안좋을 때는 <세이겐>을 안넣은 척 하면서 어떻게든 계속 마시게 하는 것에 성공했습니다. 그리고 반 년 후 홋카이도 여행을 가게 되었는데, 남편은 여행단의 제일 앞을 걸어 다녀, 대수술을 한 사람이 아닌 것처럼 건강해 보였습니다.
　더욱이 수술 1년 후에는 캐나다 여행도 갔었는데, 지금은 예전과 변한 게 하나도 없이 63살이라고 보이지 않을 정도로 건강해져서 아들과 함께 자영업인 부동산업을 열심히 하고 있습니다.

반면 저는 매년 여름 땀띠 때문에 많은 고생을 했습니다. 특히 목 주위에 나기 때문에 눈에 띄었고, 작년에는 유방 아래까지 퍼져 아주 곤란했습니다. 그런데 <세이겐>을 녹여서 화장수와 합쳐서 발랐더니 점점 깨끗해졌고, 2주 정도 지나자 매끈매끈한 피부가 되었습니다. 물론 얼굴에도 2, 3방울 정도 스킨이나 로션에 섞어 문지르듯이 발랐더니, 58세의 나이에 비해 피부가 좋다고 친구들이 말합니다. 손자들도 이제는 감기에 걸리지 않고, 걸리더라도 빨리 낫습니다.

남편은 지금은 친구와 지인을 상대로 매일 체험 발표를 합니다. 아들은 술을 마신 다음 날 숙취 해소에도 좋다고 좋아합니다. 이런 광경을 볼 때마다 저는 <세이겐>에게 너무 감사합니다. 그리고 한 사람이라도 많은 사람에게 <세이겐>을 알리고 싶다고 기도합니다.

## 99. 폐암과 함께 살아 온 10년

톳토리현 토우하쿠군
지로우마루 사다아키

1993년 7월, 쿠라요시 보건소의 이동 진료 차량이 와서 폐암 검진을 한다기에 저도 받아보기로 했습니다. 일주일 후 X-ray 검사 결과가 나왔고, 재검사하라는 통지를 받았지만, 저는 병원에 가지 않고 그냥 방치했습니다. 그리고 2주일 후 재차 병원에 오라는 통지를 받았고, 하는 수 없이 정해진 날짜에 병원에 갔습니다.

 검사 결과 폐결핵이란 진단을 받았고, 즉시 쿠라요시에 있는 도립병원에서 치료를 시작했습니다. 하지만 10월이 되어도 차도는 보이지 않았기 때문에, 조금 더 자세한 검사를 하기로 하고 뒷쪽의 세포를 채취하기 위해 입원을 했습니다. 그리고 25일 정도 지났을 무렵, 겨우 검사 결과가 나왔고, 폐결핵이 아닌 폐암이라는 선고가 내려졌습니다. 폐결핵 치료를 3개월이나 받았는데, 그것이 암 세포였다는 것을 알게 되었습니다. 그리고 그 해의 11월에 폐암 치료를 위해 입원을 했습니다.

 다음 해 6월, 요나고시에서 열리는 체질개선연구회에 운텐 박사님이 강사로 온다는 소식을 듣고, 외박 허가를 받아 요나고로 갔습니다. 저녁 식사에 운텐 선생님과 합석을 했는데, 내가 식후에 먹는 약을 보시더니 항암제가 아니냐며 이런 것을 먹으면 남는 것은 죽음 뿐이라고 하셨습니다. 그리고 제가 가지고 있던 항암제를 쓰레기통에 버리셨습니다. 아무리 서양 의학을 배우신 선생님이라해도 비싼 돈을 주고 산 약을 본인에게는 묻지도 않고 쓰레기통에 함부로 버리다니 이게 대체 무슨 짓인지 화가 났습니다. 하지만 운텐 선생님의 진지하고 성실한 인품에 감동을 해 선생님을 믿어보기로 했고, <세이겐>에 걸어 보자고 결정했습니다.

그 날부터 <알파> 25포, <GH> 10포, 총 25포를 매일 먹기 시작했습니다. 병원으로 돌아왔지만 항암제를 중지해 달라는 말을 하지는 못했습니다. 그리고 1994년, 주치의는 요나고 대학병원에서 수술을 받으라고 하셔서, 요나고 대학병원에서 진찰을 받게 되었습니다. 담당 의사는 "일단 가슴을 열어서 암세포가 5cm 이상일 경우, 수술을 중지하고 가슴을 닫을 것입니다." 라는 무책임한 말씀을 하셨습니다. 무슨 이런 경우가 있는지 몹시 화가 났고, 이럴바에야 수술할 필요가 없다고 단념하고 원래 있던 병원으로 돌아왔습니다.

그리고 12월, 후생병원에서 항암제 치료를 하자며 간호사가 왔습니다. 도저히 항암제 치료를 받고 싶지 않아서 어떻게 하면 치료를 받지 않을까 생각했습니다. 고민하고 또 고민을 했습니다. 그 결과 최후의 수단으로 이런 방법을 택했습니다. 정말 그 당시 간호사들에게는 너무나 죄송스럽습니다. 항암제를 교체해 주러 오는 간호사의 가슴을 닥치는 대로 만져서 치료를 저지하려 했습니다. 지금이었다면 곧바로 성희롱입니다. 처음에는 젊은 간호사에서 점점 베테랑 간호사로 바뀌었고, 마지막에는 당당히 간호 과장의 가슴까지 만져 버렸습니다. 정말 미안합니다. 최후에는 주치의가 크게 화를 냈고, 결국 저는 강제 퇴원당했습니다. 반 개월에 한 번씩 통원 치료를 하기로 했지만, 그 후로 저는 병원에서 주는 약은 최저한도로 줄였고, <세이겐>에 모든 것을 걸어보기로 한 번 더

강하게 마음을 먹었습니다.

　그 결과 5 ~ 6cm 크기의 주먹만한 폐암 덩어리가 점점 작아졌고, 그토록 아팠던 통증도 사라졌습니다. 얼굴색도 거무칙칙하고 매우 나빴는데, 지금은 이렇게 좋아졌습니다. 지금은 암 크기가 약 7mm 정도로 작아졌습니다. 그동안 수술이나 치료약은 가능한 사용하지 않았고, <세이겐>을 매일 25 ~ 30포씩 꾸준히 먹었습니다. 요즘 저는 일도 하고, 좋아하는 파칭코, 술, 담배도 계속했습니다. 좋아하는 것들을 쉽게 그만둘 수는 없었습니다. 하지만 파칭코만은 2년 전에 확실히 그만 두었습니다. 운텐 선생님의 엄격하면서 정열이 넘치는 지도로 74세의 노후 생활을 이렇게 폐암과 함께 살고 있습니다.

　마지막으로 주치의이신 오기노 선생님도 현재는 <세이겐>의 애용자가 되셨으며, "지로우마루씨의 건강한 모습에 마음 속으로부터 놀라움과 감명을 받았습니다."라고 하셨음을 보고드리며 체험담을 마칩니다.


### 100. 폐결핵, 암을 이기고…

치바현 카시와시
카이 사다토시

　저는 1934년생으로 69세입니다. 42세 때 폐결핵으로 1년 간 국립 타카츠카요양소에 입원했습니다. 결핵에 걸린 데에는 그만한 이유가 있었습니다. 공기 좋은 큐슈의 시골에서 20세까지 살다가, 21세에 상경해 34세에 결혼했고, 2남 1녀를 얻었습니다. 원래부터 노는 것을 좋아하는 저는 낮에는 일, 밤에는 놀이를 즐겼습니다. 술을 마시기도 했지만, 주로 마작과 담배를 즐겼습니다. 많을 때는 하루에 4갑이나 피웠습니다. 이런 생활이 결핵을 불러온 것이라 생각했습니다.

입원 당시에는 아이도 어리니까 조심해야겠다고 반성도 했지만, 시간이 지나 몇 달이 지나자 언제 그랬냐는 듯 다시 원래의 생활로 돌아왔습니다.

48세 때에 혈담을 토하게 되어 입원시의 주치의였던 오노데라 선생님을 찾아 갔습니다. 선생님께서는 "폐에 곰팡이가 생기는 병입니다. 결핵 환자의 후유증으로서 일부 사람들에게서 보여지는 증상으로, 석회화된 폐에 곰팡이가 발생해 환절기에 무리를 하면 곰팡이가 벗겨져 그 곳에서 출혈이 생깁니다. 지혈제를 처방해 드리겠습니다. 2주 정도 지나면 나을 것입니다."라고 하셨고, 선생님 말씀처럼 2주가 지나자 나았습니다.

그리고 5년 후 또 토혈을 했습니다. 전에 다니던 병원이 없어져 시내의 종합병원에서 지혈제를 처방 받고, 치료했습니다. 그리고 66세 또 토혈을 해서 시내 병원에 지혈제를 받으러 갔습니다. 그 병원에서는 지혈제를 단 1회분 밖에 주지 않습니다. 그리고 결핵의 우려가 있으니 전문 병원에 가보라며, 치바 히가시병원을 소개해 주었습니다. 다음 날 그 병원에 가서 있었던 일들을 이야기했고, 가벼운 검사만 실시하고 지혈제를 받아 돌아왔습니다. 그러나 이튿날 아침 호흡을 할 수 없을 정도로 입과 코에서 피가 분출하듯이 흘러나와 구급차를 불러 어제 갔었던 치바 히가시병원으로 갔습니다. 이 당시 구급대원들에게 정말 피해를 많이 끼쳤습니다. 이 자리를 빌려 감사하다고 꼭 전하고 싶습니다. 감사합니다! 입원을 하고 4, 5일이 지나서 출혈이 멈추었고, 여러 가지 검사가 시작되었습니다. X-ray, CT, 내시경 검사를 한 결과, 좌폐에 암이 있다는 것을 알게 되었습니다. "조직을 채취했으니 검사를 해봅시다. 일주일 정도 후면 양성인지 악성인지 알게 됩니다."라고 의사 선생님이 말씀하셨습니다.

정확히 그 무렵입니다. 평소 알고 지냈던 오마타씨가 몸에 좋다며 <세이겐> 1박스를 가지고 문병을 오셨습니다. 빨리 식사를 하고 당장 1포씩 먹기 시작했습니다. 일주일 정도 지났을 무렵 주치의는 가족이 모인 자리에서 "악성입니까?"하고 묻자, 주치의는 뜸을 들이며 "말해도 좋습니까?"라고 되물었습니다. "네. 언젠가 결국에는 알게 될 거예요."라고 대답했습니다. 어차피 양성일 거라고 확신하고 있었기 때문입니다. 기대와는 달리 대답은 악성이었습니다. 순간 제 귀를 의심했습니다. 거짓말이라고 생각하고 싶었지만, 현실은 그렇게 호락 호락하지는 않았습니다.

주치의는 저희 병원보다 더 경험 많은 의료진과 의료기기가 갖추어져 있는 치바의 큰 병원을 소개해 주겠다고 하셔서, 병원을 옮기게 되었습니다.

처음에는 호흡기 내과에서 검사를 반복했지만 무리라는 진단을 받았기 때문에, 호흡기 외과로 옮겨졌습니다. 외과 병동은 1팀에 7명으로 구성되어 있었으며, 제 담당은 야스다 선생님이라는 친절한 분이었습니다.

"카이씨의 병은 폐기종인데, 이병은 대부분 지나친 흡연이 원인입니다. 공기를 들이마시는 힘보다 뱉어내는 힘이 없기 때문입니다. 가까스로 남아 있는 좌폐에 암이 발생한 것입니다. 그래서 항암제 사용도 불가능하고, 수술도 못하는 상황이기 때문에 중립자선 치료 외에는 치료법이 없습니다. 하지만 그 치료법이 가능한 곳은 일본에서는 한 곳 밖에 없고, 국가에서 인가되지 않은 곳입니다. 원하시면 그 곳을 소개해 드리겠습니다."라고 선생님은 말씀하셨습니다.

그런데 다섯 번째 내시경 결과, 신기하게도 암이 사라진 것이었습니다. 떡 하니 자리잡고 있던 암이 사라졌고, 화구 같은 자국만이 남아 있었습니다. 어떻게 이런 일이 생겼는지, 의사에게 몇 번이나 이런 일이 있을 수 있는지 물었지만, 전혀 없다며 복권에 당첨되는 것보다 대단한 일이라고 했습니다.

입원을 하고 검사를 하는 동안 저는 <골드>를 하루 3포씩 꼬박 꼬박 먹고 있었습니다. "그럼 선생님, 이 <세이겐>이 효과가 있었다는 겁니까?"라는 제 질문에, "그것은 모릅니다. 이런 예는 본 적이 없었고, 매우 드문 케이스입니다. 그래도 검사는 3개월에 1회 정도는 계속해

주십시오."라고 선생님은 말씀하셨습니다. 암이 사라졌기 때문에 중립자선 치료도 결국 받지 않았습니다.

저는 2002년 4월 퇴원해 외래 진료를 3개월에 한 번씩 받고 있습니다. 아직 암은 재발하지 않았습니다. <세이겐> 덕분에 나은 것인지 믿기지는 않지만, 그 밖에 다른 아무런 원인이 없었기 때문에 믿을 수 밖에 없다고 생각합니다.

지금은 담배도 마작도 하지 않고, 바둑을 시작했습니다. 참고로 바둑은 3급 정도 수준입니다. 나름대로 즐거운 생활을 보내고 있습니다.


## 101. 폐기종, 흉막염, 빠른 회복에 놀라…

기후현 야마가타구
요코다 가즈오

제가 <세이겐>을 복용하기 시작한 것은 몇 년이 지난 것은 아닙니다. 작년 11월 폐기종과 흉막염으로 입원하게 되었고, 의식 불명의 중태에 빠져 전치 1년이라는 진단을 받았습니다.

당시 낙담한 저에게 희망을 준 것은 아내와 아내의 친구였습니다. 입원 3일째부터 의사 선생님 몰래 <세이겐>을 매일 10포 가깝게 저에게 복용시켰습니다. 아무것도 모르고 그냥 부인과 친구가 말한 대로 먹었습니다. 그 결과, 입원 10일째 정도부터 병은 점점 회복되었고, 2개월 만에 퇴원해도 좋다고 할 정도가 되었습니다. 의사는 <세이겐>을 사용한 것도 모르고, 빠른 회복에 의기양양 했습니다. 저도 기뻐서 선생님에게 감사의 인사를 했지만, 그 인사는 아내와 친구 그리고 <세이겐>에 대한 것이기도 했습니다.

  덕분에 퇴원을 해서 지금은 일에도 복귀하였고, 골프도 칠 수 있게 되었습니다. 앞으로도 항상 <세이겐>을 복용하겠습니다. 그리고 병으로 고생하시는 분들에게 꼭 권해주고 싶습니다.

## 102. 특발성 확장형 심근증도 살 맛이 난다.

오사카부 이케다시<br>한다 오사무

  제가 유산균 생산물질을 알게 된 지도 1년 반 정도 되었습니다. 지금도 한참 체질 개선 중이지만, 최근에는 무언가 살아갈 자신감 같은 것이 생긴 것 같습니다.

  돌아보면 1900년 6월 초 여행간 곳에서 심야에 갑자기 호흡 곤란에 빠져 실신한 것을 시작으로, 울혈성 심부전증을 일으켜 원인을 찾기 위해 순환기 전문병원에 입원했습니다. 검사 결과는 특정 질환으로 지정된 난치병인 특발성 확장형 심근증이라는 진단이 내려져, 그 이후로 디기탈리스계인 강심제를 평생 먹어야만 했습니다.

그 후 C형 간염이 악화되었고, 디기탈리스의 부작용이 시간이 흐르면서 서서히 나오기 시작해, 식욕부진, 설사, 부정맥, 발진, 가려움증, 심한 현기증, 두통이 계속되어 그만 정서 불안에까지 이르렀습니다. 그리고 1994년 가을에는 신장에 부종이 있는 것이 발견되어, 대학병원에서 우신장 적출 수술을 받았습니다. 수술 후에는 우울증으로 고생하였고, 자율 신경 실조에서 오는 고열로 고생하다가 그것들을 겨우 극복했을 때, 이번에는 췌장이 나빠져 전혀 식사가 목에 넘어가지 않는 최악의 상태가 되었습니다. 긴급시 가는 병원도 정해져 있었기 때문에 대학병원 순환기과에 재검진을 부탁했더니, 바로 수술할 필요는 없다고 했지만, 대동맥변폐사부전증도 합병증으로 나타난 것이 판명되었습니다. 계속해서 괴롭히는 병마 때문에 말 그대로 제 몸은 만신창이가 되었습니다.

지금까지 몇 번이나 위기를 넘겨 왔기 때문에 저는 앞으로 여생이 길지 않을 것이라고 체념하고 있었습니다. 그런데 제 딸이 회사 사내보에 실린 후쿠다에 사는 모리야마씨의 기사를 읽고, 저에게 그 책을 주었습니다. 이것이 〈세이겐〉을 알게 된 계기였습니다. 지금 생각하면 정말 행운이었다고 밖에 말할 수가 없습니다.

서둘러 체질개선연구회에 참가해 유산균 생산물질이라는 것을 알게 되었습니다. 솔직하게 말씀드리면 처음에는 반신반의했지만, 어쨌든 먹어보기로 결심하고 하루에 3포씩 먹기 시작했습니다. 그러자 큰 병에 걸렸기 때문인지, 다음 날부터 갑자기 반응이 나오기 시작했습니다. 얼굴, 손 끝, 발 끝을 뺀 전신에 발진이 일어났고, 몸 전체가 타는 듯이 뜨겁고, 수포가 일어났으며, 게다가 화농까지 나왔습니다. 몇 번이나 <세이겐>을 먹는 것을 멈추려고 했지만, 아내의 격려 때문에, 따뜻한 물에 녹인 <세이겐>을 바르기도 했고, 스프레이로 뿌리기도 했으며, <세이겐> 파우더를 그대로 뿌리기도 했습니다. 또 욕조 안에 <세이겐>을 넣기도 하는 등 열심히 노력해서 5개월째에 겨우 호전 반응을 극복할 수 있었습니다.

무엇보다도 기뻤던 것은 겨우 식욕이 생기기 시작한 것입니다. 그리고 뭔가 활력이 솟아나오기 시작한 듯한 기분이 들었습니다. 밤에는 잘 잘 수 있었고, 혈액의 순환이 좋아졌는지 날마다 손, 발이 저리는 것도 사라졌고, 얼굴색도 서서히 붉은색을 띠게 되었으며, 대소변도 좋아졌습니다.

그리고 너무나 고생했던 강심제의 부작용이 싹 없어졌습니다. 저에게는 정말 꿈만 같은 일이었습니다. 최근에는 검사 때마다 간 기능도 개선 조짐이 보여, 지금은 검사 수치도 나름대로 안정되고 있습니다. 더욱이 증상이 악화되는 일도 없어졌고, 심박수도 그런대로 괜찮아져 고동 조정기를 삽입할 필요도 없었습니다. 당연히 무리하는 것은 안되지만, 몸의 상태는 놀랄 정도로 회복되어 1년 반 전과 비교하며 격세지감을 느꼈습니다. 그건 그렇고 절망의 늪에서 구해 준 <세이겐>의 위대한 힘에 지금도 놀랄 뿐입니다.

만약 유산균 생산물질 <세이겐>을 몰랐더라면 어떻게 되었을까 생각해보면 끔찍할 뿐입니다. 이 행운에 그냥 감사할 뿐입니다. 그리고 지금까지 오랜 세월 저를 지켜준 가족의 따뜻한 애정에 다시 한 번 고맙다는 말을 하고 싶습니다.

## 103. 심장에 관한한 종합환자

야마구치현 시모노세키시<br>
아즈마 후쿠에

저는 젊은 시절부터 순환기 계통이 약해, 병원문이 닳도록 병원에 다녔으며, 병명을 대면 끝이 없어 사람들이 놀라곤 했습니다. 선천성 심근증, 확장형 심근증, 발작성 심방세동, 심장판막증, 발작성 방실블록, 만성 심부전, 심장 비만 등 심장에 관한한 종합병원이었습니다. 발작성 심방세동은 40년 전부터 가지고 있던 병입니다.

과거에는 발작이 일어나면 바로 병원에 입원해 링겔을 맞고 안정을 찾았습니다. 발작이 일어나면 너무나 고통스럽습니다. 그러나 발작을 억제하는 링겔의 효과가 점점 없어졌습니다. 너무 발작이 자주 일어나자, 10년 전 병원 담당의가 외국에서 개발되어 일본에 들어온 지 2년 된 신약을 복용해 보라는 말을 들었습니다. 그 때 남편이 받은 것은 동의서였습니다. 어떤 부작용이 있는지 물어 보았더니, 폐와 눈에 증상이 나타난다고 했는데 발작 횟수가 많은 나에게는 그 방법 밖에 없었는지도 모릅니다.

　1999년 10월, 저는 전기 충격을 처음으로 받았습니다. 그 다음 해 1월에 쓰러져 입원하게 되었고, 2월에도 쓰러지게 되어, 3월에 카테텔을 넣어 검사한 결과 원인은 발작성 심실블록이라는 병이라는 것을 알게 되었습니다. 3월에 페이스 메이커를 넣는 수술을 했으나, 여전히 발작이 일어났습니다. 심방세동과는 그다지 상관이 없다며 총 6번의 전기 충격을 가했습니다.

　복용하는 약의 양에는 변화가 없었으며, 약으로 인한 부작용은 심해졌습니다. 또다시 검사를 받았고, 결과는 망막중심 정맥안저출혈폐쇄증이었습니다. 수술도 불가능하였고, 점점 시력이 떨어져 앞이 잘 보이지 않게 되는 병이었습니다. 폐 기능도 약해져 조금만 움직여도 동기가 심하며, 멀리 외출하는 것은 생각도 못했습니다. 남편에게도 애를 먹였습니다.

　<세이겐>과의 만남은 지금으로부터 2년 전의 일입니다. 저는 건강 식품은 그 때까지 이것 저것 먹어봤기 때문에 처음에는 지인인 하타케다씨가 권유하는 성의를 생각해서 조금 먹는 정도였습니다. 우선 <골드> 1포로 시작해서 3포 정도로 늘렸고, 그리고 나서 <GH> 1포 정도를 먹었는데, 별다른 변화를 느끼지 못했으며, 믿음도 없었습니다. 마음의 위안이라 생각하고 먹었습니다. 그런데 하타케다씨는 무척 친절하고, 진지하게 걱정해 주셨습니다. 지금 돌이켜보면 그 전에는 그렇게 친절한 하타

케다씨에게 너무 불만만 토로했던 것 같습니다.

　먹기 시작하고 1년 정도가 지났는데도, 총 콜레스테롤 수치에도 변화가 없었으며, 발작도 여전했고, 약도 끊지 못하는 상태였습니다. 하지만 하타케다씨의 권유로 어쩔 수 없이 체질개선연구회에 나갔습니다. 강사와 의사들의 강연을 듣고 있자니, 뭔가 변화되고 있는 느낌이 들기는 하는 것 같았습니다.

　그 즈음부터 심적으로도, 신체적으로도 점점 변화가 나타나기 시작했습니다. 혈액 검사 수치에 변화가 있었습니다. 좋은 콜레스테롤이 늘었고, 나쁜 콜레스테롤이 줄었으며, 동맥 경화 검사에서는 전에는 1,800이던 수치가 1,200으로 떨어졌습니다. 평균치는 1,400이라고 했습니다. 혈관이 강해진 것입니다. 일주일에 한 번 다니던 병원도 현재는 한 달에 한 번만 다니고 있습니다. 최근에는 병원에 가 검사받는 것이 즐거울 정도입니다.

　작년에 있었던 요나고 컨벤션에 남편과 함께 참가하였으며, 여섯 시간에 걸친 버스 이동도 힘들지 않았습니다. 물론 매달 체질개선연구회에 참석하고 있으며, 강사 선생님들의 말씀을 하나도 놓치지 않고 열심히 듣고 있습니다. 지금은 식생활과 생활 습관 개선의 필요성, <세이겐>의 역할 등에 대해 가르쳐주는 체질개선연구회에 같이 가자고 권해주신 하타케다씨에게 진심으로 감사하는 마음입니다.

　<세이겐>을 애용하게 된 후로 단 한 번도 발작이 일어나지 않았습니다. 현재는 약도 여섯 종류로 줄었습니다.

남편이 가장 기뻐하고 있으며, 현재는 하루에 <골드> 3 포, <GH> 1포, <알파> 1, 2포를 평균적으로 먹습니다. 너무 많이 먹으면 심장 박동이 빨라져, 저에게는 이 정도가 적당한 것 같습니다. 이렇게 건강한 날을 보낼 수 있을 줄은 꿈에도 생각치 못했습니다. 남편은 제가 건강하기만 하면 행복하다며 아낌없이 지원해 줍니다. 무리하지 않고, 하루 하루를 소중하게 생각하며, 남편과 함께 노후에는 더욱 더 즐겁게 살자고 서로 말하며 생활하고 있습니다.

## 104. 심근경색, 병원 생활이 끝났습니다.

군마현 다카사키시<br>
오다와라 야스코

제가 <세이겐>을 안 지는 3년이 되었습니다.

60살이 된 남편이 45, 46살 때 2년 연속으로 입원을 했는데, 두 번째 입원은 심근경색 때문이었습니다. 2개월 반 동안 입원을 했는데 한 달 동안은 면회 사절 상태였습니다.

그 이후 10년 정도 병원을 계속 다니고 있었는데, 친구가 <세이겐>을 알려주며 연구회에 같이 가자고 했습니다. 그곳에서 약의 부작용에 관한 비디오를 보았습니다. 혈압약은 평생 먹는 것이라고만 알고 있었는데, 비디오를 보면서 저는 놀람과 동시에 무지한 제가 부끄러웠습니다.
　<세이겐>을 먹기 시작하고 5개월 간은 혈압 강하제, 혈관 확장제 등의 병원약을 반으로 줄였고, <세이겐>을 5포씩 먹다가, 그 후로 6, 7포로 늘려 지금까지 먹고 있습니다.
　당시 간호사였던 딸은 처음에는 병원에서 검사를 하고 의사 선생님이 말씀하시는 대로 하라고 했었는데, 지금은 딸과 손자를 포함해 가족이 다 함께 애용하고 있습니다. 저는 하루 3포를 복용하고 있으며, 57살인 현재에도 주 2 ~ 3회는 탁구를 칠 수 있을 정도로 건강해졌습니다. 친구에게 정말 감사하고 있습니다.

## 105. B형 말기 간경변, 7개의 정맥류 수술도 OK

오사카부
후키다시 모리야마

　잊을 수 없는 1992년 새해가 밝았을 때 동생이 소개해 준 한방약 처방 전문병원에서 진찰을 받았는데, 담당 의사 선생님께서 초음파 검사 결과 간경변이라고 말씀하셔서 쇼크로 남자임에도 불구하고 이틀 밤을 울었습니다. 그런 게 무리도 아닌 것이 할아버지, 아버지가 같은 병으로 돌아가셨기 때문입니다. 언젠가는 나도 같은 병명을 선고 받는 날이 올 것이라고 예상은 하고 있었지만, "설마 48살이라는 젊은 나이에!"라는 생각이 들자 눈 앞이 새까매졌고, 한 동안은 가족에게 화풀이를 했고, 나오는 말도 다 거칠었던 것 같습니다. 아내는 그런 제 마음을 가라앉히려고 불단을 사 달라고 저에게 부탁했습니다. 저는 장남이기 때문에 시골에 가면 불단이 있다면서 반대했지만, 평생의 소원이라며 아내가 간절히 바라서 사기로 했습니다.

그 뒤로는 하루 하루 감사하며 불단 앞에서 손 모아 기도하며 지냈는데, 순식간에 34였던 허리 사이즈가 42로 늘어났고, 바지도 멜빵 밴드를 차야 하는 상태가 되었습니다. 아내는 입원을 하라고 몇 번이나 말했지만, 저는 의사 선생님을 소개 받을 때까지는 집에서 노력하겠다고 했습니다. 입원하면 이제 나올 수 없을 거라고 각오하고 있었고, 시골에 가서 성묘도 하고 싶었기 때문입니다.

시골에서 돌아온 저는 M병원 선생님의 소개로 교토 시립병원에 입원하여 40일 간 입원 생활을 했습니다. 이뇨제와 식이 요법을 실시했고, 복수는 하루 한 번 소변을 보면서 줄였습니다. 퇴원을 할 때, 아내는 주치의 선생님으로부터 "남편의 간장은 B형 말기 간경변으로 90%의 세포가 작용을 못하는 상태입니다. 간장의 상태는 85살 정도 먹은 사람의 간장과 같습니다. 반 년은 사실 수 있는데, 일 년은 힘들 것 같습니다."라는 선고를 받았다고 했습니다.

<세이겐>에 대한 얘기를 들은 것은 1993년 1월 경입

니다. 당시는 지금의 배가 되는 높은 가격이었으므로, 아내가 권해서 매일 3포씩 먹기 시작했습니다 그런데 3개월이 지났을 때 면역 항체가 나와서 균이 줄기 시작한다고 했기 때문에, 그 때부터는 <세이겐>을 하루에 6포씩 먹었습니다. 반 년이 지나자 얼굴색도 좋아졌고, 근육도 붙기 시작해 원래의 모습으로 돌아갔습니다. 그쯤부터의 GOT, GPT 수치는 70 전후로 기억하고 있습니다. 1994년 경부터 60 ~ 50으로 수치가 안정되었습니다.

1995년부터는 <세이겐> 복용량을 10포에서 15포로 늘려 애용하자 수치가 50 ~ 40이 되었습니다. 입원 중에 정맥류가 있었는데, 주치의도 일단 상태를 지켜보기로 하자고 했고, 저도 수술하는 것이 무서워서 연기하고 있었습니다. 그러나 혈관이 터져서 목숨을 빼앗기기 전에 수술을 하는 편이 좋을 것 같아, 작년 11월에 입원해서 7개의 정맥류 수술을 받고 19일만에 퇴원했습니다.

입원 중에도 <세이겐>을 먹었는데, 수술 후의 자국도 깨끗하고 회복도 빠르다고 간호사들도 말했습니다. 그리고 11월 혈액 검사 결과에서 "B형 세균이 현미경으로 봐도 하나도 발견되지 않고, GOT도 36으로 정상입니다."라는 얘기를 들었습니다. 그 후 순조롭게 호전되어 올 5월에 한 검사에서는 일반적인 간염 정도로 간장의 상태가 회복되어, 선생님도 "다른 환자에게서는 찾아볼 수 없는 일입니다. 이것도 <세이겐>이 작용을 했기 때문인가?"라고 말할 정도였습니다. 지금은 이뇨제도 전혀 필요 없게 되었습니다. 저희 부부는 <세이겐>에 진심으로 감사하고 있으며, 이렇게 기쁜 일은 없다고 감격하고 있습니다.

## 106. 20년 간 앓아온 C형 간염, 간암 수술도 13일만에 퇴원

카나가와현 요코스카시
타마이시 이요코

일을 하고 있는 자신이 좋았기 때문에, 젊었을 때부터 계속 열심히 일을 했습니다. 35년 전에 컨디션이 안 좋아 입원했던 적은 있었지만, 그 이후 저는 항상 바쁜 일상을 보내고 있었습니다.

그런데 1984년, 회사에서 건강 검진을 받았을 때, 만성 간염이라는 진단을 받았습니다. 예전에 입원했을 때 받았던 수혈이 원인이었습니다. C형 간염 바이러스도 발견되어 강력한 네오미노파겐C(SNMC)를 매일 맞으면서도 일은 계속 했습니다.

1992년 여름, 의사의 권유로 입원을 했고, 인터페론 치료를 받았습니다. 고열이 있을 거라고 들었지만, 열은 별로 나지 않아서 안심했습니다. 하지만 정서가 불안정해졌고, 잠을 잘 수 없게 되었습니다. 잠이 들면 쇠줄로 꽉 묶어 놓은 듯한 느낌이 계속되었습니다. 이러한 상태가 밤이고 낮이고 계속되었습니다. 몸도 눈도 자신의 것이 아닌 것처럼 움직이지 못하는 상태가 되어, 정말 죽음을 각오할 정도였습니다. 실제로 자살한 사람도 많이 있다고 들었습니다. 이런 상태가 계속되면 안되겠다고 판단하고, 인터페론을 일단 중지하고 퇴원을 했습니다. 그 후에도 매일 영양제를 맞으러 다녔지만, 완전히 힘이 빠져 걷는 것도 마음대로 되지 않는 상태였습니다.

1992년 12월, 발병 때부터 제게 신경을 써 주었던 간호사 야마다 나나코씨가 침대에 힘없이 누워서 링거를 맞고 있는 제게 한 번 먹어보라며 <세이겐 골드>를 주셨습니다. 이것이 <세이겐>과의 만남이었습니다. 그 때의 감동은 지금도 분명히 기억하고 있습니다. 지금까지 멈추어 있던 체내의 피와 세포가 단 1포의 <세이겐>으로 움직이기 시작한 느낌이었습니다. 나도 모르게 이게 무엇이냐고 물었습니다.

그 날 바로 야마다 노부코씨를 만나 <세이겐>을 구입했습니다. 당시 시중 판매 가격의 두 배였지만, 어서 먹고 힘을 내고 싶은 마음 뿐이었습니다. 그래서 지금이 있는 것입니다. 그 때 복용량은 우선 <골드> 1. 2포로 시작했고, 3 ~ 4일 후 위에 통증이 찾아와 다시 1포를 늘려 먹었고, 4 ~ 5일 후에는 서서히 늘려 하루 3, 4포를 꾸준히 먹었습니다. 그 다음은 눈에 띄게 힘이 생겨 병원 복도를 왕복으로 걸을 수 있게 되었고, 일에도 복귀할 수 있었습니다. 어느 새인가 비염, 목, 요통, 어깨 결림, 무좀까지 나아서, 인간의 몸이 이렇게 가볍구나 하고 생각할 수 있을 정도로 건강해졌습니다. 단 바이러스가 없어지지 않았기 때문에, 지금도 강력 네오미노파겐C 주사만 은 주 3회 계속 맞고 있습니다. GOT, GPT 수치도 안정 되어서 최근에는 인터페론을 권하지 않으십니다.

그리고 8년 후인 2000년 일을 하던 중에 발 뒤꿈치에 골절을 당했습니다. 골절에는 <세이겐>도 어쩔 도리가 없다고 판단되어, 어쩔 수 없이 입원을 했습니다. 그 때 의사 선생님께서 겸사 겸사 검사를 해 보자고 하셔서, 가벼운 마음으로 검사를 했는데, 간에 암이 있었던 것이었습니다. GOT나 GPT의 수치도 안정되어 있는데 암이라니... 큰 충격이었습니다.

그 때 치바의 시나다씨의 조언으로 니시신주쿠 플라자 클리닉의 데무라 선생님께 재진을 받았습니다. 그 자리에서 데무라 선생님께서 직접 도쿄여자의대병원에 전화해주셔서 소개장도 받았습니다. 그리고 12월 도쿄여자의대병원에서 수술을 했습니다. 암이라는 것을 알았을 때부터 <골드>와 <알파>를 20포는 먹었습니다. 또 입원 중에도 계속해서 <세이겐>을 먹었는데, 이것을 이해해 주는 병원이라는 것이 큰 버팀목이 되었습니다. 데무라 선생님의 조언이 있었기 때문이라고 감사하고 있습니다.

그 때의 회복력은 자타 모두 인정할 만큼 대단했습니다. 가슴의 중심에서부터 옆구리까지 50cm 정도 잘라내었고, 간은 3분의 1을 제거했지만 수술 후 13일만에 퇴원을 했습니다. 이후 3개월마다 하는 검사도 아무런 이상 없이 벌써 5년째가 됩니다.

지금은 <알파>를 하루에 5포 정도 더해, 총 20포 정도를 먹고 있습니다. 2000년에 553이었던 바이러스 마커 수치가 서서히 내려가, 2년 후 9월에는 320까지 내려갔습니다. 작년 10월 말에는 일을 은퇴하였고, 올해 70살이 되었습니다. 지금까지 일 때문에 도쿄 아다치구에 살았었지만, 지금은 카나가와현 요코스카시의 본가로 돌아와 살아가고 있습니다. 저는 나머지 인생을 조금이라도 〈세이겐〉에 보답할 수 있었으면 좋겠다는 마음으로 콘벤션 회장으로 발길을 옮기고, 친구나 아는 사람에게 권하면서 살고 있습니다.

## 107. C형 간염 때문에 오는 경련

돗토리현 히가시하쿠
야노 쇼리

제가 유산균 생산물질을 안 것은 1996년 6월이었습니다. 그 당시 전신에 경련을 일으켜 한 달에 2, 3번은 구급차로 병원에 실려 가는 날들이 계속됐습니다. 그래서 1995년 11월 돗토리의대에서 허리 수술을 했고, 1996년 2월에 퇴원했습니다. 그렇지만 전혀 상태는 좋아지지 않았고, 자주 병원에 들락거리게 되었습니다. 잠이 들면 전신에 경련이 와서 아내와 아이들에게도 피해를 주었습니다. 경련이 좋아지지 않았기 때문에 내장 검사를 해 보기로 했습니다. 검사 결과는 C형 간염이 악화돼서 초기의 간경변과 위궤양이 있다고 했습니다. 간장에서 경련이 일으키는 것으로 판단되어 인터페론을 주 3회 투여하였고, 그것을 6개월 간 계속해 보기로 했습니다. 제 자신은 조금이라도 경련이 좋아질 것이라 생각하고 치료를 시작했습니다. 당시 수치는 GOT는 278이었고, GPT는 300이었습니다.

인터페론 치료가 시작되자 부작용으로 인해 괴로운 날들이 일주일 정도 이어졌습니다. 부작용은 처음에는 한기가 와서 갑자기 열이 나서 최고 40도 이상을 30분 이상 지속되었고, 식욕도 없었고, 머리는 무거웠으며, 몸은 나른해졌습니다. 6개월이 지났을 때 GOT 110대, GPT 120대가 되었습니다. 그렇지만 경련은 좋아지지 않았습니다.

그 때 백부님이 유산균 생산물질을 갖고 왔습니다. 저도 처음에는 이런 것이 효과가 있을까 반신반의했습니다. 어쨌든 하루에 3포로 시작했습니다. 일주일 정도 지나자 몸의 나른함이 사라졌고, 식욕이 생겼습니다. 간 기능 검사는 한 달 지나자 GOT 75, GPT 93이었고, 두 달 지나자 GOT 53, GPT 68, 3개월째에는 GOT 46, GPT 57로 점차 좋아졌습니다. 12월 검사에서는 GOT 37, GPT 42로 간경변도 좋아지고 있다고 주치의로부터 듣고 정말 기뻤습니다. 경련도 한 달 지났을 때부터 적어지면서 현재는 전혀 없습니다. 아내도 "경련이 안일어나는 걸 보니 이 유산균 생산물질은 대단한 것인가 봐."라며 기뻐했습니다. 현재는 <골드> 5포를 먹고 있습니다.

그리고 위에는 궤양이 3개 있었는데, 1개는 새끼 손가락 크기만 했고, 새끼 손가락 손톱 크기만한 것이 2개 있었습니다. 12월 6일에 검사했더니 주치의가 머리를 갸우뚱거리며 궤양이 없다고 말하며, 지난 번 찍었던 사진을 보면서 이 곳에 있을 거라며 찾아봤지만, 보이지 않았습니다. 주치의 선생님도 놀랐습니다. 저도 유산균 생산물질의 대단함에 정말 놀랐습니다. 앞으로는 병으로 고통 받고 있는 사람들에게 한 사람이라도 많이 유산균 생산물질을 전하고 싶습니다.

## 108. C형 간염 개선

하라이현
시마무라

전국적으로 환자 수가 350만 명에 달해 이제는 제2의 국민병이라고도 불리는 C형 간염 판정을 받은 이후로 11년이라는 시간이 지났습니다.

11년 전 가을 허리가 아파 병원을 찾았더니, 즉시 입원할 것을 권유하셨습니다. 혈액 검사 결과 간 기능이 악화되었다고 했습니다. 1년 후 여름에 몸이 나른하고 미열과 식욕 부진으로 병원을 다시 찾았더니, 만성 C형 간염이라는 결과가 나왔고, 그 당시 GOT, GPT 수치는 모두 500 가까이에 달했습니다. 8월부터 12월까지 입원 치료를 받으며 인터페론 등으로 치료를 받았습니다. 하지만 인터페론은 부작용이 심해서 치료를 중단하지 않으면 목숨이 위험할 정도였습니다. 수치는 내려갔지만, 그만큼 부작용도 심해서 몸이 많이 힘들었습니다. 그 이후에도 수치는 정상으로 회복되지 않았고, 높을 때에는 130에서 150까지 올라갔습니다. 내려가도 60 정도까지 밖에는 낮아지지 않았습니다.

 제가 <세이겐>을 알게 된 것은 1999년 4월 10일이었습니다. 둘 째 아들에게 서예를 가르쳐 주시던 선생님께서 제 몸 상태를 들으시곤 <세이겐>을 추천해 주셨고, 그 때부터 <세이겐>을 애용하게 되었습니다. 중간에 호전 반응도 몇 번인가 있었습니다. 첫 번째 반응은 <세이겐>을 먹기 시작한 해의 가을이었는데, 열이 내려가지 않고 한 달 정도 미열이 계속되었습니다. 비장도 일반 사람보다 조금 부어있는 상태였기 때문에 열이 빨리 내려가지는 않았습니다. 이런 증상이 계속되는 동안에는 식욕도 별로 없었는데, 초겨울까지 비슷한 증상이 이어졌습니다.

 두 번째와 세 번째도 거의 유사한 증상을 보였는데 <세이겐>을 먹고 난 이후부터 조금씩 아침에 눈을 뜨기가 수월해진 느낌이 들었습니다. 네 번째는 작년 3월 중순에서 5월 중순 사이에 그 때와 비슷한 증상이 나타나서 병원에서 링거를 맞기도 했습니다. 저는 이런 증상을 보일 때마다 포카리 스웨트 800cc에 물을 200cc 정도 타고, <세이겐 골드>를 30포, <알파>를 15포 넣어서 물

대신에 마셨습니다. 그랬더니 조금씩 안정을 되찾게 되었습니다. 호전 반응이 있을 때마다 조언을 많이 해주신 선생님들과 <세이겐> 회원 분들께는 지금도 감사드리는 마음입니다. 저는 현재 GOT, GPT 수치가 50 ~ 60 정도로 안정되었습니다.

'人'이라는 글자는 두 사람이 서로 지탱하는 형상을 나타낸 것이라고 말합니다. 오늘의 제가 있을 수 있던 것도 앞서 말씀드린 모든 분들과 체질개선연구회에서 만난 분들 그리고 가족과 친구들이 있어 준 덕분이라고 생각하며, 항상 감사하는 마음으로 살아가고 있습니다. <세이겐>은 저에게 새로운 인생을 선물해 준 소중한 저의 보물입니다.

## 109. 고혈압, 간장, 당뇨, 동시에 해결

야마구치현 시모노세키시<br>
마츠모토 슈우이찌

저는 컴퓨터 관련 분야에 종사하고 있는데, 병을 계기로 <세이겐>을 복용하기 시작했습니다. 처음 복용 했을 때부터 제 컨디션을 좋게 하는데 매우 효과가 있었기 때문에 현재까지도 거르는 일 없이 애용해 오고 있습니다. 그래서 이 감사의 마음을 전하고자 저의 체험기를 기고하게 되었습니다.

저는 현재 56세로 업무상 사람들과 접하는 일이 많았고, 또 업무면에서 스트레스도 많이 받아 술을 마시는 기회가 많았습니다. 40세 중반까지는 술을 많이 마셔도 전혀 힘들지 않았는데, 40대 후반이 되자 체력 저하가 시작되었습니다. 1995년, 오봉(일본의 명절) 연휴가 끝날 즈음에는 회사에 갈 수 없을 만큼 몸 상태가 망가져 결국은 쓰러지게 되었습니다.

　바로 시내에 있는 종합병원으로 가 진찰을 받았는데, 고혈압, 간장병, 당뇨병으로 진단이 나와 즉시 입원했습니다. 이런 진단 결과는 전혀 예상하지 못했던 터라 온몸이 떨릴 정도로 놀랐습니다. 그 때의 기억은 아직도 잊혀지지가 않습니다. 정리해야 할 일들과 업무 지시 사항도 있었기 때문에, 의사 선생님에게 부탁해 입원을 조금 늦추기로 하고 우선 집으로 돌아오게 되었습니다.

　제 딸 둘은 간호사로 그 전부터 가족의 건강에 신경을 써주었고, 조금이라도 이상이 있을 시에는 바로 찾아와 여러 가지로 도움을 주었습니다.

　저는 태어나서 이 때처럼 병원 신세를 져 본 적도 없었고, 또 병원 가는 것을 좋아하지도 않았습니다. 이번에도 어쩔 수 없이 병원에 가게 되었던 것인데, 이러한 결과가 나오리라고는 생각도 하지 못했습니다. 저 이상으로 낙담했던 부인의 모습은 아직도 머리 속에서 지워지지가 않습니다. 병원에서 돌아오는 길에 부인은 장인 어른이 간경변으로 고생하고 돌아가신 것이 생각났는지 울면서 걸었습니다. 슬픔과 억울함에 풀이 죽어 무기력한 상태로 그냥 발걸음을 옮겼습니다. 집 앞에서 부인이 자주 가는 미용실 원장의 부인을 우연히 만났습니다. 우리 둘이 나란히 걷고 있는 모습을 보고 부러운 듯 말을 걸어왔는데, 우리 부부는 그럴 기분이 전혀 아니었기에 아무 것도 대답하지 못했습니다. 저는 집에 돌아와 바로 침대로 가 누웠는데 부인은 조금 전에 만난 미용실 원장의 부인에게 오늘 병원에서 받은 진단 결과를 이야기하러 간 듯했습니다. 그 부인은 놀라며 <세이겐>을 소개해 주었고, 그것이 <세이겐>과의 첫 만남이 되었습니다. 좋다고 하는 것은 무엇이든지 다 해보자 라는 생각으로 <세이겐>을 복용하기 시작했습니다.

저의 이런 이야기는 주위에 빠르게 퍼져 나갔고, 간장에는 무엇이 좋다더라, 당뇨에는 무엇이 잘 듣는다더라 등의 정보가 밀려 들어왔습니다. 그 중에서 공통으로 좋다고 하는 것이 마늘이었습니다. 이 효능은 누구나가 인정하는 것이었기 때문에 저도 <세이겐>과 마늘을 같이 복용해보기로 결심했습니다. 아침, 점심, 저녁, 막 다린 마늘을 작은 스푼으로 반, 그리고 <세이겐 알파>와 <골드>를 적당히 섞어 1회 3포를 먹었고, 그 사이 사이에 간식 대신으로 2포씩 먹어, 하루 총 15포, 많을 때에는 하루에 20포를 꾸준히 먹었습니다.

그러자 일주일 정도 지났을 때부터 몸에서 반점 같은 것이 생기기 시작했고, 손과 발, 피부에도 나타나기 시작했습니다. 깜짝 놀라서 <세이겐>을 권유해 준 분에게 바로 연락을 했는데, 호전 반응이니 걱정 할 것 없다며 안

심해도 좋다는 이야기를 듣고 그제서야 겨우 안심을 했습니다. 그로부터 하루가 다르게 몸이 편안해지는 기분이 들었습니다. 그 동안 회사 사람들이 서로 돌아가며 병문안과 일 때문에 방문했을 때마다 저의 회복의 정도를 다들 잘 보았던 터라, <세이겐>과 마늘 덕분이라는 것을 자주 이야기 해주었습니다. 침대가 비어 종합병원에 입원하게 되었습니다. 다시 처음부터 재검사를 하게 되었는데, 혈압, 간경화, 당뇨 수치가 전과 비교해 무척이나 내려가 있었습니다. 병원에서는 한 달 간 오로지 식사 요법과 운동만으로 치료하고 퇴원했습니다. 그 동안 의사 선생님에게는 비밀로 하고 <세이겐>과 마늘을 거르지 않고 먹었습니다. 주치의도 저의 순조로운 회복 경과를 보고 모범 환자라며 칭찬을 할 정도였습니다. 퇴원 시기가 다가오자 주치의에게 <세이겐>과 마늘을 입원 중에 계속 복용한 사실을 말했고, <세이겐>의 설명서를 보여주자 <세이겐>이 간장과 당에 좋다는 말을 듣게 되었습니다.

  퇴원 후에는 하루 5, 6포씩 거르지 않고 복용하였고, 또 한 달에 2회 정기 검사도 잊지 않았고, 건강 관리에 신경을 썼습니다.

  현재는 정상에 가까운 상태까지 회복했고, 회사에도 이전과 다름없이 열심히 다니게 되었습니다. 마지막으로 부인과 친구들 또한 <세이겐>에게 감사한 마음을 전합니다. 이런 제 자신의 경험을 아직 <세이겐>을 알지 못하는 분이나, 아직 먹어보지 않은 분 가운데, 저와 같은 병으로 고생하는 분들에게 꼭 알려 드려 작은 도움이라도 되길 바라고 있습니다. 부인도 친척이나 지인들 중에 힘들어하는 분들에게 <세이겐>을 소개해 주고 있는데, 아토피로 고생하던 부인의 조카가 저와 같은 시기에 <세이겐>을 복용하기 시작해, 현재는 완전히 회복해 올 1월에는 첫 딸을 출산했습니다. 이 아이는 전혀 이상 없이 건강하게 잘 자라고 있다는 것도 말씀 드립니다.

## 110. 놀랄 만큼 좋아진 간 기능

도쿄도 치요다쿠
다카하시 토모미

저는 1999년부터 매년 1년에 한 번씩 정기 검진을 빼놓지 않고 받고 있는데, 그 때마다 간 기능 수치가 높다는 것과 지방간이라는 지적을 받았습니다. 항상 간이 있는 쪽이 팽팽하게 부은 듯한 느낌과 묵직함이 느껴졌고, 매일 쉽게 피로에 지쳤습니다.

작년 정기 검진에서 재검사를 받으라고 하여 검사를 받았는데, 그 때 혈액 검사 수치는 AST(GOT)가 47, ALT(GPT)가 122로 눈이 휘둥그레질만큼 높은 수치였습니다. 어떻게 하면 좋을지 몰라 친구 어머니에게 고민을 털어 놓았는데, 그럼 <세이겐> 바이오 퍼멘틱스를 한 번 먹어보라고 권유해 주셨습니다.

작년 8월부터 시험적으로 <세이겐 골드>를 하루에 1 ~ 4포씩 일주일에 걸쳐 먹었고, 몸을 익숙하게 만든 뒤 2주째부터는 본격적으로 <세이겐 골드>를 3포, <세이겐 알파> 2포를 먹기 시작했습니다.

과연 얼마 만큼의 효과가 있을지 전혀 감을 잡을 수가 없었습니다. 그 효능을 알아보기 위해 지금까지의 식생활을 가능한 한 바꾸지 않았고, <세이겐> 바이오 퍼멘틱스를 시험해 보았습니다. 저는 기름진 음식을 매우 좋아하는데, 특히 감자칩을 매우 좋아합니다. 자랑은 아니지만 일주일에 2포는 꼭 해치우는 정도입니다. 그래도 <세이겐> 바이오 퍼멘틱스는 빼놓지 않고 꼬박 꼬박 먹었습니다.

그리고 11월 정기 건강 검진 결과가 나왔습니다. 간 기능 수치인 AST(GOT)가 47에서 33으로 정상치 범위 내로 돌아왔으며, ALT(GPT)는 122에서 67로 떨어졌고, 지방간도 없다는 검사 결과를 받았습니다. 이런 경험은 정말이지 처음이었습니다.

이전에는 TV 등에서 간에 좋다고 했던 가막 조개, 오징어 다리, 조개 관자 등도 열심히 먹었지만, 전혀 바뀌는 것은 없었습니다. 그런데 간 기능 수치가 3개월만에 이렇게 변할 줄이야 정말 믿을 수 없었습니다. 3개월 간 게으름을 피우지 않고 먹기만 했는데, 이런 큰 변화가 찾아오다니 정말 감동스러웠습니다. 여러분들도 꼭 알아주셨으면 하는 마음에 제 이야기를 들려 드렸습니다.

## 111. 간 기능 저하는 저절로

오사카부 이바라키시
오오모리 진

60세 정년을 2년 앞두고 있던 저는 당시 일을 하고 있기는 했지만, 오랫동안 폭음, 폭식과 불규칙한 생활, 운동 부족 등으로 인해 간 기능이 쇠퇴된 상태였고, 콜레스테롤 수치, 체지방율, 비만도 등의 수치는 모두 비정상적인 수치를 나타내고 있었습니다.

일년에 한 번 건강 검진을 받기만 할 뿐 스트레스도 상당히 많이 쌓여있는 상태였습니다. 이렇게 가다가는 병으로 쓰러지는 것을 기다리는 것과 무엇이 다르겠냐는 생각이 들어 기운을 차리고 건강을 되찾기 위해 조깅을 시작했습니다. 부인으로부터 <세이겐>을 권유받아 먹기 시작한 것도 그 때부터였습니다.

처음에는 1km만 달려도 숨이 차고 무릎이 아파서, 바로 서서 쉬어야 했습니다. 그럼에도 불구하고 매일 아침 일찍 일어나 계속해서 달리는 사이에 어느듯 조깅 기리도 늘어나, 하프 마라톤에도 참가할 수 있게 되었고, 동시에 성인병과도 결별을 할 수 있게 되었습니다.

그리고 60세가 되어 정년 퇴직을 한 후에는 마라톤에 푹 빠져 지냈습니다. 골인할 때의 감동과 달성감에 반하여, 최근에는 매년 국내에 개최되는 10개 이상의 레이스에 참가하고 있습니다.

그리고 호놀룰루, 북경, 뉴욕, 아테네, 뉴질랜드, 베를린, 대련 등 1년에 한 번씩 해외 마라톤에도 참가하고 있으며, 울트라 마라톤도 완주하였습니다. 올해 울트라 마라톤은 5월에 열렸습니다. 나가노현에 있는 고원 지역으로 경사가 급한 국내 굴지의 난코스인데, 13시간 29분(제한 시간 14시간)만에 골인하였습니다. 다음은 7월에 있을 호주의 골든 코스트 마라톤입니다. 8년 전에는 상상도 할 수 없었던 세계를 지금은 대담하게 즐기고 있는 것입니다. 레이스를 하기 전 날과 당일은 물에 녹인 <세이겐> 바이오 퍼멘틱스를 평소보다 조금 많이 먹는데, 이것이 체력 회복에 아주 좋습니다.

8년 전부터 조깅을 시작했던 아내와 함께 매일 운동과 균형잡힌 식사를 언제나 소중히 생각하고 있습니다. 특히 아내가 체질개선연구소에서 배운 것을 토대로 만들어 주는 식사와 운동은 저희 런너들에게 있어서 건강 증진과 체력 유지에 매우 효율적입니다. 앞으로도 몸과 마음 모두 건강하게 유지하여, 10년, 20년 후에도 플코스 마라톤에 도전하여 완주하고자 하는 즐거운 꿈을 꾸고 있습니다.

그리고 제 처형이 5년 전 오른쪽 신장 적출 수술을 받았습니다. <세이겐> 바이오 퍼멘틱스를 애용하고 있던 덕분에 수술은 생각보다도 훨씬 순조롭게 끝났고, 그 이후의 경과도 순조로워 이전의 건강과 체력을 회복하였습니다. 작년 6월에는 스위스 알프스에 1주일 간 머물며 트레킹을 즐기기도 했습니다.

이렇게 건강하게 달릴 수 있고 트레킹을 즐길 수 있는 것은 <세이겐>을 3포씩이나마 지속적으로 애용하고 있는 덕분이라 생각합니다. 요즘은 8년 전 <세이겐> 바이오 퍼멘틱스와의 만남을 고맙게 생각하고 있습니다.

## 112. 신기한 인연으로 이어진 <세이겐>과의 만남

야마구찌현 시모노세키<br>
기무라 기미코

작년 11월 29일, 동경 유락쵸의 동경국제포럼에서 <세이겐> 전국 대회가 열려, 전국 각지에서 5천명이나 되는 회원 분들이 참가했습니다.

저도 참가했었는데 굉장히 큰 규모로 열렸습니다. 저희들이 매일 애용하고 있는 <세이겐> 덕분에 난치병을 극복한 분들의 체험 발표가 계속 이어졌고, 그 분들의 체험 하나 하나에 관한 의사 선생님의 자세한 해설이 있었습니다. 오전 11시에 개최된 대회는 밤이 되어 토크쇼, 가요쇼로 분위기가 무르익는 정말 의미있고 즐거운 시간이었습니다.

대회가 잠시 휴식하는 사이에 로비 소파에 앉아 쉬고 있었을 때 일입니다. 옆에 연배가 있으신 두 쌍의 부부가 앉아 계셨는데, 우연히 그 옆의 분과 말을 하게 되었습니다. 대화는 자연스럽게 바로 <세이겐>으로 이어졌고,

<세이겐>이 전쟁 전, '윤생소킨'이라 불리는 훌륭한 약이었다는 것과 그 분이 죽은 제 남편과 같은 나이이고, 게다가 건축간부후보학교의 동기였던 사실을 알게 되어 정말 깜짝 놀랐습니다.

저의 생가는 농가였습니다. 제가 아직 16, 7세였을 때, 1944년부터 20년에 걸쳐 군인들이 저희 집에 자주 출입했습니다. 아시다시피 식량난이 심각했던 시대였습니다. 저희 집에서는 이 젊은 군인들과 가족과 같이 지내며, 저녁 식사 후에는 목욕탕을 빌려 주는 것이 일과가 되었습니다. 부모님은 오빠가 전쟁터에 나가 있었기 때문에 군인들을 자식처럼 생각하면서, 감이나 콩 등과 같은 먹을 거리를 챙겨 주셨습니다. 그 답례로 군인들은 녹차가 들은 과자를 주었는데, 그 당시 우리들 입에 들어갈 만한 물건은 아니었습니다. 그 때 혀에서 녹는 듯했던 그 달콤함은 아직도 또렷하게 기억하고 있습니다.

그리고 그 때 '윤생(潤生)소킨'이라는 것을 먹게 되었습니다. 윤생소킨은 말라리아나 이질 등에 잘 듣는 약으로, 군인들 중에서도 간부 외에는 먹을 수 없었던 귀한 고가의 것이었다고 들었습니다. 그래서 제가 "전 그렇게 고가인 것은 받을 수 없어요. 제일선의 부대에서 활약하고 있는 분들에게 드리세요"라고 하자, 이 약이 대량으로 있다면, 일본은 전쟁에서 반드시 승리할 것이라고 했습니다. 이것이 '윤생(潤生)소킨'이라는 것과의 처음이자 마지막 만남이었는데, 전후 50년이 지난 오늘 이렇게 연이 닿아 <세이겐>을 만나게 되었습니다. 그리고 <세

이겐〉이야말로 그 '윤생(潤生)소킨'이 변화된 것이라는 것도 알게 되었습니다.

　국제포럼 회장에서 5천명이나 되는 사람 중에서 우연히 죽은 남편과 동기인 분을 만났고, '윤생(潤生)소킨'의 이야기를 나누게 된 것은 정말 신기한 인연이었다고 밖에 말할 수 없습니다.

　이야기에 푹 빠져 그 분의 주소도 이름도 묻지 못한 것이 후회가 되는데, 그 때 "저는 이 〈세이겐〉을 건강한 사람들에게 권하고 있습니다."라고 하셨던 그 분의 말씀이 제 마음에 강하게 남아있습니다. 제 남편은 13년 전 세상을 떠났는데, 죽은 남편과 동년배의 그 분은 굉장히 젊고 건강하셨습니다. 저는 〈세이겐〉을 좀 더 일찍 만났더라면 남편을 잃지 않았어도 되지 않았을까 하는 생각을 합니다.

　그리고 저도 동경국제포럼에서 만난 이 분을 따라 저도 이제부터는 젊고 건강한 사람들에게도 이 〈세이겐〉을 열심히 전하려고 합니다.

## 113. 참새가 가르쳐 준 유산균 생산물질의 힘

가나가와현 요코하마시
마츠이 토요

　제가 유산균 생산물질을 알게 된 것은 올해 3월 16일이었습니다. 친구가 체질개선연구회에 가보자고 해서 가와사키에 있는 회장에 참가했습니다. 이 날은 동경여자의대의 데무라 교수님이 참석하시는 날이라서 근교 각지에서 많은 분들이 참가했습니다.

체질개선연구회 종료 후 다과회 자리에서 이 날 참가한 사람들이 한 마디씩 유산균 생산물질을 복용하고 알게 된 체험담을 즐겁게 얘기하는 모습을 보고, 저도 한 번 먹어보기로 했습니다.

저희 집에는 생후 5년이 되는 참새가 있습니다. 어느 날 둥지에서 떨어져 있는 것을 구해 주었습니다. 전신에 개미가 득실거려 죽기 직전이었습니다. 이 때 모근을 다친 것처럼 보였는데, 몇 년이 지나도 머리는 매끈매끈한 대머리였고, 꼬리도 없었으며, 왠지 기묘한 모습의 새였습니다.

유산균 생산물질이 온 날 제가 손바닥에 놓고 쳐다보니까 참새가 손에 올라 와서 갑자기 먹기 시작했습니다. 동물은 몸의 상태가 안 좋으면 약이 되는 풀 등을 본능적으로 식별해서 먹는데, 이 참새도 분명 그런 생각이었을 것이라고 생각됩니다. 그래서 이것은 확실히 좋은 약일지도 모른다고 생각하게 되었습니다. 그 후 매일 계속 주었는데 약 한 달 정도 경과하자, 참새의 머리 부분에 털이 꽤 많이 났고, 꼬리도 생겨서 아주 예쁜 참새의 모습으로 변신했습니다.

더욱 놀란 것은 제 아들의 변화입니다. 당뇨병의 합병증으로 오른쪽 눈은 실명, 왼쪽 눈은 0.01로 거의 장님이나 마찬가지였고, 게다가 신장도 나빠 주 3회 투석을 하는 신체 장애 1급이었습니다. 유산균 생산물질을 복용하기 시작했을 때는 병이 심해지는 것처럼 발가락이 빨갛게 부어올랐고, 진물 같은 것이 흘러 나와 입원도 해야만 했습니다. 의사 선생님의 진단으로는 썩는 것 같으니까 상황에 따라서는 발가락을 절단해야 할지도 모른다고 했습니다.

 서둘러 유산균 생산물질을 복용함과 동시에 물로 녹인 것을 매일 몇 번씩 발랐습니다. 그리고 그 결과 절단은 피했고, 무사히 퇴원할 수 있었습니다. 그 후 2개월 정도 지나 시력도 회복하였고, 신체 장애 2급이 되어 사람의 얼굴도 구분할 수 있게 되었습니다.

 또 3개월 후에는 당뇨 수치도 떨어져 120 전후가 되었는데, 반 년 지난 지금도 데이터가 안정적입니다. 또 며느리도 유산균 생산물질의 도움을 받았습니다. 부작용이 심한 스테로이드를 의사의 처방으로 대량 복용한 것이 원인인 듯한데, 천식이 심해 발작을 일으키면 또 스테로이드를 흡입해야 하는 상황이었습니다. 그러나 유산균 생산물질을 알고 나서 3개월 후에는 무서운 약과는 연을 끊었고, 현재는 무용과 소리를 배우며 매일 바쁘고 건강하게 활동하고 있습니다.

 며느리의 형부와 사촌도 당뇨병으로 걱정하고 있었는데, 유산균 생산물질 덕분에 두 분 다 혈당치가 정상이 되어 의사가 놀랐다고도 합니다. 저도 이상하리만큼 활력이 생겨서 지역의 서클 활동에 적극적으로 참가할 수 있게 되었습니다.
　이처럼 놀랍기도 하고, 기쁜 일들이 연속적으로 일어났는데, 마지막으로 그 외에 일어난 변화를 조목 별로 써 보았습니다.

1. 저는 원형 탈모로 후두부에 아주 조금을 빼놓고는 머리가 빠져 반짝거렸는데, 현재는 가늘고 부드러운 머리카락이 머리 전체에 났습니다.
2. 남편은 뇌혈전으로 혀가 잘 움직이지 않아 회화가 자유스럽지 못했고, 걸음걸이가 불안해 자주 넘어졌는데, 현재는 정상적으로 얘기도 할 수 있고, 걸음도 확실히 걷습니다.
3. 남편은 머리카락 수도 적었고, 백발이 많았는데, 현재는 머리 숱도 많아졌고, 머리카락도 검어졌습니다.
4. 아들도 정수리 부분이 둥글게 벗겨졌었는데, 지금은 머리카락에 힘도 있고 벗겨진 부분도 적어졌습니다.
5. 차남은 폭음을 해도 유산균 생산물질을 넣어 마시면 다음 날 가뿐하다고 합니다.

　이렇게 건강해진 저와 아들 부부의 모습을 보고, 요즘은 유산균 생산물질을 저에게 구해 달라고 해서 먹는 친구도 늘었습니다. 가족과 친척, 친구를 살게 해 준 유산균 생산물질과, 저에게 이것을 가르쳐 준 선배님들에게 항상 감사드립니다.

## 114. 중상인 비둘기도

돗토리현 요나고
이이오 미미코

　저는 <세이겐>을 안 지 아직 2년이 안됩니다. <세이겐>의 위력에 계속 놀라고 있는 저이지만, 병의 회복력은 물론이고, <세이겐>은 우리들의 주위에서 여러 가지 화제를 만들어 주는 것 같습니다. 그 중에서 따뜻한 이야기 하나를 하겠습니다.
　어느 날 아침 저는 베란다 한 면을 빙 둘러싼 투명한 망에 비둘기가 엉켜, 거꾸로 매달려 있는 것을 발견했습니다. 잘 보니까 비둘기는 조금씩 움직였습니다. 살아 있었습니다. 저는 10층 높이임에도 불구하고 떨면서 망을 찢었습니다. 구출된 비둘기는 몹시 지쳐 있었고, 날개도 상처가 나 축 늘어져 있었습니다. 물을 먹을 기력도 없었기 때문에 저는 <세이겐>을 녹여 주사기에 넣고 비둘기 입에 조금씩 떨어뜨려 주었고, 날개의 상처에는 젤리 형태로 녹인 <세이겐>을 발라 주었습니다. 한 시간 정도 있자 비둘기가 건강을 회복하는 조짐을 보였습니다.
　매일 <세이겐>을 먹이고 날개에 발랐으며, 둘 째 날부터는 먹이를 갈아서 부드럽게 해 입에 넣어 주었습니다. 10일이 지나고 날개가 낫자, 완전히 건강해진 비둘기는 어디론가 날아가 버렸습니다. 비둘기가 날아가 버려서 조금 외로워하고 있을 때였습니다. 4일이 지났는데 비둘기가 돌아온 것입니다.

　요즘은 베란다의 물이 들어있는 세면기 안에서 비둘기는 멋지게 수영을 하고, 날개 짓도 하고, 다다미 위에 앉아 편안히 졸다가 날아갑니다.

　비둘기는 우리 집의 또 하나의 식구입니다. 늙은 고양이가 공격할 생각을 안하는 모습에 안심한 듯, 둘은 방 안에 생기는 햇빛을 함께 쬐곤 합니다. 서로를 조금씩 신경 쓰면서도 양지 안에서 햇볕을 쬐고 있는 것입니다. 고양이와 비둘기가 만들어내는 분위기는 제 마음을 따뜻하고, 온화하게 해 줍니다. 이 또한 <세이겐>이 가져다 준 따뜻한 선물인 것 같습니다

## 115. <세이겐>이 구해 준 사랑하는 나의 토끼

니시신주쿠 플라자클리닉 의사  
가도 노부요

　니시신주쿠 플라자 클리닉에서 정혈두부 자락요법(井穴頭部 刺絡療法)을 담당하고 계시는 가도 선생님이 키우시는 토끼 해피에게 발생한 심각한 증상이 <세이겐>으로 인해 완전히 회복되어 이렇게 기쁠 수가 없습니다. 그리고 생각지도 못했던 동물 실험으로 <세이겐>이 가진 효력이 증명되었다는 기쁜 소식을 전해 오셨습니다

　저희 집에서 기르는 토끼가 <세이겐>으로 살아난 이야

기를 하겠습니다. 토끼 이름은 해피입니다. 7년 8개월이 되었는데, 사람으로 치자면 70살이 넘은 할아버지입니다. 이름은 가토 마사오라고 부르기도 합니다. 7년 반 전에 처음 만난 뒤부터는 계속 서로 아끼고, 사랑하는 사이입니다. 말도 잘 들어서 제가 병에 걸려 몸져 누워있을 때면 침대 구석에서 저녁 녘까지 우두커니 앉아서 저를 바라보고 있답니다. "빨리 나처럼 건강하게 나아야지!"라고 말하는 것처럼 침대 주변을 폴짝 폴짝 뛰어다닙니다. 이런 해피도 세월을 이기지 못하고 이빨에 노화 현상이 나타났습니다.

 2004년 11월 중순, 저는 너무 바빴던 탓인지 오른쪽 눈이 아래까지 부어 올라 야간 응급 외래 진료를 받았습니다. 원인은 치아 뿌리쪽에 고여있던 고름이었는데, 치료를 받고 좋아졌습니다. 그런데 그로부터 2주일 뒤 이번에는 해피가 아랫니 뿌리쪽에 고름이 고인 것입니다. 한 달에 한 번씩 집 근처의 수의사에게 가서 아래 턱을 눌러 이빨 뿌리에서 하얀 고름을 빼내곤 했는데, 고름이 점차 더 진해졌습니다. 2005년 8월 19일, 해피는 이빨쪽에서는 고름을 빼낼 수 없게 되어, "상태가 더 악화되면 패혈증에 걸릴 수도 있다."는 선고를 받았습니다.

 달리 방도가 없어 다음 주인 8월 27일, 해피를 바구니에 넣어서 야마노테선(일본의 전철, 우리나라의 2호선처럼 순환됨)을 타고 멀리 있는 토끼 전문병원인 래빗 클리닉에서 검사를 받아보기로 했습니다. 선생님은 아래 턱 피부를 5mm 정도 절개하고 고름을 빼냈습니다. 고름 주머니가 작아져 이걸로 일단은 되었다고 안심을 했습니다. 그런데 그로부터 6일 후 제 딸이 "엄마, 토끼가 책상 아래에만 오면 냄새가 나요. 턱 아래쪽도 빨갛게 볼록 부어 있어요."라고 했습니다. 그 냄새 때문에 지금까지 1층 모두가 모이는 방 구석에 있었던 해피의 집을 해피를 기르는 책임자인 제 방으로 긴급 피난을 시켰습니다. 방은 곧바로 해피의 고름 냄새로 가득 찼습니다. 기모노(일본 전통 의상으로 상당한 고가)에 냄새가 베일까봐 바로 옆 방으로 긴급하게 옮겼습니다. 고름 냄새가 가득 베인 기모노는 입을 수 없었기 때문입니다.

 다음 날인 9월 3일, 다시 래빗 클리닉을 찾았습니다. 선생님은 진찰을 하시자 마자 가스 때문이라고 말하며 가스를 뺐고, 그 다음 생리 식염수로 고름 주머니를 세척 하셨습니다. 그 때 저는 <세이겐 골드>를 꺼내 수의사 선생님에게 오노다 치과 선생님이 말씀하신 <세이겐>의 효능에 대해 말씀드렸습니다. 그러자 선생님은 사람하고 토끼는 체내의 세균 막이 다를지도 모른다는 말씀을 하셨습니다. 저는 밑져야 본전이라며 하늘에 맡기고 생리 식염수에 <세이겐> 1포를 넣게 해달라고 부탁하자, 선생님은 <세이겐>을 넣은 생리 식염수로 고름 주머니를 씻어 주셨습니다. 진료비를 지불할 때 수의사는 해피한테 지병이 될지도 모른다며 동정어린 표정을 지으셨습니다. 앞으로 상처 부위에 염증이 생기지 않도록 10일에 1번씩 가스와 고름을 빼러 클리닉에 통원을 할 것을 생각하니, "냄새가 나는데 이제부터는 어떻게 통원을 하지?"

싶어서 걱정이 앞섰습니다. "해피가 죽을 때까지 몇 개월 혹은 몇 년이나 갈까. 내 방도 냄새로 가득 찼는데, 겨울이라서 환기도 못 시키고……."

　9월 8일부터는 상처 부위에서 나오는 고름 때문인지 가슴 팍과 앞 발이 짓물러 가려웠는지 입으로 그 주변을 빨고 있었습니다. 털을 고를 때와는 달리 맹렬한 기세로 빠는 것이었습니다. 그래서 앞 발의 털이 모두 뽑혔고, 빨간 살갗이 드러나 매우 아파 보였습니다. 어쩌면 밤에 잠도 못 잘지 모른다는 생각이 들었습니다.

　9월 10일은 냄새 때문에 지하철을 못타고 렌터카로 아들에게 운전을 시켜, 우리 해피를 래빗 클리닉에 데려 갔습니다. 대합실에서 기다리는 동안에도 냄새 때문에 다른 손님들에게 피해를 주게 될 것 같아서 도로 한 켠에 서서 순서를 기다렸습니다. 그러나 진찰을 마치고 선생님은 바로 "가토씨 지난 번 하얀 가루 있잖아요? 그게 효과가 있는 것 같아요."라고 말씀하셨습니다. 30년도 넘게 토끼를 진찰해 오신 선생님의 직감일 것입니다. 턱 아래쪽이 괴사해서 딱지가 붙어 있었습니다. 선생님은 얼마 안 가면 근육도 보일거라고 말씀하시며, 소량의 생리식염수로 진한 <세이겐> 수를 만들어 씻어 주셨습니다.

　그 후 나도 매일 정성을 담아 <세이겐 골드>를 하루에 2 ~ 3포씩 물에 녹여 주사기에 넣어서 먹였습니다. 그렇게 했더니 커다랗던 고름 주머니는 1/4로 줄어들었고 색도 연해졌습니다. 딱지도 거의 떨어졌고, 16일에는 오랜만에 뺨을 비빌 수 있게 되었습니다. 냄새도 나지 않았습니다. 21일 진찰받는 날에는 선생님의 말씀대로 딱지는 이제 사라져 근육이 보였고, 드러난 근육 위로 <세이겐> 1포를 뿌려 주었습니다. 9월 30일, 진찰을 받은 결과 이제 건강해졌다고 했습니다. 턱 아래는 연한 핑크빛의 피부가 되살아났고, 피부가 죽었던 곳은 1cm 정도만 살짝 벌어져 있을 뿐이었습니다. <세이겐> 가루에 사랑을 담아서 상처에 다시 발라주었습니다.

10월 이후에는 냄새도 가려움도 모두 사라졌습니다. 8일에 집 근처에 있는 동물병원 수의사에게 진찰을 받았는데, 턱 아래쪽은 완전히 피부가 재생되었고, 게다가 피부도 보통 색으로 돌아왔습니다. 해피의 집도 다시 원래 자리로 옮겨졌고, 아무 일도 없었던 듯이 다시 예전과 같은 생활이 시작되었습니다.

달나라에서도 이렇게 지독한 냄새를 풍기는 토끼는 거절할 지도 모르겠지만, 사망진단서에 패혈증이라는 표기와 함께 달나라로 돌아갈 운명이었던 해피는 요즘에는 식욕도 되찾았고, 변도 이전보다 더 잘 보며 <세이겐> 덕에 지금 이렇게 살아 있습니다. 문자 그대로 해피한 토끼입니다! 렌터카까지 빌려서 병원에 데려갈 정도로 애정이 차고 넘치는 동물이었습니다. 대반열반경의 성공개백(星供開白)의 요법에서는 내년을 앞두고 '惡星退散, 善星皆來(나쁜 운은 모두 가고, 좋은 운만 모두 오라)'고 외친다고 합니다. 저는 이번 해피의 상태 변화를 통해 <세이겐>의 작용은 문자 그대로 '惡細菌退散, 善細菌皆來(나쁜 세균은 모두 사라지고, 좋은 세균만 모두 오라)'라는 인상을 받았습니다. 앞으로도 해피에게는 <세이겐>을 매일 1포씩 꼭 먹여서 천운을 모두 누릴 수 있게 하고 싶습니다. <세이겐> 만세! 관계자 여러분 감사합니다.

## 116. 애견 주디의 자궁내막증도 극복

홋카이도 몬베츠시
나카고에 마사코

1996년 10월, 셰틀랜드 시프 독 주디와의 생활이 시작되었습니다. 그 때 이미 주디는 유방암에 걸려 있었습니다. 11월에 삿포로 이시야마 동물병원의 사이토 선생님께서 수술을 해 주셨습니다. 다음 해 1월에 다시 주디의 눈의 압력이 높다는 것을 알고 병원에 다녔습니다. 하지만 6월에 주디가 식사를 하는 모습에 마음이 쓰여 입 안을 보았더니 위 턱에 검은 종양 같은 것이 있다는 것을 알았습니다. 바로 병원으로 갔더니 자궁내막증이라는 악성암이라는 진단이 내려졌습니다.

또 다시 수술을 했습니다. 주디의 체질이 암이 걸리기 쉽다고 들었기 때문에 좋다는 것은 모두 먹여봤지만, 소용이 없었습니다. 수술 후 사이토 선생님께서 "주디의 목숨은 앞으로 3개월 정도 남았습니다. 짧은 시간이지만 좋은 추억 많이 만드세요."라고 하셨습니다. 쇼크라기보다는 제 머리 속에서는 아직까지 주디의 죽음은 생각할 수도 없었습니다.

　마침 그 때 가이다씨가 '체질개선 건강법'이라는 책을 놓고 가셨습니다. 이것이 계기가 되어 유산균 생산물질 <세이겐>과의 만남이 시작되었습니다. 주디가 두 번째 수술을 한 그 날부터 <골드> 1포, <알파> 1포씩을 먹였습니다.

　10월 말에 <세이겐>을 먹고 활력을 되찾은 주디를 사이토 선생님이 와서 보시고는 건강한 모습에 놀라신 것 같았습니다. "기적이라고 밖에 말할 수 없겠네요. 주디는 100살까지 살 지도 모르겠어요."라고 했습니다. 나중에 들은 얘기지만 사이토 선생님은 제가 얼마나 외롭고 슬플까, 혹시 앓아 누운 것은 아닐까 하고 걱정이 되어 위로 차 오셨다고 했습니다. 저는 선생님의 자상한 마음에 감동했습니다. 주디는 아마 원래의 모습은 아닐 거라고 마음을 다잡고 온 방문이었습니다. 그런 선생님을 주디가 건강하게 맞았습니다. 선생님 눈에 눈물이 맺히는 것을 보았습니다.

　그리고 올해 6월 말, 갑자기 주디의 오른쪽 코가 부었고, 입 안에서 이상한 냄새가 났습니다. 그 때 자연의학 임상예방연구소의 이단 강사 선생님의 얘기를 떠올리며 하루 수차례 얼굴과 입에 <세이겐>을 스프레이로 뿌려주었습니다. 3일 후 생선 내장 같은 것이 코에서 떨어졌고, 코피가 났습니다. 매일 매일 스프레이를 했더니 입

냄새도 없어졌고, 지금은 원래의 잘생긴 얼굴로 돌아가 건강하게 공원을 일주하고, 유모차를 타고 돌아옵니다.

사람도 개도 모든 살아 있는 것은 수명이 다 하면 죽음을 맞이 합니다. 주디도 저도 언젠가는 수명이 다 할 것입니다. 저도 〈세이겐〉 덕택에 주디처럼 컨디션은 대단히 좋습니다. 오늘도 주디가 제 옆에서 "엄마, 뭐 쓰고 있어?"라며 엿보고 있습니다. 주디, 언제나 활기차고 건강하게 살자!


### 117. 개 심장 안의 필라리아 제거도 기적적으로

시마네현 마츠에시
후쿠시마 야스히로

5년 전에 〈세이겐〉을 알고 난 이후 기적이라 불리는 많은 체험을 했습니다. 아버지의 뇌경색, 어머니의 양쪽 다리 인공 관절, 아내의 자궁암, 제 C형 간염 등 체험담은 여러 가지 있지만, 이번에는 작년 수운 개 얘기를 하고자 합니다.

작년 여름 마츠에시의 축제인 수향제라는 불꽃놀이가 있었습니다. 밤 8시 경이었던 것 같습니다. 지인으로부터 전화가 와 "사람들 속에 댁의 개와 색은 다르지만, 비슷한 개가 있어요. 좀 도와주지 않으시겠어요?"라고 했습니다. 바로 가 봤더니 포동포동한 미니추어 닥크훈트가 있었습니다. 경찰에도 연락했고, 2, 3일 정도는 집에서 돌보자고 생각하고 안았을 때, 심장 소리가 이상한 것을 금방 알 수 있었습니다. 집에 데리고 왔는데 힘이 없어 다음 날 병원에 갔더니, 역시 필라리아 말기로 10일 정도 밖에 살 수 없을 것이라고 했습니다. 식욕도 없었고, 10m 걸으면 움직일 수 없게 되어 날마다 약해져 가는 것을 알 수 있었습니다.

경찰에서도 보건소에서도 연락이 없었습니다. 병에 걸려서 일부러 사람이 많은 축제 때 버린 것 같다고 수의사에게 들었기 때문에, 그 때부터는 주인을 찾는 것보다 이 병을 고치자고 생각했습니다. 그래서 병원에서 매일 이뇨제와 비타민제로 만든 링거만 맞고는 아무것도 먹지를 못해, 결국은 죽음을 기다리는 것 뿐이었습니다.

문득 심장병 환자에게 <세이겐>이 효과가 있다는 얘기를 들었던 것을 떠올렸습니다. 그렇다고는 해도 의료 상담도 할 수 없었고, 수술을 받으려고 해도 무리였기 때문에, 일단은 <세이겐> 밖에 없다고 생각해서 물에 녹여 10일 동안 5, 6포를 먹였습니다. 그 동안 여러 수의사에게 증상을 얘기했는데 이미 늦었다고 하시며, 4명의 선생님은 수술은 무리라고 거절하셨습니다.

그러나 마츠에에 계시는 선생님의 소개로 요나고의 선생님께서 어쩌면 수술을 해 주실 지도 모른다고 하셔서 요나고에 데리고 갔습니다. 그 때는 벌써 걸을 수도 없었기 때문에 누워서 겨우 꼬리를 조금 흔드는 정도였습니다. 그러나 선생님은 보자마자 너무 심한 최악의 상태라며 수술은 불가능하다고 거절하시며, "임시로 수술을 한다고 해도 도중에 분명 죽을 것이라고 생각되니까, 안 하시는 쪽이 좋을 것 같습니다."라고 하셨습니다. 그래서 저는 키워왔던 개가 아니라 주운 개라는 것과 또 병에 걸려서 버려진 것도 얘기했고, 만약 수술 중에 죽는다고 해도 선생님 책임은 아니며, 이 개에게 마지막까지 최선을 다하고 싶다고 얘기했습니다. 그러자 선생님도 이해하시고 수술을 해 주시기로 했습니다. 그리고 수술 전에 또 〈세이겐〉을 1포 입 안에 발라주고 헤어졌습니다.

・일단 마츠에로 돌아온 뒤 4일 후 기도하는 마음으로 병원에 전화하자, 수술은 성공적이었다는 대답을 들었습니다. 너무 기뻐서 마츠에에서 요나고까지 선생님의 말씀도 들을 겸 개를 보러 가자, 선생님께서는 개가 작고 너무 약했기 때문에 이 수술이 얼마나 어렵고 힘들었는지 말씀하셨습니다. 목쪽부터 접근해 심장 안에 있는 필라리아를 제거하는 방법을 썼는데, 그것이 훌륭하게 성공했다며 기뻐 하셨습니다. 개는 아직 마취 기운이 있어서 비틀 비틀하면서 일어나려고 했는데, 심장 안에 있었던 24마리 정도의 필라리아를 보고는 정말 놀랐습니다.

간장, 신장의 수치도 좋아 일주일만에 퇴원했는데, 이 선생님을 소개해 주신 마츠에의 선생님께서도 기적이라고 하셨습니다. 〈세이겐〉을 먹은 덕분에 큰 수술을 이겨낼 수 있었던 것, 또 그 후 회복되는 속도도 대단히 빨라서 놀랄 뿐이었습니다.

수술의 성공은 물론이지만, 무엇보다도 끝까지 포기하

지 않고 큰 병과 싸울 수 있었던 것이 기뻤고, 같은 마음을 계속해서 갖는 것의 소중함을 다시 한 번 개를 통해 배울 수 있어서 감사하고 있습니다. 그 개에게 하나비라는 이름을 지어 주었는데, 오늘도 건강하게 뛰어놀고 있습니다. 또 수술을 해 주신 선생님은 "저도 좋은 공부를 할 수 있었습니다. 주운 개지만 앞으로도 소중히 여겨 주십시오."라며 약값만 받으시고, 수술비와 입원비는 받지 않으셨습니다. 저는 "이것도 기적이다, <세이겐> 마술이다."라고 생각하고 있습니다.

  수술을 해 주신 선생님을 비롯해서 보조를 해 주신 분들, 그리고 <세이겐> 정말로 고맙습니다.

# 부록 1
## 〈세이겐〉의 성분과 효과

1. 〈세이겐〉의 성분
2. 〈세이겐〉의 효과
3. 임상실험 데이터(중국 화동의원)

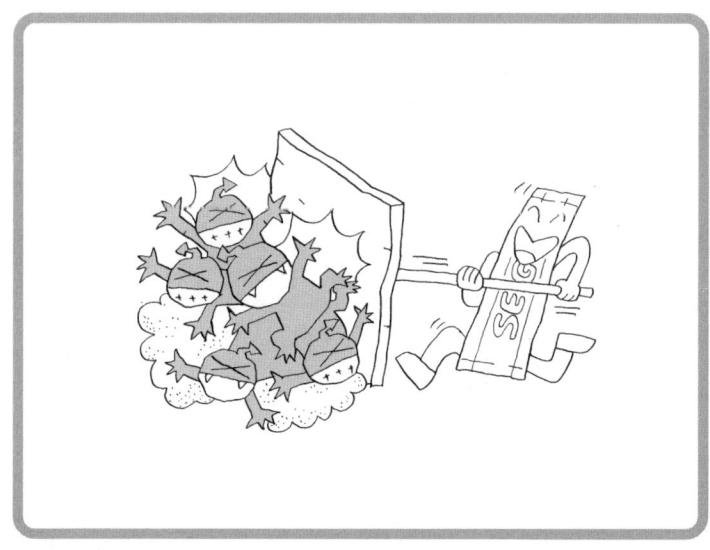

## 1. 〈세이겐〉의 성분

바이오 퍼멘틱스란 16종류의 유산균과 효모를 양질의 대두를 배지로 배양시켜서, 거기에서 분비된 신물질을 말합니다. 〈세이겐〉은 이 분비물들, 즉 바이오 퍼멘틱스(유산균 대사산물)를 변하지 않은 상태 그대로 추출해 내어 최고도로 농축시킨 획기적인 제품입니다.

1회용 〈세이겐〉 1포에는 대략 2,500억마리의 유산균 대사산물이 들어 있으며, 이를 65ml 유산균 음료(일반 요구르트)로 계산하면 무려 3,800병에 해당합니다. 유산균 대사산물의 성분은 아미노산, 이소플라본, 사포닌, 비타민, 미네랄을 비롯한 각종 단쇄 지방산 등 1,000여 가지의 성분이 함유되어 있으며, 그동안의 연구에 의해 밝혀진 구체적인 분석 결과는 아래와 같습니다.

### 주요 성분 분석

**균체성분** – 무라밀 디 펩티드(MDP), 펩티드글리칸, 자이모산 등
**아미노산** – 발린, 류신, 이소류신, 글리신, 알라닌, 시스틴, 메티오닌, 세린, 트레오닌, 글루타민, 아스파라긴, 페닐알라닌, 티로신, 트립토판, 히스티딘, 리신, 알기닌, 플로린, 아스파라긴산, 글루타민산, GABA(r-아미노락산) 등
**대두 펩티드** – BBI, 루나신 등
**아그리콘형 이소후라본** – 다이제이신, 게니스테인 등
**사포닌** – 대두사포닌 그룹A, 그룹B, 그룹E, 그룹D, DMP 등
**단쇄 지방산 유산** – 초산, 락산, 플로피오산, 유산 등
**레시틴(대두인지방질)** – 포스파티딜콜린, 포스파티딜세린 등
**천연비타민** – 싸이아민(비타민B1), 리보후라빈(비타민B2), 필리독신(비타민B6), 토코페롤(비타민E), 필로키논(비타민K1), 피오틴(비타민H)
**천연미네랄** – 인, 칼슘, 마그네슘, 나트륨, 카륨 등
**올리고당** – 스타키오스, 라피노스 등
**핵산** – 디옥실리보핵산, 리보핵산, 핵산유도체 등

## 2. 〈세이겐〉의 효과

바이오 퍼멘틱스 제제 〈세이겐〉은 여러 분야에 걸쳐 효능을 나타내고 있습니다.

- 2세 계획이 있는 부부에게 꼭 권하고 싶습니다. 불임 부부가 〈세이겐〉을 복용하고 출산한 체험담이 많습니다. 건강한 정자와 난자의 결합 및 태아에게 좋은 환경을 주어 건강하고 총명한 2세의 출산을 도와줍니다.
- 장기능이 놀라울 정도로 향상되어 자신감이 생깁니다.
- 신진대사를 활발하게 하며 영양 밸런스를 유지시켜 모든 질병에 대한 면역력을 높여줍니다.
- 근육이 단단해지며 피부가 촉촉해집니다.
- 모든 질환은 면역력만 있다면 극복할 수 있습니다. 수술 전후 〈세이겐〉을 복용할 경우 상처가 빨리 아물고 통증은 반감됩니다. 특히 암수술 환자는 재발을 예방하고, 항암제의 부작용을 억제하는 효과가 탁월합니다.

### 체험한 사람들의 질병에 따른 세이겐 적용

| 기관 | 임상개선례 | 실험에의한효과 | 세이겐종류 |
|---|---|---|---|
| 뇌 | 다운증후군 | 기억,학습기능 | 세이겐3포~6포 |
| 혈관 | 고혈압 | 고혈압개선 | 세이겐6포~9포 |
| 폐 | 천식 | 자동면역질환 | 세이겐3포~6포,세이겐$\alpha$EV2포 |
| 간 | C형간염,알콜중독 | 간기능개선 | 세이겐6포 또는 세이겐$\alpha$EV4포 |
| 신장 | 배뇨 | 신장기능개선 | 세이겐3포~6포 |
| 췌장 | 당뇨병 | 당뇨병개선 | 세이겐6포~9포 또는 세이겐$\alpha$EV4포 |
| 대장 | 대장암,궤양,결장 | 대장암예방,장내 플로라개선 | 세이겐3포 또는 세이겐$\alpha$EV4포 |
| 뼈 | 골다공증,골밀도저하 | 칼슘대사 | 세이겐3포 또는 세이겐GH3포 |
| 피부 | 아토피 | 알레르기 피부병 개선 | 세이겐2포~6포 |
| 상처 | 창상 | 상처치료 | 세이겐3포~6포 |
| 기타 | 항암제 부작용<br>류마티즘<br>에이즈성탈모 | 항산화 | 세이겐,세이겐GH,세이겐$\alpha$EV |
| | | 변이원효과 | 세이겐3포~9포 세이겐$\alpha$EV3포~9포 |
| | | O157대장균방지 | 세이겐3포 |
| | | 우식균방지 | 세이겐3포~9포 |
| | | 면역력향상 | 세이겐3포~6포 |
| | | 장수 | 세이겐3포~6포 |
| | | 항암제 부작용 개선 | 세이겐+세이겐$\alpha$EV+별지(증상에따라) |
| | 에이즈 | | 세이겐20+세이겐$\alpha$EV10 |
| | 탈모,대머리 | | 세이겐6포~9포 |
| | 정력감퇴 | | 세이겐3포~12포 |

＊정해진 포 수만큼을 하루에 적절히 나누어 드시면 됩니다.
＊그냥 드셔도 되며 물 등의 액체에 녹여 드시면 한층 흡수가 잘 됩니다.

## 3. 임상실험 데이터(중국 화동의원)

45 - 95세 남녀 환자 200명 대상
〈세이겐〉 1일 1포씩 3회 복용
임상실험기간 6개월

| 질환명 | 환자의 상태 | 회복률 |
|---|---|---|
| 호흡기 질환 (35명) | 식욕부진이 호전 | 약 100% |
| | 피로감, 무기력증이 호전 | 약 100% |
| | 불면증 호전 | 91% |
| | 폐부 감염 감소 | 85% |
| | 천식 개선 | 85% |
| 고혈압증 (30명) | 혈압 하강 | 94% |
| | 두통, 불면증 호소 | 73% |
| 내분비계 질환 (35명) | 당뇨병 | 28명 |
| | 혈당치 저하 및 제반 증상 개선 | 28명(28명 중 19명의 환자로부터 현저한 효과가 나타남) |
| 소화기 질환 (30명) | 소화불량, 설사 개선 | 62% |
| | 변비 개선 | 75% |
| | 식욕부진 개선 | 100% |
| 소화기 암 (35명) | 백혈구, NK 세포 수치 상승 | 75% |
| | 정신상태 개선 | 74% |
| | 불면증 개선 | 71% |
| 피부 질환(35명) | 습진, 건선, 대상포진, 켈로이드 호전 | 68% |

- 중국 화동의원에서 모든 질병의 환자 200명을 대상으로 임상 실험한 결과 85% 이상의 효과를 입증하는 자연면역물질이며, 당뇨병 환자의 경우 〈세이겐〉을 복용한 경우 혈당치가 상승한 환자는 1명도 없었으며 70%의 환자는 혈당치가 현저하게 낮아졌습니다.(화동의원은 저명한 의사들이 모여 있어 공산당 주요 간부들이 주로 찾는 유명한 중국 굴지의 병원)
- ※ 최근 한국식품연구원과 호서대 연구팀이 청국장의 발효산물이 당뇨예방에 탁월한 효능이있다는 연구 발표
- 미국 네바다주에서는 IRB의 승인을 받아 2006년 11월부터 암환자 120명을 대상으로 주정부 협력하에 임상 실험 중인 자연면역물질입니다.
- 중앙대학교 의료원에서는 2007년 11월부터 아토피 피부병 환자 30명을 대상으로 〈세이겐〉을 복용시키며 임상 실험 중입니다.
- 당뇨, 아토피, 변비, 화장실을 자주가는 증상은 식품으로 다스리는 것이 정석입니다.

# 부록 2

## 〈세이겐〉의 역사

1. 메치니코프의 유산균 요법
2. 기원은 불교 경전으로부터
3. 오오타니 코우즈이 농예화학연구소의 업적
4. 미생물과 공생공존
5. 사가키 카즈요시의 약력

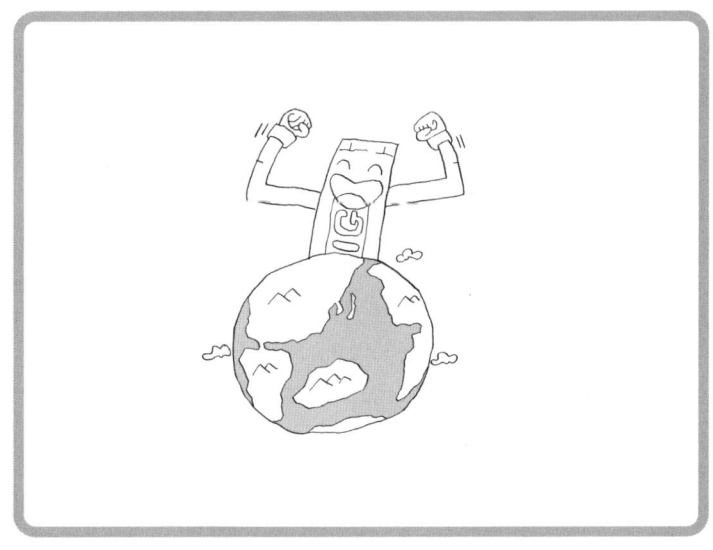

## 1. 메치니코프의 유산균 요법

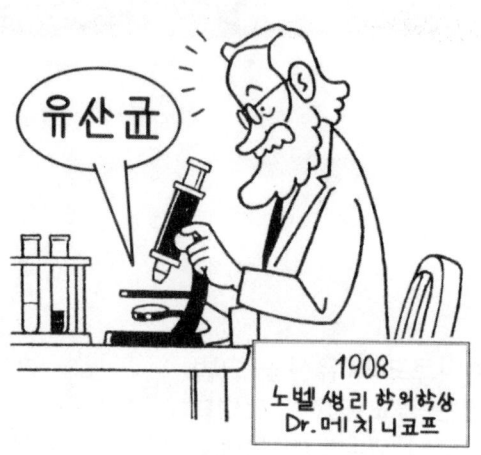

19세기 말 프랑스의 파스퇴르연구소에 요구르트에 의한 불로장생설을 제창한 메치니코프라는 저명한 러시아인 생물학자가 있었습니다. 어느 날 메치니코프 박사는 건강하게 장수하는 사람이 많은 불가리아 지방에서 유산균 제품을 많이 먹는다는 사실을 알게 되었습니다. 그 후 박사는 이 지방의 사람들이 즐겨 먹는 유산균 제품과 요구르트 성분 속에서 한 종류의 세균을 발견하게 됩니다. 그 세균을 추출해내어 연구해 본 결과 매우 강한 살균력을 가지고 있을 뿐만 아니라, 인체에 조금도 해를 입히지 않는다는 사실을 알게 되었습니다. 박사는 곧 요구르트 속에 들어 있는 이 세균이 장내의 유해균의 활동을 억제하고, 독소의 발생을 방지하고 있다는 가설을 세우고 "이를 섭취하면 병에 걸리지 않는 체질로 바뀌게 되며, 이것이 바로 불로장생의 비결이다."라는 결론에 도달하게 되었습니다. 이것이 메치니코프의 유산균 요법입니다.

메치니코프 박사는 이 요법의 발견과 그 후의 연구를 통해 1908년 노벨 물리학, 의학상을 수상하게 됩니다. 당시 유럽에서는 노화와 동맥경화가 문제시되고 있었습니다. 특히 동맥경화의 원인은 과음 아니면 매독이라는 설이 지배적이어서, 장내 세균을 주목한 메치니코프 박사의 시점은 매우 정확하고 참신한 것이었습니다. 그러나 당시 큰 반향을 불러일으킨 이 이론도 후세에 이르러서는 방법론에 있어서 두가지 결점이 있음을 지적받게 되었는데, 이는 다음과 같습니다.

① 분리시킨 한 종류의 균을 사용한 것
② 살아있는 균을 마신다는 것

서로 서로 도와가며 살아가는 균은 하나로 분리되어 버리면 그 움직임이 둔해지게 되고, 어렵게 장 속에 들어가더라도 번식할 확률이 매우 적어지게 됩니다. 또한 살아있는 균은 대부분 장까지 도달하기 전에 위산에 의해 죽어버려 먹더라도 큰 효과를 보지 못하는 것입니다. 메치니코프 박사는 아쉽게도 이 점을 발견하지 못했습니다. 당시 박사도 매일같이 요구르트를 마셨으며 이는 유럽 전체에 요구르트가 보급되는 계기가 되었습니다. 메치니코프 박사는 1916년 향년 71세의 나이로 동맥경화증을 동반한 요독증으로 생애를 마감했습니다.

## 2. 기원은 불교 경전으로부터

> 乳より酪を出し、
> 酪より生酥(せいそ)を出し、
> 生酥より熟酥(じゅくそ)を出し、
> 熟酥より醍醐(だいご)を出す。
> 醍醐は最上なり。
> 若し服する者有らば
> 衆病皆除く。
>
> 大般涅槃経第十三より

　바이오 퍼멘틱스의 근원은 약 2500년 전의 불교 경전에까지 거슬러 올라가게 됩니다. 지금으로부터 약 1세기 전 카마쿠라 시대 초기의 승려 '신란(新鸞)'의 혈통을 이어 시혼간지(西本願寺)파의 제 22대 법주인 오오타니 코우즈이 (大谷光瑞) 법사는 '대반열반경(大般涅槃經)' 속의 다음 한 구절에 주목했습니다.

제호는 맛이 최고로다. 이를 취하는 자는 만병을 물리칠 수 있을 것이며, 모든 약의 효험이 이 속에 함께 있도다.

불교에서는 종종 '제호를 맛본다'는 표현을 쓰곤 하는데 이는 진정한 즐거움, 최상의 것을 맛본다는 의미를 지니며, 이 때의 제호는 불교 경전에서 유래한 것입니다. 앞서 말씀드린 '대반열반경'의 한 구절을 현대어로 번역해 보면, "제호의 맛은 최상이다. 이를 음용하면 모든 질병으로부터 해방될 수 있으며, 다른 약을 쓸 필요가 전혀 없다." 라는 뜻이 됩니다.

또한 '대반열반경'에는 '제호'를 제조하는 과정까지도 적혀 있었습니다.

① 소에서 우유를 짜낸다.
② 우유로 酪(타락:유즙)을 만든다.
③ 타락으로부터 생수를 만든다.
④ 생수로부터 숙수를 만든다.
⑤ 숙수로부터 제호를 만든다.

맨 처음에 얻는 우유는 영양분을 고루 갖춘 배양지이며, 다음 단계의 타락은 우유로부터 지방을 걷어낸 것입니다. 그 다음 생수란 살아있는 균을 말하며, 이 균을 숙성시킨 것이 바로 숙수입니다. 그리고 마지막 단계에서 숙수로부터 얻어지는 것이 '제호'입니다. 이 '제호'가 바로 바이오 퍼멘틱스인 것입니다.

## 3. 오오타니 코우즈이 농예화학연구소의 업적

'대반열반경'에서 '제호'를 발견해 낸 오오타니 법사는 후에 유익균 배양 기술의 세계적 권위자가 된 마사가키 카즈요시와 만나 1932년에 중국 다리안(大連)지방에 오오타니 코우즈이 농예화학연구소를 설립하고, 본격적으로 세균 연구에 임했습니다. 그 후 1939년 오오타니 연구소는 독자적으로 미생물 공서배양법을 발명하고 특허를 취득했습니다. 이는 메치니코프 박사의 유산균 요법 중,

① 분리시킨 한 종류의 균을 사용하고 있어 균이 제 기능을 다하지 못한다.
② 살아있는 균을 마시는 것으로는 그다지 큰 효과를 보지 못한다.

는 두가지 결점을 훌륭하게 보완해낸 것이었습니다.

이러한 공서배양법은 16종류의 유익균을 공서(共棲)시키면서 번식·배양시킨 것으로써, 최대의 특징은 상대방 균이 강해지면 그 균에 대항해 항생 작용이 발생하여 항생물질을 만들어 냄과 동시에, 스스로를 강화시키고자 하는 작용이 일어나게 되어 공생 번식하는 과정에서 균들 서로가 서로를 강화해 나간다는 점입니다. 상호 작용에 의해 강화된 균이 만들어내는 물질에는 20종류 이상의 아미노산, 각종 비타민, 각종 미네랄을 포함해 소량이지만 충분히 제기능을 다 할 수 있는 핵산 물질(DNA,RNA)이 포함되어 있었습니다. 이와 더불어 이 균들의 분비액은 매우 뛰어난 활성을 보인다는 것도 알아낼 수 있었습

니다. 이 공서배양법이야 말로 메치니코프 박사가 처음에 제창한 유산균 요법의 완성판이라고 할 수 있으며, 일본을 대표하는 미생물학자들 사이에서도 이 이론과 기술은 높이 평가되었습니다. 이 공서배양법을 보다 구체적으로 설명하자면 아래와 같습니다.

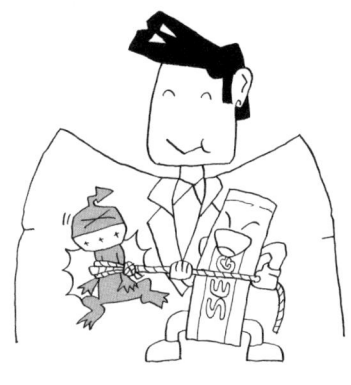

① 먼저 16가지 종류의 유익균을 한 종류씩 배양하여 강화시킨다.
② 다음 단계로 이들 균을 4종류씩 4개의 군으로 나누어 각각 공서배양한다.
③ 평상시의 수배에 달하는 장시간 배양을 실시한다. 이때 배양 온도의 이동성 방식을 통해 분비물의 생산량을 증가시킨다.
④ 마지막으로 그 분비물이 변화하지 않은 상태에서 추출해내어 최고도로 농축시킨다.

이와 같은 방법으로 추출된 원액으로부터 정제된 것이 바이오퍼멘틱스입니다. 이렇듯 메치니코프 박사의 위대한 발견은 오오타니 농예화학연구소의 연구를 통해 결실을 맺게 된 것입니다.

## 4. 미생물과 공생공존

 메치니코프 박사의 발견과 오오타니 법사의 유언을 받들어 공서배양법을 최종적으로 완성시킨 것은 마사가키 카즈요시였습니다. 마사가키는 생애의 대부분을 미생물과 함께 보냈습니다. 1950년 1월 25일 국회에서 '수명론과 유익세균에 대해' 라는 제목으로 연설을 하여 후생노동성 장관(한국의 보건복지부 장관)으로부터 감사장을 받기도 했습니다. 그 연설의 내용은 다음과 같습니다.

 "이 세상에 존재하는 모든 것은 수명을 지니고 있지만, 그 이상적인 수명, 즉 천명에 대해서 그리고 모든 동물의 수명에 대해서 연구해 본 결과 2가지 결론을 얻을 수 있었습니다. 그 중 한 가지는 일정 성장기간의 5배 이상을 생존한다는 이론이며, 다른 한 가지는 장내 독소의 발생과 수명이 밀접하게 연관되어있다는 사실입니다. 모든 생물은 태어나서 어른이 되기까지의 성장기간의 약 5~12배의 기간을 생존하게 됩니다. 예를 들어 개는 태어난 지 2년만에 성인견이 되며, 그 기간의 5배 이상, 즉 10살에서 15살 정도의 수명을 가지고 있습니다. 또한 코끼리는 성장기간이 20년 정도로서 그 5배 이상인 150살 이상의 수명을 가지고 있습니다. 이런 식으로 생각해 볼 때 학자들이 추정하는 인간의 성장기간은 대체로 25년이므로, 이론상으로는 그 5배인 125살까지가 인간의 수명인 셈입니다. 그러나 왜 인간은 그렇게 길게 살지 못하는 것일까요?

여기에는 앞서 말씀드린 두 번째 이론이 깊게 연관되어 있습니다. 즉 장 속에 유해균이 번식하여 독소가 발생한 동물은 수명이 짧아지게 되고, 독소가 없는 동물은 반대로 수명이 길어지는 것입니다. 예를 들어 조류는 장이 매우 짧아 섭취한 음식의 영양소만을 빠르게 흡수한 후 찌꺼기는 바로 배설해 버리기 때문에 장 속에서 이상 발효 또는 부패가 일어날 확률은 거의 없습니다. 800년 전의 언어를 사용해 말을 하는 앵무새가 있다는 미국의 보고서도 있습니다만, 조류가 이상하리만치 수명이 긴 것은 장 속에 유해균이 번식할 틈이 없기 때문입니다. 예로부터 거북이는 만년을 사는 동물로 알려져 있고, 학 또한 천년을 산다는 선금으로 알려져 있습니다. 실제로 학은 90~100년, 거북이는 300년 정도의 긴 수명을 가지고 있으며, 이들 동물의 장은 언제 들여다보아도 부패균이 번식하지 않아 악취가 나지 않습니다.

 인간 중에서도 산 속에서 생활하는 사람의 변은 악취가 거의 없으며 매우 장수를 하는 것으로 알려져 있습니다. 이에 비해 도시에 사는 사람들이 섭취하는 음식은 자연 그대로의 것이 거의 없어 장 속에서는 이상 발효가 많아져 독소가 생겨나게 됩니다. 이 독소가 몸에 흡수되어 장기가 쇠퇴하고 정해진 수명을 다하지 못하고 노쇠해버리는 것입니다. 메치니코프 박사는 이 점에 착안하여 유산균 요법을 발견한 후 세상에 발표했지만 거기에는 두 가지 결점이 있었습니다. (중간 생략)
 여기에서 저희 연구소에서는 균의 공서배양법을 발명해 냈습니다. 이 공서배양법의 흥미로운 점은 상대방 균이 강해지면 강해질수록 그 균에 대해 항생 작용을 일으켜 항생 물질을 만들어냄과 동시에 스스로를 강화시키고자 하는 작용을 하게 된다는 것입니다. 그럼으로써 균들 서로가 서로를 강화시켜 나간다는 점이 바로 공서배양법의 이론인 것입니다.

이 유익 세균의 분비물은 양이 많아지면 먹기가 힘들어지므로 변화하지 않은 상태에서 농축시켰습니다. 따라서 소량을 마시는 것만으로도 위장내에서 살아있는 균을 따로 번식시킬 필요 없이 100% 효과를 볼 수 있는 것입니다. 이는 장관성 자가중독이라는 독소를 방지하기에도 매우 적합한 요법일 뿐만 아니라, 지금으로부터 2500년 전 불교 경전에도 담겨있어 오오타니 코우즈이 법사가 연구를 시작하게 된 것입니다.

'제호'는 매우 뛰어난 맛을 지닌 균의 분비물입니다. 뛰어난 맛이라고 표현하는 이유는 이를 모든 인간이 섭취할 필요가 있기 때문입니다. 즉 몸에 좋은 성분을 섭취하여 장 속의 이상 발효를 방지함으로써 영양분은 체내에 완전히 흡수시키고, 반대로 독소는 흡수시키지 않게 되는 것입니다. 이러한 의미에서 인간이 완전히 수명을 다하고 나아가서는 그 수명을 연장시키기 위해서는 이 방법을 우선시하지 않으면 안되는 것입니다. 불교가 수명론을 다루고 있는 이상 이 '제호'의 제조법이 거론되는 것 또한 당연한 것이라고 볼 수 있습니다.

오오타니 코우즈이 법사는 이 유익 세균을 일반적으로 응용하는 것 이외에 태아에게도 영향을 줄 수 있을 것이라는 생각을 했습니다. 모태에 독소가 발생하면 태아에게도 안좋은 영향을 미치게 되므로 이러한 장내 독소의 발생을 예방하여 건강한 아이가 태어날 수 있게 하는 것입니다. 태아의 몸이 아직 완전히 만들어지지 않아 조직이 약할 때에 독소를 흡수하게 되면 장래의 건강에도 영향을 미칠 가능성이 있기 때문입니다. 이렇듯 응용의 폭을 넓혀감으로써 온 국민을 건강 체질로 바꾸어가고자 하는 것입니다. 이와 더불어 정신적인 단련을 함께함으로써 몸과 마음을 일치시켜 더 나아가서는 지능적인 문화를 만들어 나가자는 것입니다. 이는 일본의 장래에 있어서도 매우 중요한 부분이며 하루 빨리 이를 전국적으로 보급시켜 국민의 질적 향상에 이바지하고자 합니다.

〈사가키 카즈요시의 약력〉

- 1901년   동경 태생
- 1921년   교토연생학관 입학. 교토대학 교수, 곤토가네스케 농학박사, 키무라 의학박사와 함께 미생물학 연구
- 1926년   학사 과정 수료
- 1928년   교토연생학관 미생물 연구부원
- 1929년   응유제조법 발명, 특허취득.
- 1930년   동경 연생학관 지관장으로 취임. 프랑스식 세균 연구실 건설
- 1932년   오오타니 코우즈이에게 사사, 화학 불교의 연구에 임함
- 1938년   전쟁에 소집되어 야전병의 건강에 관한 세균학적 현장 연구에 임함
- 1939년   귀환한 후 동경 보호균화학연구소를 설립 후 소장으로 취임.
  미생물 공서배양법을 발명, 특허 취득.

- 1943년  '중요의약품균제제'인 '쥰세이소킨'의 제조법 완성. 중국 다리안(大連)지방에 오오타니 코우즈이 농예화학연구소 차장으로 취임, 불교 경전 속의 미생물학 연구.
- 1946년  미생물을 사용한 자연의 맛 유도물질 제조법 완성.
- 1947년  중국 다이렌지방의 연구소를 일본으로 철수, 식물성 단백질을 사용한 치즈 제조법 완성.
- 1949년  국회에서 '불교 원리의 응용 범위'를 강연, '타카세 소우타로 문부 대신(문화부 장관)으로부터 찬사를 받음.
- 1950년  국회에서 '수명론과 유익세균' 강연, 하야시 죠지 후생대신(보건부 장관)으로부터 찬사를 받음.
- 1952년  라듐을 이용한 화장품 연구
- 1960년  미생물을 이용한 향, 맛, 색을 연구
- 1961년  미생물의 분비물을 이용한 향료의 개선법과 악취제거법 연구
- 1962년  미생물의 분비물을 이용한 피부보호법 연구

- 1964년  폐기가스의 독성 제거, 완전 연소, 열효율의 상승, 슬러지의 분산, 철제금속의 부식방지에 효과적인 미생물 생산물질의 제조법 연구
- 1966년  누룩 효모의 발육촉진용 첨가물 제조법을 발명, 특허 취득(제470689호)
- 1970년  주식회사 오오타니 코우즈이 농예화학연구소의 대표이사로 취임.
  특허 제 470689호의 제조법에 따라 장내 유익 세균의 번식을 촉진하고, 장내세균의 균형을 회복시키고, 황산화수소 등 독성 가스의 발생을 제거하는 유효미생물 분비액 제조법을 완성시킴.
- 1980년  앞서 말한 분비액의 상품화
- 1982년  프랑스 파스퇴르연구소를 방문, 메치니코프 박사의 연구 업적 시찰.
- 1985년  향년 85세의 나이로 타계

## 감수를 마치며

　지난 한 세기동안 의학계는 눈부신 발전을 거듭하며 진보했습니다. 질병 치료에 있어도 세포 뿐만이 아니라 보다 근본적인 분자생물학적 레벨에서 접근할 수 있었습니다. 전세계적으로도 인간의 몸속에 존재하는 미확인 물질을 발견해내기 위해 치열한 경쟁이 벌어지고 있습니다. 제 전문 분야인 내분비계에 있어서도 하루가 다르게 새로운 해석과 해명이 이루어지고 있으며, 그 결과 노화의 진행속도도 많이 늦출 수 있게 되어 실제로도 많은 사람들이 치료를 받고 있습니다.
　귀국 후 저는 유산균 생산물질 제품과 자료를 제공받아 당시 근무 중이던 동경여자의과대학에서 〈세이겐〉을 애용하는 환자들을 대상으로 특별진료를 하며 데이타를 수집하기 시작했습니다.
　병원의 일반적인 치료와는 달리 체질과 건강상태에 따라 자유롭게 복용하는 경우가 많아 개인차도 있었고, 정확한 수치를 측정하기에는 많은 어려움이 뒤따랐습니다. 그러나 맨 처음 그 효과를 실감하게 된 것은 정신질환과의 연관성에서 였습니다. 우울증에 시달리던 환자의 상태가 양호해진 예를 많이 볼 수 있었으며, 또한 간, 소화기 장애, 갱년기 증상 등 광범위한 분야에서 효능이 있다는 데이터를 얻을 수 있었습니다. 그 후 유산균 생산물질 〈세이겐〉은 임상분야에 있어서 실로 광범위한 유용성을 지니게 되었습니다.

〈세이겐〉은 한마디로 말해서 무한한 생명을 가진 유산균이 유한한 생명(수명)을 가진 인간에게 주는 선물로 창조해낸 물질이라고 할 수 있습니다. 저는 내분비학 연구 인생 40년만에 〈세이겐〉을 알게된 것, 그리고 그 〈세이겐〉의 임상적인 해명에 임하게 된 것을 매우 기쁘게 생각하며 또 감사하고 있습니다.

■ 데무라 히로시(出村博)
▶ 1934년 생. 토호쿠대학 의학부 졸업
▶ 미국 유타대학 및 코넬대학 유학
▶ 동경여자의과대학 내과 주임교수, 동경여자의과대학병원 부원장, 일본 내분비학회 이사장, 후생노동성(한국의 보건복지부) 중앙 약사심의회 위원 등 역임
▶ 현 동경여자의과대학 명예교수, 의료법인 시세이회 이사장, 니시신주쿠 플라자 클리닉 원장, 자연의학 임상예방연구소 소장

## 신간 안내

### 1권 목차

**Chapter 1. 육아·출산 체험수기**
1. 전수현 체험수기
2. 좌담회 - 어린이와 〈세이겐〉
   1) 결혼 후 2년 6개월이 지나도 아이가 생기지 않아
   2) 카와사키병도 말끔히 극복하고 지능도 향상
   3) 뒤에서 1, 2등을 다투던 아들이 전교 수석으로 졸업
   4) 산만했던 아들이 명문교인 케이오고등학교에 합격
   5) 산부인과에서도 깜짝 놀랄 정도로 양수가 깨끗해
   6) 출생시 체중 596g이던 초미숙아가 〈세이겐〉으로 정상아로
   • 코멘트 1.
     불임으로 고민하는 분들 6쌍 중 4쌍이 임신 성공
   • 코멘트 2.
     〈세이겐〉은 3가지 점에서 모체를 보호하고 태아에게도 좋은 영향을 끼쳐
   • 코멘트 3.
     〈세이겐〉의 신비한 작용을 쥐를 사용한 실험을 통해 검증해 나가고자 합니다
3. 육아·출산 체험수기
   1) 무배란증을 극복
   2) 사랑스러운 첫손자, 감동과 신비 그 자체
   3) 나는 엄마 배 속에 있을 때부터 〈세이겐 베이비〉
   4) 열성 경련 극복
   5) 쌍둥이를 임신하고 난소낭종을 극복
   6) 저는 〈세이겐 베이비〉입니다
   7) 큰 딸의 생리통이 사라지고 생리 주기도 정상으로
   8) 불규칙했던 생리가 정상으로
   9) 선천성 소아마비, 뇌에도 장애가
   10) 어머니가 보내준 선물
   11) 자폐증을 고친 손자
   12) 아들의 다운증후군이 개선
   13) 다동증, 연구개열 등 여러 장애를 안고 태어난 아들
   14) 유아의 시력·체력이 믿을 수 없을 만큼 개선
   15) 6살 아들의 고지혈증이 개선
   16) 불안 억제, 우울증 극복

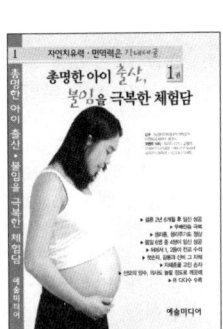

**Chapter 2. 대체의학으로써의 각계 각층의 의견**
1. '암을 고치는 재택요법 대사전'
2. 현장 의사들의 이야기
   1) 장 속에 조성되는 비밀의 화원
   2) 나의 유방암 치료를 도와준 바이오 퍼멘텍스 〈세이겐〉
   3) 동양 의학과 서양 의학의 교두보 〈세이겐〉
   4) 가장 중요한 것은 면역력을 높이는 일

5) 일본의 의사들도 바이오 퍼멘텍스와 같은 대체의료에 대해 알아 두었으면
3. 좌담회1 -유산균 생산물질이란 무엇인가?
4. 좌담회2 -〈세이겐〉 체험담
Chapter 3. 건강과 유산균
1. 진정한 의미의 건강이란
    1) 장은 건강의 기본
    2) 장 속의 슈퍼맨 선옥균
    3) 건강의 핵심은 대장 건강
    4) 바이오 퍼멘틱스는 생활의 지혜
2. 〈세이겐〉의 성분과 효과
    1) 〈세이겐〉 성분
    2) 〈세이겐〉 효과
    3) 임상실험 데이터(중국 화동의원)
3. 〈세이겐〉의 역사
    1) 메치니코프의 유산균 요법
    2) 기원은 불교 경전
    3) 오오타니 코우즈이 농예화학연구소의 업적
    4) 미생물과 공생공존
    5) 사가키 카즈요시의 약력

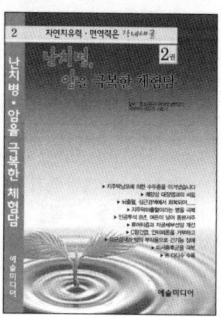

( 2권 목차 )

1. 2007 교토 포럼
    1) 지주막낭포에 의한 수두증을 이겨냈습니다
    2) 중인두암, 구개편도선암의 개선
2. 2006 CMC 포럼
    1) 교원병에 걸린 딸아이가 건강한 아이를 출산하는 기적이
    2) 궤양성 대장염과의 싸움
    3) 뇌출혈, 심근경색에서 회복되어...
3. 2005 오키나와 포럼
    1) 생리가 40일이나 지속, 호르몬 밸런스, 자궁암 개선
    2) 협심증, 심근경색, 뇌경색, 폐렴을 극복
    3) C형 간염, 간세포암 수술을 극복
4. 2005 마쓰에 포럼
    1) 혈소판 감소증과 유방암 등 많은 병을 극복
    2) 폐렴, 폐화농증을 극복
    3) 식도암 수술 후 5년 경과, 80세까지 일을 계속하고 싶다
5. 2005 요메고 포럼
    1) 전립선암 선고 받고...
    2) 중증 화상, 피부이식에도 빠르게 회복
    3) 갑자기 찾아온 골육종과 폐암과의 싸움
6. 2005 다카라즈카 포럼
    1) 자궁암이 복막암으로...
    2) 지주막하출혈이라는 병을 극복

7. 2005 군마 포럼
1) 인공투석 8년, 여든이 넘어 동분서주
2) 28세에 류머티즘 관절염 발병
3) 유방암 수술 후 회복
4) 연구개열 장애. 삼출성 중이염, 수면 장애, 다동증을 극복
8. 2005 삿포르 포럼
1) 30년간 앓아온 당뇨병
2) 클론병과 후신경 신경아세포종
9. 2005 야마나시 포럼
1) 당뇨병의 합병증, 망막증과 인공투석
2) C형 간염, 난소 종양을 극복
3) 류머티즘과 자궁체부선암 개선
10. 2005 후쿠오카 포럼
1) 네프로제 증후군 발병 후 당뇨병, 뇌경색 극복
2) 폐비정형항균증 치료제의 부작용 개선
11. 2004 하마마츠 포럼
1) C형 간염, 인터페론을 거부하고
2) 거대 간낭포, 신장 결석을 개선
3) 50년을 고민해 오던 축농증을 극복, 남편은 대장암을...
4) 596g 초미숙아가 쑥쑥!
12. 2004 도쿄 포럼
1) 위암에서 식도, 나중에는 복막으로 전이, 그리고 수신증과의 싸움
2) 아토피성 피부염, 스테로이드와 싸움 끝
13. 2003 도쿄 포럼
1) 백혈병, 무균실 입원 생활로 인한 우울증. 지금은 육체적, 정신적 해방
14. 2003 오사카 포럼
1) 만성 두통과 신장, 담낭 결석, 3중고의 탈출
2) 수혈로 인한 C형 간염 극복
3) 폐암과 함께 10년, 항암제를 거부하고
4) MRSA감염, 경이적인 회복을...
15. 2003 하마마츠 포럼
1) 당뇨병 지금 분투 중
2) 〈세이겐〉으로 이겨낸 메니에르 증후군
3) 심근경색과 약의 부작용으로 간 기능 장애
4) 피셔 증후군을 극복
16. 2002 후쿠오카 포럼
1). 하행결장암 II기에서 극복
2). 피부암, 골수염, 치주농루를 극복
3). 뇌경색, 두 번째 발작에서 탈출
4). 의료 사고로 인한 뇌 장애를 극복
17 기타 체험담
1). 위에 생긴 폴립을 극복
2). 구내염, 파킨슨병 환우에게 전하고 싶다
3) 급성 신부전 등 사경을 헤매다 일상 생활로...

(3권 목차)

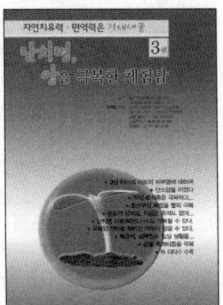

1. 1996 CMC 포럼
   1. 길랑바레 증후군
   2. 3살 아이의 아토피성 피부염에 대해서
   3. 대장의 악성 폴립이 사라졌다.
   4. B형 말기 간경변 면역항체가 생겼다.
   5. 악성 림프종의 재발을 극복...
   6. 지주막하출혈, 6개월만에 퇴원
   7. 발의 정맥류가 없어졌다.
   8. 뇌정맥류에서 기적적으로 회복, 골다공증도 OK
2. 1997 CMC 포럼
   1. 재생불량성 빈혈이 악성 림프종으로
   2. 뇌경색 극복
   3. 난소암을 이겼다.
   4. 궤양성 대장염과의 싸움
   5. 고혈압과 당뇨병
   6. 갑상선 호르몬의 이상과 약이 약을 부른 부작용을 극복
   7. 아토피
3. 1998 도쿄 포럼
   1. 암세포가 사라졌다.
   2. 신장네프로제, 스테로이드의 부작용과 싸운 19년
   3. 당뇨병을 빠르게 극복
   4. 교원병을 이겼다.
   5. 자궁암에 이어 갑상선 종양도 극복
   6. 악성 흑색종을 극복하고...
   7. 73세, 신부전도 건강하게 인공 투석을
4. 1999 큐슈 포럼
   1. C형 간염에서 간경변 발증
   2. 80%나 진행됐던 갑상선 종양을 수술하지 않고 개선했다.
   3. 결핵성 농흉수술 등 9번의 수술, 흉곽 성형은 너무 쉬웠다.
   4. 메니에르병, 유방암, 불면증을 뛰어 넘어...
   5. 대머리에 기적이...
5. 1999 삿포르 포럼
   1. 백반증과 간경변, 신장 장애를 극복
   2. 구강저 악성 종양, 그 후유증도 극복
   3. 갱년기 장애와 스트레스에서 우울증으로...
   4. 천시, 무취증, 갑상선 종양을 극복
   5. 교원병인 나는 약을 먹지 않았다.
6. 1999 CMC 포럼
   1. 우울증은 너무 무서워요.
   2. 악성 관절 류머티즘을 극복하고...
   3. 호산구성 폐렴을 빨리 극복
   4. 25년 간의 당뇨병을 개선하다.

    5. 유방암과 딸의 투석을 극복하고...
7. 1999 이시가와 포럼
    1. 직장암, 그리고 죽음의 통증, 전이
    2. 염색체 결함인 다운증후군 개선
    3. 갱년기 장애가 풀코스로 왔다.
    4. 흉골 6대, 골반, 우견갑골 골절을 쉽게 극복
8. 1999 추고쿠 포럼
    1. 지주막하출혈에 걸린 남편을 살렸다.
    2. 성대암으로 잃은 목소리를 찾았다.
    3. 간암이 사라졌다.
    4. 잃은 청각, 소리가 들리기 시작했다.
    5. 대형 교통 사고, 너무 쉽게 회복되었다.
9. 2000 CMC 포럼
    1. 공포의 상악암, 지금은 흔적도 없어...
    2. 난치병 사르코이도시스도 극복할 수 있었다.
    3. 당뇨병이 순식간에 차도를 보였다.
    4. 유방암 전이로 하반신 마비가 걸을 수 있었다.
    5. 자기면역성 간염을 극복하며...
10. 2001 공개토론회
    1. 악성 뇌종양의 재발을 극복
    2. 인슐린 의존형 희귀한 당뇨병을 극복
    3. 약년성 관절 류머티즘, 만성 사구체신염을 극복
    4. 악성 림프종으로 인한 힘든 화학 치료를 극복하였다.
    5. 한쪽 폐로도 폐활량이 1,100까지 회복되었다.
11. 2001 CMC 포럼 I
    1. 궤양성 대장염을 극복
    2. 자궁암과 순암을 함께 극복
12. 2001 CMC 포럼 II
    1. 딸의 골육종, 나의 바제도병도 극복
    2. 특발성 혈소판 감소성 자반증을 극복
13. 2001 홋카이도 포럼
    1. 선립신암, 수신증, 방광암을 개선
    2. 고혈압과 폴립을 극복, 딸 부부는 불임을 극복
    3. 당뇨병과 뇌척수증을 동시에 극복
    4. 림프관종과 싸운 3년
14. 2002 요메고 포럼
    1. 끓는 물에 데인 화상이 완치
    2. 30년 동안 고민해 온 아토피의 고통에서 해방
    3. 유방암과 대수술도 다른 환자와는 달랐다.
15. 2002 오비히로 포럼
    1. 골수종도 수술없이 일상 생활을
    2. 자궁근종과 내막증 그리고 자궁암을 극복
    3. 뇌내출혈도 반신마비를 면했다.
16. 2002 카루이자와 포럼
    1. 무서운 천식 발작과 독한 약의 부작용에서 탈출

2. 폐경색, 심부전도 일상 생활을...
  3. 관절 류머티즘을 극복
17. 기타
  1. 신부전을 앓아도 일상 생활이 즐겁다
  2. 만성 신장염으로 보낸 긴 투병 생활이 끝났습니다.

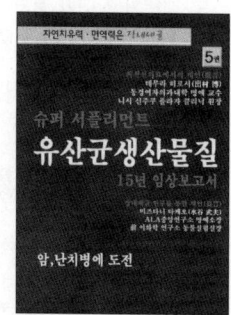

( 5권 목차 )

## 제1부 최전선 의료에서의 제언

### 제1장 데무라 보고서 2006 유산균 생산물질의 임상례
■ 유산균 생산물질과의 만남
- 환자가 알려준 유산균 생산물질
- 1994년 상해 화동의원에서 열린 임상 발표에 참가
- 유산균 생산물질의 기원은 1932년 오오타니 코우즈이 농예화학연구소에서
- 1995년, 동경여자의대 병원에서 유산균 생산물질 애용자의 특별 진료 개시
- 2000년, 니시신주쿠 플라자 클리닉에서 진료 개시

■ 유산균 생산물질이란 무엇인가?
- 유산균 생산물질이란?
- 유산균 생산물질에 포함된 주요 성분
- 유산균 생산물질 활용법에 대한 조언/유산균 생산물질을 서플리먼트로 응용한 예
- 유산균 생산물질의 작용에 관한 고찰
- 유산균 생산물질에 의한 건강 증진 사례

■ 스트레스와의 관계
- 현대인은 스트레스병
- 이마죠 토시히로의 실험 결과
- 쾌식, 쾌면, 쾌변의 리듬과 유산균 생산물질
- 유산균 생산물질 애용자에게 공통적으로 보여지는 에너지와 밝은 성격!
- 스트레스가 원인으로 일으키기 쉬운 주요한 병

■ 암과의 관계
- 암(악성 신생물)은 현대인의 사인(死因) 제 1위
- 암의 주요 부위
- 암의 새로운 치료법 면역 치료에 대한 기대
- 암의 면역 요법의 종류
- 암 환자에게 신뢰 받고 있는 유산균 생산물질
- 암 개선에 관한 면역 부활(賦活)을 서포트
- 유산균 생산물질 중 유효 성분이 악옥(惡玉)균의 해를 방지하고 암세포를 조기에 아포토시스(apoptosis : 세포의 자살 현상)시킨다.
- 유산균 생산물질은 암 발병에 관련된 호르몬 작용을 조정한다

■ 정신·신경 질환과의 관계
- 증례 101 백혈병, 우울증(여성 51세)에서 심신(心身) 해방

- 증례 002 지주막하출혈(남성 60세) 후유증 회복
- 증례 103 다운증후군(남성 45세) 정신 활성화
- 증례 004 메니에르 증후군(남성 45세) 증상 완화
- 증례 005 람세이 헌트 증후군(남성 45세) 마비 완화
- 증례 006 난청(여성 72세) 실청(失聽) 상태를 개선
- 증례 007 신경성 식욕 부진증 (여성 34세) 설사약 복용 중지와 체중 증가

[나의 시각] 마음을 다스리는 호르몬과 신경 전달 물질, 유산균 생산물질의 관계에 주목!
    장과 뇌에도 작용하는 유산균 생산물질
      유산균 생산물질의 성분 중 활성형 이소플라본이 갱년기 〈우울증〉을 개선

■ 소화기 질환과의 관계
- 증례 008 대장암(남성 52세) 방사선 부작용의 완화
- 증례 009 C형 만성간염(여성 41세) 검사치 호전
- 증례 010 간경변(남성 62세) 간기능치 정상화
- 증례 011 간장암(남성 63세) 종양의 현저한 축소
- 증례 112 스키루스성 위암(여성 48세) 연명(延命)
- 증례 102 크론병·후신경 신경아세포종(여성 24세)
- 증례 013 궤양성 대장염(여성 54세) 설사 증상이 사라짐

[나의 시각] C형 만성 간염→ 간경변→간암의 연쇄를 끊을 것을 유산균 생산물질에 기대한다.
- 면역기능 조정 작용이 다각적으로 발휘되고 있다
- 유산균 생산물질로 대장암 발증을 억제!
- 단쇄 지방산과 궤양 위험 인자 〈피로리 균〉
- 유산균 생산물질은 장에서부터 건강을 만들어 건강을 증진시킨다

■ 호흡기 질환과의 관계
- 증례 014 폐기종(COPD)(남성 68세) 호흡 개선
- 증례 015 기관지 천식·호산구성 폐렴(여성 60세) 위기에서 탈출
- 증례 016 폐암(남성 65세) 수술 양호
- 증례 117 상인두암(남성 45세) 병상을 극복

[나의 시각] COPD 치료와 유산균 생산물질
- 기관지 천식의 치료와 유산균 생산물질의 작용
- 폐암과 QOL, 그리고 유산균 생산물질
- 수술이 필요한 폐암, 항암제와 방사선 치료가 효과가 있는 폐암

■ 순환기 질환과의 관계
- 증례 017 고혈압(남성 53세) 정상 영역으로
- 증례 018 심근경색(남성 60세) 약의 감량

[나의 시각] 고혈압 치료와 유산균 생산물질의 강압 작용
      허혈성(虛血性) 심질환의 치료와 다면적인 서플리먼트의 효과

■ 내분비·대사 질환과의 관계
- 증례 019 당뇨병(남성 63세) 놀라운 개선 효과
- 증례 020 가족성 고지혈증(남성 45세) 회복
- 증례 021 천식, 바제도병(여성 53세) 수술 예후 양호
- 증례 022 갑상선 악성 종양(여성 53세) 현저하게 축소

[나의 시각] 당뇨병 개선 증례로, 유산균 생산물질과의 관계를 해명
      유산균 생산물질의 혈액을 부드럽게 하는 작용이 고지혈증 개선에

　　　　　　작용했다
■ 신장, 비뇨기 질환과의 관계
· 증례 023 네프로제 증후군(여성 52세) 부종이 사라져
· 증례 124 인공 투석 8년(남성 80세) 건강히 동분서주!
· 증례 025 전립선암(남성 60대) 완쾌
[나의 시각] 유산균 생산물질의 이뇨 효과가 네프로제 증후군을 호전시킨다.
　　　　　신장 기능을 서포트한 사례도 다수!
　　　　　암세포가 사라진 것을 볼 때마다 신기함과 놀라움을 느끼고 있습니다.
■ 혈액, 뼈와의 관계
· 증례 126 악성 림프종 (여성 30세) 치료 부작용 완화
· 증례 027 골다공증(남성 61세) 돌발성 요통의 개선
· 증례 028 교통사고에 의한 골절(여성 61세) 단기간 회복
[나의 시각] 동경여자의과대학 병원의 치료와 유산균 생산물질의 제휴로 대응
　　　　　유산균 생산물질이 뼈를 서포트한다.
■ 교원병, 알레르기와의 관계
· 증례 029 악성 류마티스성 관절염(여성 62세) 통증 완화
· 증례 030 전신 홍반성 루푸스(SLE)(여성 29세) 신기능 부활
[나의 시각] 입과 피부에 침투하는 유산균 생산물질
　　　　　면역 이상에 작용하는 가능성에 대해
■ 부인과 질환과의 관계
· 증례 031 유방암(여성 57세) 종양 축소
· 증례 032 난소암(여성 65세) 수술, 컨디션 상태 양호
· 증례 033 갱년기 장애(여성 57세) 두통이 사라짐
[나의 시각] 여성 호르몬 의존암에 대한 유산균 생산물질의 작용 방법
　　　　　침묵의 살인자 난소암
■ 피부 질환과의 관계
· 증례 104 아토피성 피부염(남성 34세)과의 투쟁
· 증례 035 심상성 백반증(남성 57세) 개선
· 증례 036 화상(남성 25세) 빠른 완치
· 증례 037 장년성 탈모증(남성 76세) 두발 재생
[나의 시각] 난치성 아토피에 유산균 생산물질로 만든 연고를 사용
　　　　　자기 면역 구조에 작용하는 유산균 생산물질
　　　　　유산균 생산물질의 창상 치유 촉진 작용을 실감
　　　　　탈모 개선에 작용한 여성 호르몬과 성장 호르몬과 같은 작용
　　　　　의사의 관심을 집중시키고 있는 유산균 생산물질

MEDICAL VIEW
· 스트레스의 정체 : 좋은 스트레스와 나쁜 스트레스
· 최대의 스트레스는 정신적 스트레스
· 스트레사(stressor)는 중핵(대뇌, 시상하부)에서 2개의 경로로 나뉘어 면역계를 이중으로 억제
· 스트레스 단백질 HSP와 유산균 생산물질
· 암 체질은 유전하는 것인가? 게놈 해설로 진척되는 암 유전자에 대한 해명
· 정신 신경병의 원인에 대한 새로운 해명

- 인지증 방지에 기대를 모으는 ACE 저해 인자
- 신경 줄기세포 의 발견으로 뇌세포는 재생하는가?
- 심한 변비와 유산균 생산물질과 관장
- 단식에 얽힌 에피소드
- 기관지 천식의 어원과 과거 100년의 발자취
- 감기에는 유산균 생산물질
- 심혈관 내분비 대사학의 진보
- 고혈압 동맥경화와 유산균 생산물질
- 강압제 선택 방법
- 심혈관 내분비 대사학의 진보
- TOP을 차지하는 순환기 질환 의료비
- 꿈의 재생 의학에 의한 치료(장기 이식의 대체)
- 비만
- 인공 투석에 의한 만성신염과 당뇨병성 신증
- 전립선암의 치료법
- 조혈 줄기세포 이식 요법 (제대혈 이식)
- 난치병인 교원병 치료가 진보
- 유방암의 치료법과 선택에 대한 조언
- 항원이나 항체를 응용한 알레르기 치료가 등장
- 맘모그라피에 의한 유방암 발견률 상승

### 제 2장 의료 현장에서 넓게 퍼지고 있는 유산균 생산물질
- 이시카와 노부코 : 의학의 사명과 유산균 생산물질
- 오도다 시게루 : 구강의 건강과 유산균 생산물질
- 코바야시 아키히코 : 사람을 진단한다, 나의 의료와 유산균 생산물질
- 세키구치 모리에 : 유산균 생산물질과 같은 대체 의료의 유익을 알아 주기를 바란다
- 히사타 다카 선생님 : 유산균 생산물질 체험과 서플리먼트로서의 고찰
- 와타나베 요시노리 : 현대인의 마음병과 어린아이의 성장, 유산균 생산물질이 최적

### 제 3장 노화 방지의 꿈을 향해서
- 노화 방지를 목표로 의료는 지금 장르를 초월하고 있다.
- 종합 호르몬 보충 요법
- 와카마쯔 신고 선생님의 노화 방지 미용 의료
- 가또우 노부요 선생님의 자락 요법
- 대체 의학으로서 서플리먼트

## 제2부. 장내세균 연구를 통한 제언(提言)

### 제1장. 인류와 장내세균, 그 공생의 규칙
- 우리 몸 속에서 숨쉬고 있는 100종류 1조(兆) 개의 생명
- 인간은 정말 만물의 영장인 존재인가?

- 성인의 몸을 구성하고 있는 세포는 60조(兆) 개
- 장 속에 살고 있는 세균은 100조(兆) 개
■ 외부 세계에 개방되어 있는 장기, 소화관에서의 사람 VS 세균의 공방
- 세균은 소화관을 통해서 침입한다.
- 위산이라는 교묘한 덫으로 세균의 침입에 대항
- 소장의 내벽은 테니스코트 1만분의 1로, 제 2의 방어벽이 된다.
- 담즙과 이자액의 더블 공격을 돌파할 수 있는 정예의 장내세균
- 대장은 세균의 온상, 살기 좋은 서식처
- 장내세균은 몸 속의 제 2의 화학공장
- 장내세균의 유익한 활동을 120% 활용하기 위해서….

### 제2장 사람의 수명을 좌우하는 장내 플로라
■ 장 속에서 만들어지는 비밀의 화원(花園) : 장내 플로라
- 완전 무균 상태에서 보호된 아기는 출생하는 순간 세균의 세례를 받는다.
- 대장의 세균이 선임병(先任兵)이 되어 장내 환경을 정비한다.
- 이유기가 되면 장내 플로라는 이미 성인화가 된다.
- 인상(人相), 수상(手相) 그리고 균상(菌相)인 장내 플로라
- 최초의 장내 플로라의 설계도는 이유식으로 그려진다.
- 사람과 장내세균이 주고 받는 거룩한 약속으로 장내 플로라가 완성된다.
- 장 속에서는 매일 매일 목숨을 건 전쟁 같은 땅 빼앗기가 일어나고 있다.
■ 반드시 기억하세요. 장내 플로라의 공죄(功罪)
- 건강을 지배하는 배 속의 미세한 생명체.
- 장내세균의 유용(有用)한 활동
- 장내세균의 유해(有害)한 활동
- 발암 물질의 장간순환에서 암의 위험도도 증대!
- 암모니아 장간순환에서는 간성혼수(肝性昏睡)도!
- 그 외 장내세균의 활동
- 장내 균총과 신체의 관계
- MIZUTANI'S SUGGESTION-1. 장내 플로라 de 자기진단
■ 이화학연구소에서의 연구
- 유용균 우세 플로라를 향한 도전
- 장내 플로라의 개성은 수명을 지배한다.
- 유용균의 먹이, 유해균의 먹이
- 이화학연구소 프로젝트① 장수와 장내 플로라
- 이화학연구소 프로젝트② 비피더스균 증식인자의 특정(特定)
- 이화학연구소 프로젝트③ 발암과 장내 플로라
- MIZUTANI'S SUGGESTION-2. 식물섬유 de 플로라개혁
- 이화학연구소 프로젝트④ 요구르트와 건강
- 이화학연구소 프로젝트⑤ 세균 연구에서 유산균 생산물질 연구로
■ 유산균 생산물질 바이오 퍼멘틱스란?
- 기원은 1939년, 반세기에 걸친 학술적 해석이 진행 중
- 포함되어 있는 주된 성분 생체에 관련된 검증 개시

DOCTOR'S VIEW
- 장내세균은 어떤 생물?
- 폭음, 폭식이 생체의 장벽을 약하게 하고, 세균의 침입이나 번식을 돕는 것을 명심
- 변비는 장내세균의 보고(寶庫)
- 일본인 2명중 1명이 헬리코박터피로리균 보균자
- 모유는 아기를 위한 완전식
- 박테로이데스는 왜 최우세균인가?
- 세균과 공생하는 능력을 기르지 못한 비극의 소년, 데이비드
- 항생물질 활용에 경종! 면역력 저하와 내성균의 출현
- 발암의 메커니즘
- 장수하는 사람의 배 속은 비피더스균이 가득
- 유즈리 하라식 장수 음식은?
- 클로로포름 내성균(CRB)이란 어떤 균?
- 프로바이오틱스, 프레바이오틱스, 신바이오틱스
- 미생물 생산물질의 은혜

제3장. 미즈타니 보고서 : 유산균 생산물질 바이오 퍼멘틱스의 연구 실적
- 대장암 : 종양 발생률 약 30%억제, 평균 종양 수와 크기도 줄어든다.
- 발암 물질 : 바이오 퍼멘틱스의 양을 늘리는 것으로 발암 물질에 대항하는 항변 이원 작용도 파워업
- 당뇨병 : 포도당 단백질과의 결합을 저해하고, 합병증을 예방. 혈당치는 약 30% 억제
- 고혈압 : 바이오 퍼멘틱스 단 1회 투여로 확실한 혈압 하강 작용 확인.
- 알레르기 질환 : 만성 기관지 천식의 원인인 류코트리엔(leukotriene)류를 억제
- 간, 신장 기능 장애 : 간장에서 AST(GOT), ALT(GPT)를 약 70%, 신장에서 BUN을 약 30% 억제
- 류머티즘성 관절염 : 자기면역성 관절염에 대한 바이오 퍼멘틱스의 투여 효과
- 창상 치료 : 상처의 회복력이 빨라짐
- 활성산소의 억제 : 과잉 활성 산소를 제거하고, 혈액 중 과산화지질도 45% 억제
- 면역 조절 작용 ① : 분비형 IgA의 유도
- 면역 조절 작용 ② : 종양 세포의 증식 억제
- 면역 조절 작용 ③ : 바이오 퍼멘틱스에 포함되 있는 면역 조절 작용 물질 검토
- 스트레스 억제 : 스트레스에 있어서의 바이오 퍼멘틱스 투여 효과
- BF 구성 물질의 특정 : 바이오 퍼멘틱스의 정체를 밝혀라!
- 특허신청과 취득 : 바이오 퍼멘틱스에 관련된 특허를 세계에 신청, 취득. 이화학연구소와의 공동특허/(주)A.L.A의 특허신청
- 유산균 연구자로부터 제언(提言) : A.L.A 중앙연구소 소장, 카네우치 쵸지
- 맺음말 : 진화하는 바이오 퍼멘틱스

TECHNICAL INDEX
- 변이원물질에 대해서
- 실험동물에 대해서
- 고혈압 자연발생증 랫드는 최대혈압이 200mmHg!
- 액체칼럼 크로마토그래피는 분자의 크기를 이용해 물질을 분리, 분석

- ACE 저해물질이 고혈압을 뿌리부터 제거하는 이유
- 고속액체크로마토그래피는 염증 유인물질 류코트리엔류를 확실히 포착한다.
- 류코트리엔은 알레르기 반응으로 방출되어 기관지 천식을 만성화시킴.
- AST(GOT), ALT(GPT)는 간세포의 파괴로 유리
- 디옥시콜산과 D-갈락토사민에서는 간 장애도 그 타입이 다르다.
- 혈중 요소질소라는 노폐물로 신장 기능 체크!
- 회복되기까지의 소요 일수는 연령과 반비례 - 10세의 경우 7일, 70세의 경우 35일.
- 활성 산소가 질병이나 노화의 실제 범인 - 만병일독설(萬病一毒說)
- SOD는 활성 산소의 청소실
- 장관(腸管) 면역과 분비형 IgA의 활동